잘나가는 의사의 비밀
The Thriving Doctor

잘나가는 의사의 비밀
The Thriving Doctor

셰리 존슨
Sharee Johnson

바이북스
ByBooks

일러두기

고객 비밀보호에 대한 참고사항: 나를 코치로 신뢰하는 의사들의 익명을 유지하기 위해 이름과 신상 특징을 모두 바꿨다. 의사들의 이야기 일부를 쓰는 것에 대해 허락을 구했고, 모든 분들이 의사들에게 더 나은 안녕과 보살핌이 되도록 경험을 공유하기로 동의해주었다.

의사는 힘든 직업이다. 물리적으로도 정신적으로도 힘들다. 그들에게 기대는 환자와 환자 가족들의 기대와 절박함, 의료현장의 바쁨과 복잡성은 여유를 허용하지 않는다. 하지만 그럴수록, 의사들은 스스로를 돌보는 기술을 익혀야 한다. 성공을 위해서 자신을 갈아 넣는 것이 아니라, 자신이 누구인지를 아는 것이 출발점이다. 애초에 의사가 되기로 했을 때의 꿈과 가치들, 신념, 그리고 자신의 감정을 세세하게 들여다보면서, 정신과 신체를 그리고 소중한 관계를 극진하게 케어할수록 의사로서 직업적인 성공도 지속 가능해진다.

이 책은 그렇게 할 수 있는 지혜로운 방법들을 제안해준다. 많은 의료 현장과 의사들의 사례 등 현실적인 스토리들이 공감을 불러일으킨다. 남을 돌보기 위해서는 먼저 케어해야 한다고 말하는 이 책은 글로 하는 코칭이며, 자신에게서 시작하여 외부로 향하는 인사이드-아웃의 셀프 리더십의 방법과 툴을 제공한다. 열린 마음과 맑은 정신으로 스스로를 지지할 수 있을 때, 남들을 진정으로 섬길 수 있으며, 지속적으로 번성할 수 있다고 말한다.

그런 면에서 이 책은 의사뿐 아니라 남을 돕는 전문직업인들에게도 도움이 될 책이다. 상담가, 코치, 교육자, 컨설턴트들도 이 책의 철학과 방법에 기대어 전문가로서 더 성장할 수 있다. 모두가 의사이자 코치인 역자들이 누구보다 큰 공감과 사명감을 가지고 번역한 역작으로서, 의사를 비롯한 전문가들의 일독을 권한다.

● **고현숙** 국민대 교수, 코칭경영원 대표코치

의사는 환자의 삶에 있어 중요한 역할을 하는 직업이다. 환자의 건강, 나아가 생사의 기로 등 환자의 건강과 생명에 있어 직접적인 영향을 끼치게 되는 것은 자명한 사실이다. 하지만 안타깝게도 의사의 삶에 관한 시스템과 문제의식은 부족한 것이 현실이다.

저자는 심리학자로서 가까운 가족의 투병과 죽음을 경험함으로써 의료시스템과 의사를 포함한 여러 직역의 의료진들을 겪은 바 있다. 특히 의료의 의사결정자인 의사로부터 느낀 다양한 경험들로 이 책을 쓰게 된 계기가 되었다고 말한다.

환자들이 느끼는 의사들은 다양할 것이다. 환자와 보호자의 이야기에 귀 기울여주고 힘을 북돋워주는 의사, 반면에 환자의 질문에도 구체적으로 대답하지 않고 친절하지도 않은 의사 등 저자 또한 여러 유형의 의사들을 만나며 일희일비한 순간들이 있었다고 한다.

하지만 저자는 심리학자이자 코치로서 의사들과 깊게 대화하며 그들의 일상, 의사로서의 역할, 환자와의 소통, 직업수행의 어려움 등 심도 있는 관찰을 통해 의사라는 직업과 그들이 속해 있는 시스템 속에서 힘들어하고 있는 의사들에 대한 이해를 넓혀가고 있다. 그리고 일갈한다. 당신도 의사일 뿐이라고.

의사가 타인의 삶을 위한 삶을 살아가지만, 정작 그만큼 본인의 삶과 내면을 들여다보기는 쉽지 않다. 이 책을 통해 독자들이 의사에 대한 이해를 넓힐 수 있기를 기대하며, 그리고 의사들에게도 힐링이자 터닝 포인트가 될 수 있기를 바란다.

● **이필수** 대한의사협회 회장

이 책의 저자는 심리학자, 코치, 명상지도사, 치료사로서 사회 각층의 사람들과 일을 한 경험을 가지고 2015년 호주 최초로 의사들만을 위한 코칭과정을 설립하고 의사선생님들과 일을 했다. 저자는 이 책에서 의사선생님들에게 일상에서 직면하는 힘든 도전 앞에서 자신의 안녕을 유지하고 번아웃이 되지 않도록 실용적인 방법을 제공하고 있다.

저자는 의사뿐만 아니라 모든 사람들 자신의 건강과 웰빙이 최우선 되어야 하고, 다른 모든 목표는 그 다음이라고 강조한다. 이 책은 자신을 돌보기 위한 방법에 관한 것이다.

자유의지personal agency를 활용하면 삶을 컨트롤하는 데 영향력을 행사할 수 있다는 내용에 크게 공감한다. 우리의 소중한 삶은 한 번뿐이므로, 당신의 태도를 스스로 정하고 움직이길 바란다는 저자의 말은 우리 코치들에게 울림이 크다.

이 책을 통해 스스로를 컨트롤해 자신을 먼저 챙기면 여러 가지 효과를 얻게 된다. 예를 들면 스스로를 책임지는 데 필요한 기술을 배우고, 다음의 목표를 이루게 된다. 높은 수준으로 업무를 수행한다. 효과적이고 따뜻하게 남을 이끈다. 일과 생활의 균형을 맞춘다.

의사가 스스로를 잘 돌보는 것에 우선순위를 두면, 공감과 배려하는 능력이 커지고 더욱 환자 중심이 된다는 저자의 말은 곧 우리 코치 자신과 고객들에게도 그대로 적용이 된다. 따라서 이 책의 내용은 의료인뿐만 아니라 번아웃을 예방하거나 벗어나서 의미있는 삶을 살고 싶은 모든 사람에게 인사이트가 있다. 한국코치협회 모든 코치님들에게 강력히 추천한다.

◦ 김영헌 한국코치협회 회장

《잘나가는 의사의 비밀》은 원저 《The Thriving Doctor》의 번역판이다. 원저자는 호주의 심리학자 셰리 존슨Sharee Johnson이다. 오랫동안 의사들을 대상으로 코칭과 명상 지도를 해 온 그녀가 경험을 바탕으로 저술하였다. 호주 의료계에서 호평받는 책을 우리나라 의료계 선각자들인 박소연, 박귀숙, 임춘학, 김종혁 그리고 선경 교수님들이 코치의 관점에서 힘써 번역했다.

저자는 의사에게 코칭을 하면서 발견한 의사의 직업적 문제, 의료 시스템 속에서 상실되는 의사의 인성, 의학 속에서 사라지는 인문학적 지혜 그리고 척박하게 변하는 의사의 삶과 희생에 대하여 상세히 기술하고 있다. 그리고 의사를 위협하는 생활 속의 여러 요소를 현명하게 극복하는 과정을 생생하게 기술하고 있다.

이 책을 읽는 한국의 많은 의사는 정신적으로 엄청난 혼란을 겪을 것이다. 그런 이유에서도 이 책을 꼭 읽기 바란다. 책 속에서 의사인 자신의 미래를 위한 새로운 패러다임을 찾아라.

우리는 의술醫術을 인술仁術이라고 정의했다. 의사는 자기를 희생하여 인仁을 이루는 살신성인殺身成仁의 정신을 가져야 한다는 말이다. 의사란 오로지 환자를 위해 존재하여야 한다는 탈철학적이며 비논리적인 윤리관은 점점 사회적인 지지를 굳히고 있다. 이런 강요에 가까운 관습은 한국의 많은 의사를 소진burn out시키고 있다.

책 속에서 저자가 강력하고 분명하게 보내는 메시지는 "환자가 아니라 의사가 우선이다."라는 것이다. 그러므로 "의사는 자신을 위해 투자하라."는 경고를 보내고 있다. 즉, 의사는 자신을 돌보는 것을 최우선으로 해야 더 좋은 의사가 될 수 있고 그것이 환자에게 도움이 된다는 것이다. 이 책을 읽은 한국 의사들은 정말 내가 그렇게 해도 될까, 사회적으로 얼마나 몰매를 맞을까 하고 우려할 것이다. 그러나 많은 경험을 통해 결론을 도출한 셰리 존슨Sharee Johnson은 의사는 환자보다도 자신을 먼저 생각하여야 한다고 수도 없이 역설한다. 의사는 자신을 돌볼 수 있는 능력을 키워야 한다. 그러면 환자의 안전이 개선된다는 것이다. 그러므로 환자 우선에서 의사 자신을 우선으로 하는 삶으로 패러다임을 시급히 전환할 것을 촉구하고 있다. 이를 위해 지속적인 코칭의 필요성을 저자는 강조한다.

추천자는 우리나라 의사들도 이제 패러다임을 바꾸어야 한다고 생각한다. 그런 의미로 저자의 코치coach에 승차하고 있다. 정확히 말해 코칭은 가르치는 것이 아니다. 계속하는 질문 속에서 스스로가 문제해결 능력이 있음을 자각하게 하는 것이다. 마부(의사)가 건강해야 마차(coach)에 타고 있는 승객(환자)을 목적지까지 안전하게 데려다줄 수 있는 것이다.

책의 구조적인 특징은 독자들의 이해를 도우려고 본문 중간에 강조점을 명시하고 있어 이해에 큰 도움을 준다. 책은 잘나가는 의사가 되기 위한 32가지 기술을 명료하게 제시하고 있다. 매우 흥미로운 목록이다. 신선한 내용의 책을 추천할 기회를 얻었다는 것은 또 다른 행운이다.

● 장성구 (전) 대한의학회 회장

무엇보다 환자에게 해를 입히지 말 것Primum non nocere, 의사라면 모든 이들이 알고 있는 히포크라테스의 말이다. 우리가 경험하는 병원 시스템도 마찬가지다. 환자의 안전을 위해 임상적 우수성을 지향하고, 끊임없이 잠재적 문제점을 파악해 개선점을 적용해 나간다.

이런 생각은 의사들이 일하는 방식에도 암묵적으로 배어 있는 경우가 많다. 때로는, 이 좋은 목적의 완벽주의가 의료 시스템에 종사하는 수많은 사람들의 삶에는 해를 입히기도 한다. 그동안 내가 만나 온 수많은 선배와 동료 의사들은 스스로의 삶을 일에 그야말로 '갈아 넣고' 있었다. 우리는 슈퍼맨처럼 잠을 이겨낼 수 있는 사람, 지치지 않고 무한히 일할 수 있는 사람이 되어야 했다.

결국 남는 것은 번아웃과 아픈 몸이다. 이런 파국을 미연에 방지하고, 우리가 전문가로서 지속가능한 삶을 유지하기 위해서는 언제든 돌아올 수 있는 중용의 균형점과 그곳에서 너무 멀리까지 표류하지 않기 위한 닻이 반드시 필요하다. 이 책은, 건강한 전문가로서 삶에 꼭 필요한 바로 이 균형점과 닻을 만들어놓고자 하는 이들에게 좋은 지침서가 될 것이다.

● **정희원** 서울아산병원 노년내과 교수

코치가 되고 나서 제일 기다려지고 반가운 일 중의 하나는 누군가 해외에 나와 있는 최신 코칭 관련 서적을 빠르게 번역해서 국내에 소개해줄 때였다. 그동안 다양한 코칭 서적들이 번역이 되었지만 의사와 관련된 코칭 번역서는 이 책이 처음일 거라고 생각한다. 더불어 현직 의사이면서 코치들이 번역을 해서인지 술술 읽어지면서도 세련되게 번역했다.

이 책은 의사들이 기존의 의료 시스템 하에서도 어떻게 하면 자신의 가치를 고수하며 주도성을 갖고 삶의 균형 속에서 일할 수 있는지를 다룬 책이다. 의사들이 누군가를 치료하는 것은 배웠어도 돌보는 것은 배우지 못했을 가능성이 있다. 하지만 자신을 먼저 돌보는 의사가 환자도 잘 돌볼 수 있다는 말에서 머리가 끄덕여졌다.

심리학자와 명상지도자이면서 동시에 코치로 활동하고 있는 저자가 이 책 속에서 의사들에게 전수해주는 기술들은 모든 분야에서 활동하고 있는 전문가들이 자기 자신과 자신의 고객들에게 그대로 적용할 수 있는 내용들이다. 이 땅의 의사지망생과 현직 의사분들, 그리고 자기 분야에서 번영하고 싶은 모든 분야의 전문가들이 일독하면 좋을 책이다.

● **황현호** ICF 코리아챕터 회장

4차 산업혁명과 포스트 코로나로 대변되는 문명의 격변기에 미래 의료는 어떤 모습일까? 인공지능과 로봇이 인간의 능력을 대치할 때 미래 의료인의 경쟁력은 무엇일까?

혹자는 의료의 경쟁력이 첨단지식과 행위에 있다면 불완전한 의료인들은 소멸될 것이라고 예측한다. 또 한편으로는 불완전한 환자를 이해하고 공감할 수 있는 것은 같은 불완전한 인간으로서 의료인만이 가능하기에, 미래는 가슴이 따뜻한 의료인들이 경쟁력을 가질 것이라고도 예측한다. 분명한 것은 의료계 내부에서도 '과학'보다는 '인문학'으로서 의학의 면모가 강조되고 있다는 점이다.

의료 환경이 어려워지면서 의사들의 번아웃이 가속화되고 의료계를 이탈하는 현상이 종종 눈에 띈다. 이러한 의료 체계의 위기에 대한 대안을 탐색하는 과정에서 코칭을 만나게 되었다. 코칭은 심리상담이나 멘토링 등과는 구분되는 영역으로 의료인에게 반드시 필요한 스킬이며 철학이며, 해외 유수한 의료기관들은 자체적으로 코칭 프로그램을 가지고 있다.

국내에서도 최근 대학병원을 중심으로 코칭 문화가 빠르게 확산되고 있으며, 코칭계에서도 의료계 진출을 적극 모색 중이다. 그동안 의료계 코칭과 관련된 문헌이나 책자가 거의 없어 아쉬움이 크던 중에 본 책자가 발간되었다. 번역서 발간을 통해 의료인들이 스스로 성찰하고 차세대 의료인들을 위한 교육 자료로 활용되기를 기대하면서 동시에 전문 코치들을 위한 메디컬 코칭 가이드로 제시한다.

메디컬 코칭을 격려하며 추천사를 써주신 한국코치협회 김영헌 회장님, ICF 코리아챕터 황현호 회장님께 깊은 감사를 드린다. 의료 업무에 바쁘신 중에도 흔쾌히 추천사를 보내주신 (전) 대한의학회 장성구 회장님, 대한의사협회 이필수 회장님, 아산병원 정희원 교수님께도 감사를 드린다. 그리고 시작 단계부터 격려와 지지를 아끼지 않으신 코칭경영원 고현숙 대표코치님과 BCS 원우님들께 진심으로 고맙다는 말씀을 전한다. 또한 뜻을 같이하는 의료계 도반으로서 함께 길을 걸어온 김종혁, 임춘학, 박소연, 박귀숙 코치님들을 존경하고, 메디컬 코칭모델 개발에 도움을 주는 임여진 코치님을 특별히 기억한다.

선경

12

이 책은 의대생, 의사 또는 의사와 교류하는 모든 사람이 반드시 읽어야 할 책이다. 나는 시니어 의사로서 이 책을 더 일찍 만나고 싶었다. 이 책은 의사의 번아웃을 유발하는 수많은 요인과 의사로서 자신을 완전히 드러내는 데 필요한 내적 작업을 매우 잘 설명해준다. 또한 설명을 넘어 성찰과 변화를 이끄는 데 도움이 되는 연습의 기회를 제공한다. 특히 의사를 비난하기보다는 헬스케어 시스템의 문제를 말하고 있다. 이 책은 우리가 건강하지 않은unwell 시스템 속에서 가능한 한 잘 머물 수 있도록 실용적이고 진심 어린 접근을 제공한다.

◦ 안드레아 오스티Andrea Austi, MD, FACEp, FAAEM, CHSE, 전 GSAEP 회장

이 책을 정말 재미있게 읽었다. 코칭을 받으면서 발전적 개념들에 대해 말하는 셰리Sharee의 목소리를 들을 수 있었고, 그것은 기쁨이었다. 책에 적힌 많은 부분을 읽으며 당시를 되돌아볼 수 있었다.
셰리는 의사가 된다는 마법과 같은 일의 특권과 어려움에 대해 중요한 사실을 포착했다. 의사로서 가지는 긴장, 요구되는 휴머니티, 이 때문에 짊어지는 부담

에 대한 통찰력은 그녀가 하는 일에 공감할 수 있도록 신뢰를 준다.

나의 과학적 사고방식은 그녀가 제공하는 증거로 충족될 수 있었다. 의료계 이야기는 나와 관련된 분야라 더 와닿았다. 나는 본문 중간중간에 있는 요약이 고마웠는데, 활동과 질문들을 통해 스스로를 돌아볼 수 있기 때문이었다.

셰리와 함께한 경험은 의사이자 여성으로서 내 삶을 변화시키고 있다. 우리 가족이 내가 덜 예민해지고 침착해졌다는 것을 알아차릴 정도다. 특히 나만의 방식대로 '에너지 비용'을 관리하는 법을 배우고 있다. 표현력도 발전하고 있는데, 자유 의지personal agency와 의도intention 및 '가치value'와 같은 단어들이 그 예다. 이제 이런 단어들은 나의 가치관 안으로 녹아들었고, 친절하고 용기 있는 진정한 자아와 함께하는 바로 나 자신의 목소리가 되었다.

◦ 새라 윌모트Sarah Wilmot, GP 마취과

의학 학위와 전문의 수련은 내가 훌륭한 의사가 되는 데 필요한 실용 기술을 습득하게 해주었다. 그러나 의료 시스템 안에서 선후배 의료진들을 종종 지치게 하고 번아웃시키는 여러 가지 관계를 이해하는 데는 충분한 가르침은 주지 않았다.

저자가 이 책을 집필해준 것에 감사한다. 이 책은 모든 의사들에게 의료 시스템을 이해할 수 있는 통찰력과 기술을 제공하고, 리더십과 대인관계 기술을 발전시키는 데 꼭 필요한 도구를 제공하고 있다. 또한 우리에게 연약함과 겸손함을 일깨워주는데, 바로 이것이 처음에 의사가 되도록 이끌었던 부분이라는 것을 다시금 떠올리게 한다. 결국 이 책은 우리가 되고 싶은 의사, 그리고 환자들이 필요로 하는 의사가 될 수 있도록 도와준다.

◦ 에드위나 코글란Edwina Coghlan, 산부인과, 스승이며 멘토

이 책은 의사들에게 근본적으로 내가 누구인지, 환자와 지역사회를 위해 어떻게 최고의 상태를 유지하고 이용할 수 있을지 생각하게 해준다. 셰리는 분명하게 다음과 같이 이야기한다. 우리가 시달리고 있는 피로감-번아웃-냉소들을 숨길 수 없고, 가치로부터 멀어진 삶은 우리를 손상시킬 뿐 아니라 환자들에게도 피해를 입힌다는 것을 직시하라고 말이다. 이제 그것을 중단해야 할 때다. 물론 어떤 직업도 그것을 위해 죽을 만한 가치는 없다. 어떤 의사의 삶도 전쟁터가 — 지금 대부분이 겪고 있는 것처럼 — 될 필요는 없다.

이 책은 단순히 자기 관리만을 위한 책이 아니다. 우리가 자성, 성찰, 행동을 위해 활용할 수 있는 명확한 전략 지침서이다. 따라서 이 책은 모든 의대생들의 필독서 중 하나가 되어야 한다. 의사로서의 삶을 시작할 때 마음챙김, 감성 지능, 자기 인식에 대한 기술을 쌓는 것이 강력한 가치가 있다는 것을 미리 알았으면 얼마나 좋았을까.

셰리는 의사를 돌본 경험과 코칭을 통해 의사인 우리의 길에 강력한 빛을 비춰주고, 더 많은 지속가능성을 쌓고 동료들을 더 아낄 수 있다는 희망을 준다. 우리가 상상하는 가장 멋진 미래는 의사와 환자 모두가 번창Thriving하는 것이다. 이를 위해 셰리는 의학교육과 의료문화에서 너무 오랫동안 간과했던 새로운 전략들을 시도하도록 이끈다.

◦ 엘리자베스 웨어른Elizabeth Wearne, 의사, GP 및 의학교육자

사람들이 건강하고 웰빙을 누리도록 하는 일에 대한 셰리의 열정은 이 글의 어디에서든 찾을 수 있다. 증거에 기반한 실생활의 사례와 실제 활동으로 가득 찬 이 책은 모든 의료인들이 가까이 두고 보아야 할 책이다. 만약 당신이 의사들과 함께 살거나 혹은 의사들을 깊이 아낀다면, 이 또한 당신을 위한 책이다. 왜냐하면 의사의 현실에 대해 깊이 이해할 수 있게 해주고 여러분이 사랑하는 사람들

에게 어떻게 도움을 줄 수 있는지에 대한 좋은 아이디어를 제공할 것이기 때문이다.

● 제인 포토 Jane Porter, MCC GAICD

이 책은 잘 지내고 있는 의사, 삶에서 어려움을 겪고 있는 있는 의사 모두에게 주는 선물이다. 또한 잘 사는 방법뿐 아니라, 자기 인식과 숙달된 사고방식의 방법을 알려주는 완벽한 지침서다. 셰리의 글은 불필요한 학문적 군더더기 없이 읽기 쉽고 이해가 가능한 언어로 쓰였고, 우리가 의료 현장에서 시간의 압박을 받는다는 것까지 배려하였다.

셰리는 자기 인식을 개발하는 데 에너지를 집중하고 삶을 바꾸는 기술을 개발할 수 있도록 돕는 도구들과 강력한 사례를 보여준다. 이 책은 의사들의 커리어와 스트레스-웰빙 스펙트럼을 자세히 관찰한 셰리의 실제 경험을 담은 것이다. 그녀는 의사들에 대한 깊은 공감과 배려를 바탕으로 글을 썼다.

이 책에는 의대생 시절이나 의사로 생활하는 동안 결코 얻지 못했던 실용적인 지혜가 담겨 있다. 그로 인해 나는 코칭에 대해 거부감과 회의감을 가진 대다수의 의사들에게 코칭의 힘을 소개하는 즐거움을 누렸다. 의료문화와 수련기간 동안 형성되는 가면증후군의 뿌리에 대한 섹션은 나에게 직접적으로 와닿았던 부분이다. 특히 실제 사례에 대한 케이스 스터디가 고마웠다.

이 책에 담긴 실천할 항목들은 나를 더 훌륭한 의사, 동료, 그리고 리더로 만들어줄 것이다. 또한 의사가 시간을 투자해 이 책을 읽는 것은 의료계 외부에 있는 배우자, 부모, 친구들에게도 혜택을 줄 것이라고 확신한다.

브라바!!!

● 조너선 피셔 Jonathan Fisher,

MD FACC 순환기내과, Organizational Well-Being & Resiliency Leader

이 책을 모든 의사와 의대생 특히 졸업반 학생에게 강력히 추천한다. 한마디로 이 책은 수없이 "아하!" 하고 감탄사를 내뱉게 만드는 매력적인 이야기를 담고 있기 때문이다. 임상현장에서 접하는 문제를 지혜롭게 해결했던 의사들의 이야기를 독자들에게 생생하게 전해준다. 또한 코칭의 토대가 되는 프로세스에 대한 통찰력도 제공한다. 이를 통해 모든 의료현장에서 보다 효과적이고 만족스럽게 시도한 신뢰할 만한 방법들을 참고할 수 있을 것이다.

또한 이 책은 생존하거나 버티는 수준을 넘어서 번창하고 번영하는 것으로 나아가기 위한 행동양식들을 차근차근 구축하는 매뉴얼로도 활용할 수 있다. 물론 이는 쉬운 일이 아니지만 이 책은 현실에 바탕을 두고 있기 때문에 도움이 될 것이다. 셰리는 잘 산다는 것이 고통이 없다는 것을 의미하지는 않는다고 강조한다. 다른 기술들과 마찬가지로 실천과 연습이 핵심이다. 효과적으로 자신을 우선시할 수 있다면 자신이 하는 일이 옳다고 느껴질 것이다!

— 캐서린 하이Catherine Haigh, 부교수, Monash Rural Health Gippsland 원장

이 책은 굉장한 깊이를 가지고 있어서 한 번 읽는 것으로 모든 내용을 다 흡수할 수는 없다. 의료인과 비의료인 모두에게 적용될 수 있는 이 책은 우리의 사고방식에 도전하는 진주와 같은 가치를 가지고 있다. 특히 과거에 정의된 용어들은 재정의해서 현재 일과 삶에서 당면하는 도전들에 유용한 해결책으로 제시한다. 이 책에 담긴 실용적인 '할 일' 목록은 우리로 하여금 잠시 일을 멈추고 반성하게 하며 나아가 자기 발견을 하도록 만든다. 이 책은 이러한 개념을 핵심 교과서와 참고문헌처럼 더 깊이 탐구할 수 있도록 돕고, 셰리가 운영하는 워크숍과 코스를 통해 보완된다.

여기에 나오는 몇 가지 학습 포인트를 습득하기 위해 이 책을 읽으라고 모든 후배의사들에게 강력히 권한다. 나중에 새로운 도전과 상황이 발생하거나 이전과

다른 단계에 도달하게 될 때 다시 읽어볼 가치가 있을 것이다. 아마도 이 책을 더 일찍 읽었더라면 많은 상처와 고통을 피할 수 있었고 더 많이 행복할 수 있었을 것 같다.

● 앤서니 웡 박사Dr. Antony Wong, GP 마취과

이 책은 비평이나 평론을 덧붙이지 않아도 그 자체로 완전하다. 우리 직업에 대한 선물이고, 모든 의대생과 의사에게 주는 선물이다. 무엇보다 셰리는 내가 느끼는 바를 그대로 표현했다.

그리고 그녀는 내 감정을 스스로 인정하도록 이끌어주었다. 그녀는 내가 가치 있다고 느끼게 했고, 나 자신이 중요하다는 것을 깨닫게 했다. 셰리는 나의 감정을 마주보게 했고, 기존의 패러다임에 도전하도록 격려했고, 나에게 괜찮다고 말했다.

… 그리고 나를 변화시킬 수 있는 도구를 주었다.

● 비제이 로치 박사Dr. Vijay Roach, 산부인과, 전 RANZCOG 회장

나는 셰리와 그의 작업에 대해 매우 감사한다. 셰리의 가르침은 모든 의사들의 커리어 개발에 필수적인 또 다른 커리큘럼이다. 이 가르침과 실용적인 조언은 의사의 경력을 지키고 생명을 구할 수 있다.

● 브리 웨스 박사Dr. Bree Wyeth, 정신과

이 책은 번아웃을 예방하거나 벗어나서 계획적이고 의미 있는 삶을 영위하기 위한 근거 기반 가이드북이다. 우리가 어디서 출발했던, 의사로서 더 보람있고 삶에 더 충실하도록 돕는다. 모든 의사에게 읽기를 권하고 싶고, 내 동료들 모두에게 나누어줘야겠다.

이 책을 쓴 셰리에게 감사한다. 명쾌한 표현, 근거에 바탕한 내용, 그리고 실천적인 훈련은 나로 하여금 의사로서의 정체성에 대한 생각을 발전시킬 수 있도록 요구하고 지지해주었다. 이를 통해 나는 의미 있고 번창하는 삶을 살기 위한 다른 욕구와 의사로서의 정체성이 균형을 맞출 준비가 되었다고 느꼈다.

루이스 스털링 박사Dr. Louise Sterling, GP and Practice Owner

셰리는 비범한 사람이고 친절하며 배려하는 코치이다. 환자 중심 관리, 커뮤니케이션, 환자 안전에 대해 오랫동안 같이 일을 하면서, 그녀는 가장 필요한 개념인 사람과 커뮤니티를 연결해왔다.

셰리의 가장 큰 장점은 우리의 이야기를 잘 들어주는 것이다. 이것은 특히 의학적 맥락에서 다른 사람들의 생생한 경험의 본질을 진정으로 포착할 수 있게 해준다. 이 책에 그녀의 이런 민감성과 인식이 들어가 있다. 이러한 명료한 사고방식이야말로 그녀가 의사들의 균형을 찾는 데 도움을 주는 완벽한 자격을 갖추었다는 것을 의미한다.

그녀는 이러한 교훈들을 모든 의사들의 삶을 바꿀 만한 지혜와 지속적인 자원으로 엮어냈다. 또한 아름다운 삽화들은 인문학과 의학의 교차점을 공고히 보여준다. 도전적이고 즐거운 사례를 통해 셰리는 의사들이 스스로를 지지할 수 있도록 계속해서 응원해준다.

캐서린 크록Catherine Crock, 교수, Hush Foundation 설립자

감사의 글

호주 전역의 원주민, 특히 내가 살고 있는 땅의 전통적인 주인 구나이쿠나이 Gunaikurnai 사람들에게 경의를 표한다. 호주 원주민과 토레스 해협 섬주민들이 육지와 바다에 가지고 있는 문화적 정신적 연결고리에 감사한다. 나는 한 번도 굴한 적이 없는 원주민에 대해 듣고, 배우고, 성장하고, 함께하고 있다.

팀Tim을 기억하면서
멋진 선생인 윌Will, 엘라Ella, 테스Tess
그리고
도움을 준 모든 의사 선생님들께 감사를 전한다.

나는 심리학자, 코치, 그리고 명상지도자로서 말하는 것뿐만 아니라 말하지 않는 것까지 듣는다. 의사 선생님들과 함께 앉아 있으면 종종 이야기하지 않은 다른 감정까지 느낀 적이 있다. 나는 코칭에서 그리고 이 책에서, 의사 선생님들로부터 보고 들은 것을 증언하고, 경험을 되돌아 안전한 공간을 제공했다. 또 일상에서 직면하는 힘든 도전들 앞에서 웰빙을 유지하고 번아웃되지 않도록 하는 실용적인 방법을 제공하려고 노력했다. 이러한 것을 함께 연습하고 익히는 동안 의사 선생님들을 지원하고, 격려하고, 가끔 가이드할 수 있었던 것은 내 삶에 주어진 특별한 행운이었다. 특히 함께했던 모든 분들로부터 많은 것을 배웠다. 끊임없이 어려움에 직면하게 되는 선생님들의 헌신, 우리 사회에 대한 자발적인 봉사, 그리고 내게 준 신뢰에 몸둘 바를 모르겠다. 우리를 보살펴주는 의사 선생님들께 정말로 감사드린다.

의사들과 일하기 전에 나는 치료사로서 또 여러 가지 다른 역할로 사회 각계 각층의 사람들과 일을 했다. 고객, 동료 또는 학생으로 나를 컨설팅해준 모든 분들께도 깊은 감사를 드린다. 지난 30년 동안 많은 분들의 신뢰와 파트너십을 통해 심리학 이론과 연구를 실제 생활에 접목하는 방법을 배울 수 있었다. 내게 살아 있는 모든 경험과 지혜를 나눠주심에 감사한다. 기억하라, 당신은 이미 당신이 생각하는 것 이상이다.

오랜 멘토와 코치들에게 깊은 감사의 인사를 전한다. 엘리자베스 로일랜스Elizabeth Roylance, 케리 브라이든Kerry Brydon, 안젤라 포브스Angela Forbes, 자넷 깁슨Jeanette Gibson, 데브라 스미스Debra Smith, 닉 서번Nick Thurbon, 울리 킴러Uli Kimler, 닉 페트루코Nick Petrucco, 저스틴 앤더슨Justine Anderson, 팸 뉴턴Pam Newton, 머대드 닉파잼Mehrdad Nikfarjam, 라스무스 호가드Rasmus Hougaard, 길리언 코츠Gillian Coutes, 린델 그레고리Lindel Greggory, 사비나 비타카Sabina Vitacca, 조 클랩Jo Klap, 마이크 앨런Mike Allen, 후요코 도요타Fuyuko Toyota, 캐런 솔츠Karen Soltes, 비키 크랩Vicki Crabb, 엘리자베스 웨어린Elisabeth Wearne, 캐서린 크록Catherine Crock, 주시 마이스Lucy Mayes, 비제이 로치 Vijay Roach, 존 매튜스John Matthews, 제인 포터Jane Porter, 앤드류 그린Andrew Green. 그리고 나와 함께 깊이 삶을 파고들었고, 때때로 아주 작은 금덩어리를 찾기 위해 많은 흙을 파헤쳤던 모든 동료들. 여러분의 인내와 존경, 그리고 기꺼이 함께 나누고 무엇보다도 나를 믿어준 것에 감사한다. 또한 멀리서 멘토링으로 나의 성장에 큰 도움을 준 사람들에게도 감사드린다. 이안 골러Ian Gawler, 문저드 알 무더리스Munjed Al Muderis, 리처드 밀러Richard Miller, 머대드 닉파잼Mehrdad Nikfarjam, 그리고 데이비드 클루터벅David Clutterbuck.

내 인생에서 책이 없었던 시간은 한순간도 떠올릴 수 없다. 종종 농담으로 나는 책 속에서 익사할 거라고 했다. 책은 나에게 모험, 도전, 위로, 그리고 지속적인 배움을 제공해주었다. 이 책은 심리학, 신경과학, 리더십 코칭, 철학, 영성 분야의 거인들이 이룬 업적 위에서 쓴 것이다. 쉽게 대답할 수 없는 질문을 던지고 답을 찾기 위해 노력하는 인간에 대해 더 잘 이해하게 해준 모든 저자와 연구원들께 감사드린다.

이 책은 켈리 어빙Kelly Irving과 그녀와 함께하는 놀라운 작가 공동체가 없었다면 나오지 못했을 것이다. '글쓰기는 생각Writing is thinking'이라는 것을 상기시켜주고 시작단계부터 함께해준 켈리에게 감사를 전한다. 또한 계속 글을 쓸 수 있도록 영감을 주고 격려해 준 전문작가 커뮤니티의 모든 분께 감사드린다.

햄본 출판사Hambone Publishing의 모든 분들, 특히 현장에서 거의 사적인 영역의 코칭을 접근 가능한 자원인 기술로 도와준 미셸 필립스Michelle Phillips, 다니엘라 업샬Danielle Upshall, 에밀리 스티븐슨Emily Stephenson 편집장에게 감사를 드린다. 책을 쉽게 탐색할 수 있도록 디자인한 데이비드 에델스타인David Edelstein, 그리고 책이 세상에 나오도록 잘 돌봐준 출판계의 거장 벤 필립스Ben Philips에게 감사드린다.

우리의 삶에 늘 예술이 존재하게 해준 내 친구 글렌 핀레이Glenn Finlay. 당신과 함께 이 책을 작업하는 것은 정말 즐거운 일이었다. 덕분에 멋진 그림들이 《잘나가는 의사의 비밀The Thriving Doctor》에 진정성과 따뜻함을 더해주었다. 글렌에게 다시 한 번 감사를 전한다.

이 원고의 초기 독자들에게 감사를 전한다. 조엘 패닝Joel Fanning, 엘리스 라이Elise Ly, 레이철 패닝Rachel Fanning, 니콜라 핀레이Nicola Finlay, 레이철 패튼Rachel Patton, 캐스 크록Cath Crock, 엘리자베스 웨어린, 캐시 하이Cathy Haigh, 루시 마이스, 타냐 프레스턴Tanya Preston, 지에나 알오바이디Ziena Al-Obaidi, 섀런 레이Sharon Ray, 안드레아 홀Andrea Hall, 앤서니 웡Antony Wong, 아이리스 텅Iris Tung, 로버트 앤더슨Robert Anderson, 크리스 셀러스Chris Sellers, 새러 배스Sarah Bass, 애드리안 조슨Adrian Jobson, 비제이 로치, 제인 포터, 브리 웨스Bree Wyeth, 조너선 피셔Jonathan Fisher, 안드레아 오스틴Andrea Austin, 에드위나 코

클랜Edwina Coghlan, 루이스 스터일링Louise Sterling, 그리고 새러 윌모트Sarah Wilmot. 여러분의 피드백 덕분에 책의 여러 부분에서 내용이 훨씬 좋아졌다.

2014년 초 지역사회 행사에서 시작해서 지금까지 수백 명의 의사들을 위해 꾸준히 코칭을 해준 안드레아 홀과 린다 헌트Linda Hunt에게 감사드린다. 특히 안드레아는 내가 이 책을 쓰는 동안 분별력을 잃지 않게 해주었다. 당신의 조직적인 전문지식, 인내심, 열정, 디자인 아이디어, 그리고 끝없는 격려에 감사한다.

2020년 내가 도전하도록 도와준 캐머런 로버츠Cameron Roberts, 티파니 자오Tiffany Jao, 그리고 에선 브라운Ethan Brown에게 감사드린다. 2021년 일이 진행되도록 해준 티카 리브Tika Reeve에게도 고마움을 전한다. 의사들을 열정과 헌신으로 보살펴서 보다 건강한 헬스케어 시스템을 추진하겠다는 비전을 온전히 받아들여주었다. 동료와 함께했기에 산을 옮기는 것처럼 느껴지는 일도 훨씬 재미있었다.

심리학자 동료들, 코칭 커뮤니티, 명상지도자 커뮤니티, 팬케어Pancare의 모든 직원들, 그리고 헬스케어 활동 커뮤니티에 감사를 표한다. 나는 Gathering of Kindness, Compassion Revolution, Ending Physician Bunout, Our own Recalibrate Alumni community와 함께 전진하고 있다! 소속감은 웰빙의 핵심이다. 공동체 하나하나가 나의 웰빙을 향상시킨다는 것을 알고 있기에 여러분에게도 함께하기를 추천한다. 그들은 여러분이 행복을 최우선으로 생각하도록 도울 수 있다. 함께한다는 것은 우리를 더욱 행복하게 하고, 영원히 계속되어야 할 과제이다. 우리는 함께 헬스케어를 혁신할 수 있다.

내가 이룬 모든 것은 나에게 축복 같은, 사랑스러운 가족 덕분이다. 어떤 순간이든 도전하도록 해주신 부모님께 감사드린다. 레이첼Rachel, 딘Dean, 조엘Joel 세 사람과 함께할 수 있어서 정말 행운이라고 생각한다. 내 글을 읽고, 솔직하게 충고해줘서 고맙다. 윌Will, 엘라Ella 그리고 테스Tess 너희는 내게 하늘을

24

비추는 별과 같은 존재다. 지난 2년 동안 일에 몰두하고 있을 때 잘 참아주어서 고맙다. 너희 셋과 함께 시간을 보낸 것은 코로나 봉쇄 기간 동안 밝은 희망이었다. 항상 사랑한다.

나의 첫 번째 이웃 패닝올리버Fanning-Oliver 사람들, 특히 노엘Noel, 니키Nicki 그리고 엘리스Elise가 지난 10년 동안 우리를 잘 돌봐주었다. 우리와 가까이 지낸 존슨보이드Johnson-Boyd 집안의 리비Libby, 자니Johnny, 폴Paul, 레이철Rachel, 토니Tony, 냇Nat에게 감사한다. 우리가 필요한 것을 미리 알아서 들고 나타나는 리비, 폴, 레이철에게 감사한다. 우리를 사랑하고 돌봐주고 많은 것을 가르쳐 준 또 다른 가족 니콜라Nicola, 글렌Glenn, 톰Tom, 그리고 케이트Kate에게 커다란 포옹을 해주고 싶다. 우리를 지켜주고 웃게 해준 조Jo와 크리스 존스Chris Jones 감사를 전한다. 신뢰할 수 있는 나의 아름다운 자매들 특히 니콜라 핀레이, 나오미 햇웰Naomi Hatwell, 타냐 프레스턴, 제인 캐머런, 니키 스미스, 팸 뉴턴 그리고 도나 로완Donna Rowand에게 감사를 전한다. 내 핵심멤버인 폴 존슨Paul Johnson, 앤드류 캐머런, 닉 콕Nick Cox, 두칸 스미스Duncan Smith, 마이크 햇웰Mick Hatwell, 그리고 크리스 로완Chris Rowand은 항상 나를 받아주고 사랑해주어서 고맙다. 나의 모든 친구들에게 감사한다. 내 삶을 풍요롭게 만들어 주어 다시 한 번 감사를 전하고 싶다. 다시 한 번 되새기며 감사할 것이 너무나도 많다.

그리고 무엇보다 나를 믿고 본보기가 되어주는 팀에게 감사한다.

당신의 태도를 스스로 정하고 움직이길 바란다. 소중한 삶은 하나뿐이다.

모두 건강하시길 빈다!

차례

01

☺ ☺ ☹

헬스케어의 가혹한 현실   47

02

☺ ☺ ☹

생존하기를 멈추고,
번영하기를 시작하자   67

"

08

ː ːː ːː

지혜롭게 연결하기   333

09

ː ːː ːː

균형 유지   359

맞은편에 앉아 코칭을 받던 의사가 말했다.

"코치님은 제게 '당신이 원하는 것이 무엇이냐What do you want?'고 물어본 최초의 사람이었습니다."

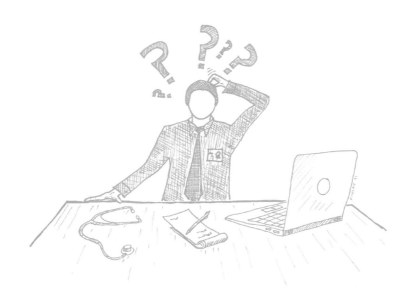

그는 계속해서 이 간단한 질문이 끼친 심오한 효과를 설명했다. 자신의 진정한 욕구가 무엇인지 알게 되면 그것이 충족될 수 있다는 것을 발견하게 되고, 상상하고, 믿게 된다. 이 질문은 지난 25년 동안 그를 억압해왔던 의료 문화로부터 해방시켰고 새로운 에너지와 집중력으로 진료를 할 수 있게 해주었다. 그는 이전보다 더 행복해졌고, 일과 가정에서 보내는 시간을 진정으로 즐길 수 있게 되었다.

환자에게도 도움된다

당신이 의사로서 환자의 안전과 건강을 위해 헌신한다는 것을 안다. 아마 의사들은 환자를 위하는 책을 주로 읽을 것이다. 이 부분에 대해 확실한 연구 결과가 있다. 건강한 의사가 더 좋은 의사이고, 그런 의사가 환자에게 더 나은 진료를 제공한다는 것이다.

2001년 《The Institute of Medicine》은 의료의 질을 결정하는 주요 요인들을 기술했는데, 그중 하나는 환자 중심 진료patient-centered care였다. 여기서 환자 중심 진료는 "의사, 환자 및 가족 간의 파트너십을 확립하는 헬스케어"라고 설명한다. 또한 환자 중심 진료는 "진료의 질과 병원 경영의 필수 사항"이며, "대부분의 환자는 적절한 치료를 받을 것이라고 믿고 병원에 입원한다."라고 했다. 이에 더해 "환자들에게 가장 중요한 것은 친절kindness하고, 인정compassion받고, 존엄dignity하게 대접받는 것이다."라고 덧붙였다.

환자들은 긍정적인 관계를 구축하는 의사를 더 공감이 많고 배려하는 사람으로 받아들인다. 긍정적 관계를 맺은 환자들은 의사와 보다 더 지속적인 관계를 유지한다. 이런 환자들이 빠른 회복과 좋은 면역반응은 물론이고, 더 나은 치료 결과를 보이는 것은 놀랄 일이 아니다.

긍정적인 상호작용이 갖는 치유력은 잘 알려져 있는데도 불구하고 치료 성공을 측정할 때 종종 간과된다. 예를 들어, 2009년 및 2011년 라켈Rakel과 연구진들은 상기도 감염 환자를 세 그룹으로 나누어 회복 시간과 면역 반응을 비교한 바 있다. 공감하는 의사가 있는 그룹의 경우 면역 반응이 가장 활발하고 회복 시간이 가장 짧았고, 공감 능력이 부족한 의사들로 구성된 그룹이 회복 시간이 가장 길었다. 심지어 전혀 의사를 만나지 않은 그룹보다 더 길었다는 것이다! 라켈과 연구진은 치료에서 의료진의 공감이 환자들의 회복을 더 빠르게 한다고 했다.

과학으로서의 의학science of medicine은 데이터가 중요하지만, 사람을 대할 때는 반드시 그렇지 않다. 의사도 우선 사람이다. 환자와 똑같은 감정이 있는 존재로서 인문학art of medicine으로서의 의학을 무시하게 되면 의사 자신과 환자 모두에게 피해를 주게 된다.

> 66
> 의사가 자신을 돌볼 수 있는 능력을 키우면 치료 결과와 환자의
> 경험 및 안전이 개선된다.

의사가 스스로를 잘 돌보는 것에 우선순위를 두면, 공감하고 배려하는 능력이 커지고 더욱 환자 중심이 된다. 건강히 잘 살면서 의술을 연마하여 환자를 돌보는 역량을 키우면, 스스로에 대한 자신감과 신뢰, 존경을 쌓을 수 있고 다른 사람들도 당신에 대한 확신과 신뢰, 존경을 더 가지게 된다.

당신의 건강과 웰빙을 최우선으로 여겨야 한다. 다른 모든 목표는 그다음이

다. 자신을 효과적으로 돌볼 수 있는 기술을 가질 때 진정으로 다른 사람을 제대로 돌볼 수 있다.

의사로서의 삶을 변화시킬 수 있다

의사 스스로와 환자들을 위해 의사 개인이 의료제도와 현장에서의 상황을 개선시키기 위해 할 수 있는 일들이 많다. 그러기 위해서는 처음 의사 생활을 시작했을 때의 자유 의지personal agency를 떠올릴 필요가 있다.

> 66
> 자유 의지personal agency는 자신의 행동과 그에 대한 결과를 컨트롤할 수 있는 능력이다.

자유 의지personal agency를 활용하면 삶을 주체적으로 조절할 수 있다. 자신의 생각, 동기, 행동을 조절함으로써, 내가 스스로 결정하고 행동할 수 있다는 믿음을 가지게 된다. 이런 힘이 생겼을 때 주변 사람을 위한 변화가 만들어진다.

외과의사 로버트 펄Robert Pearl은 Keiser Parmenter의 전 CEO이다. 그는 자신의 책 《Uncaring》(2021)에서 의학은 의사들에게 사람을 치료하는 방법을 가르쳐왔지만 그들을 돌보는 방법은 제대로 가르치지 못했다고 말한다. 그는 과학으로서의 의학이 인문학으로서의 의학보다 훨씬 더 중요하게 여겨져 왔다는 점을 지적하고 있다.

펄의 의견에 동의하든 동의하지 않든 간에, 우리는 이런 관점을 수용해서 한 걸음 더 나아갈 수 있다. 또한 의학이 우리 스스로를 어떻게 돌볼지에 대해서는 제대로 가르쳐주지 않았다는 것을 알아차릴 수 있다.

당신이 최고의 의사가 될 수 있도록 건강과 웰빙을 유지하는 방법을 적극적으로 가르쳐준 사람이 있는가? 여러 다양한 환자의 고통 앞에서 의사로서 오랫동안 최선을 다할 수 있도록 말이다.

의사 수련과정은 다른 사람들을 먼저 돌보도록 훈련시키면서 정작 의사 자신의 웰빙에는 소홀하도록 만든다. 병원 조직과 시스템 그리고 의료계 문화 역시 의사가 자신의 웰빙을 소홀히 하는 것을 당연하게 생각해왔다. 일부러 그런 것은 아니겠지만, 이것은 환자와 의사 모두에게 위험한 영향을 미치고 있다.

> "
> 이 책은 의사가 단순히 치료기술자를 넘어 안전하고 신뢰받고 유능한 의사로서 오랫동안 직업적 만족과 더불어 행복을 누리는 사람이 되기 위해 무엇을 할 것인지 알려준다.

의학기술은 의사의 피로감, 실패한 치료, 환자에게 나쁜 소식을 알리는 것, 수면 부족, 따돌림, 트라우마, 자기 의심 등에 대처하는 데는 별로 도움이 되지 않는다. 그와 다른 종류의 기술이 최고의 진료를 제공하기 위해 반드시 필요하다. 이것이 부족하면 환자를 진료하는 것에도 한계가 생기고, 의사 스스로의 웰빙도 감소하게 된다. 우리가 최고의 의사가 되기 위해서는 사람과 사람 사이의 기술을 개발해야 한다. 어쩌면 오히려 이것이 필수적인 기술이 될지도 모른다.

> "
> 스스로를 조절해 자신을 먼저 챙겨라.

삶을 변화시키는 주체가 되기

> 치료보다 예방이 우선이다.

이 책이 즐겁고 만족스러운 삶을 사는 데에 도움이 되길 바란다. 의사로서 번아웃이 된 후 어떻게 할 것인가보다는 번아웃까지의 패턴을 어떻게 깨느냐에 초점을 맞추었다. 의사들과 함께하면서 이 책이 나왔지만 그렇다고 반드시 이 책이 행복을 장담하지는 않는다. 여기에서는 예방, 자기 통제력, 임파워먼트, 균형을 찾고 유지하기, 사람과의 연결 등에 여러 아이디어(기술)를 제시할 뿐이다. 그래도 이 책을 통해 여기까지 오게 한 자유의지를 재발견하게 될 것이다. 이러한 기술들이 잘나가고 멋진 Thrive & flourishing 의사가 되게 도울 것이라 믿는다.

스스로를 책임지는 데 필요한 기술을 배우면, 다음을 이루게 된다.
- 일을 하는 능력이 높아진다.
- 효과적이고 따뜻한 리더가 된다.
- 오랜 의사생활 동안 건강을 유지한다.
- 일과 생활의 균형을 잘 맞춘다.

당신이 잘 살면 flourishing, 주변의 모든 사람들에게도 도움이 되고 시스템도 바뀔 것이다. 왜냐하면 시스템은 결국 사람들로 구성되어 있기 때문이다. 의료는 사람을 위해, 사람에 의해 구성되고 만들어지고 전달되는 것이고, 의료 시스템 역시 사람이 만든 산물이다.

자기관리는 의사로서의 경력을 유지하기 위해 필수적이다

자기관리 기술(마음챙김, 자기연민, 정서지능)과 대인관계 기술(소통, 협력, 리더십)에 투자하면 더 좋은 의사로서 지속 가능한 경력을 갖출 수 있다. 이는 더 나은 진료 결과, 평판, 만족감을 줄 것이다.

> 자기관리는 매일 꾸준한 노력이 필요하다.

자기관리는 거품목욕이나 달리기 같은 신체적인 것보다는(물론 이런 것도 필요하지만) 스스로에게 진정으로 중요한 것이 무엇인지에 대해 아는 것에서 출발한다. 핵심 질문은 다음과 같다.

1. 당신은 자신의 신체적, 심리적 건강을 돌보는 노력이 가치 있다고 생각하는가?
   '예'라고 대답한 경우, 다른 질문에도 답해보자.
2. 당신은 자신의 웰빙을 위해 기꺼이 노력할 의향이 있는가?

대개의 의사들이 항상 환자를 먼저하고 자신을 나중으로 미루는데, 이것은 반드시 짚고 넘어갈 문제이다. 오랫동안 환자들에게 "자신을 먼저 돌보세요."라고 말해왔을 것이다. 아이를 더 잘 돌보기 위해서는 부모 자신을 먼저 돌보라고 말한 것을 기억하는가? 혹은 당뇨병 환자에게 건강을 위해 매일 작은 노력을 기울이라고 말한 것을 기억하는가?

자신의 삶에서도 이 말을 적용하는가? 당신은 삶의 질이 어떻게 만들어지는지 알고 있는가? 삶의 질은 성공적이기도 하고 주변환경(의료 시스템)으로 인해 앞날이 불투명해지기도 한다. 현재 자신의 웰빙은 10점 만점에 어느 정도인가? 솔직히 자신을 돌보는 일을 잘하고 있는가?

코치의 렌즈

나는 전문 심리학자이자 코치로 일하고 있고, 고객은 의사들이다. 그래서 의사들이 가슴과 삶에 새기기를 원하는 메시지가 하나 있다.

> 66
> 자신을 돌보는 것을 절대 우선순위로 삼으라. 그러면 더 좋은 의사가 될 수 있다.

나는 의사들이 뛰어난 성과, 리더십, 웰빙을 누릴 수 있도록 돕는다. 이를 통해 기쁨과 만족을 누리고 삶의 균형을 이루어 의사로서의 경력을 오래 유지하게 한다. 코칭은 증거 기반의 전향적이고 성과 중심의 프로세스로 이루어진다.

코칭이 성공했다는 기준은 의사들이 숙련된 행동과 향상된 내적 능력을 통해 더 만족스럽고 균형 잡힌 삶이 되었다고 스스로 평가할 때다.

코칭은 의사들로 하여금 좀 더 명확하게 생각하게 하고, 무엇이 그들을 방해하고 돕는지 이해하게 하며, 가치와 목표를 위한 일에 자신의 에너지를 집중하게 만든다. 코칭은 고객인 의사를 돕고 활성화하는 능동적인 프로세스다. 이때 우리가 사용하는 도구는 통찰력, 명확성, 그리고 행동이다.

내가 전문가로서 세상을 이해하게 된 것은 30년 가까이 심리학자로 일한 데서 출발한다. 나는 의사가 아니기에 의료영역에서 한 발 벗어나 바라볼 수 있다. 의료 조직에 속하지도 않고 동일한 문화적 규칙과 규범에 얽매이지도 않는다. 이것이 중요한 이유는 내가 의사들에게 질문을 할 때 마치 같은 물에서 헤엄치는 물고기와는 다른 질문을 한다는 것을 의미한다. 같은 것을 배우지 않았고, 어떤 사실을 당연하게 여기지도 않으며, 주입식 교육을 받지도 않았다. 나는 신선한 눈과 호기심으로 의료계를 바라볼 수 있다.

> 66
> 의학교육은 내적 및 대인관계 기술을 비의료적인 것으로 치부해
> 오랫동안 무시하고 있다.

이것이 내가 2015년 호주 최초로 의사들만을 위한 코칭 과정을 설립한 이유이다. 의사는 다른 직업과 다르다. 전국의 의사들이 그들의 문화와 의료의 현실에 대해 가르쳐주었다. 그들이 매일 내게 들려주는 것은 형편없는 피드백, 부족한 역량, 무례한 동료들, 권력 남용과 시스템 실패로 의기소침해진 이야기들이다. 우리는 의사들이 자신감을 되찾고, 가치를 중심으로 전진하는 길을 찾고, 시스템에 도전하도록 함께 노력했다.

〈Coaching for Doctors〉는 자기 계발 프로그램으로 가치와 감정 탐구를 포함해 깊은 자기성찰을 하도록 만든다. 코칭과 이 책을 통해 자신의 가치, 목표뿐 아니라 새롭게 떠오르는 생각을 많이 이야기할 수 있을 것으로 기대해도 좋다. 물론 이 길이 쉽다고 약속할 수는 없다. 하지만 올바른 기술을 가지고 스스로를 돌보기로 결심했다면 의사로서 오래 봉사하고 건강해지려고 변화하는 당신을 만날 수 있을 것이다. 당신은 먼저 사람이고, 그다음에 의사다.

어떤 의사들이 코칭을 활용하는가?

심리학자 코치를 대하는 의사들의 반응은 크게 네 가지 그룹이 있다.

1. 첫 번째 그룹은 코칭에 관심을 보이고, 그런 역할이 있다는 것에 놀라며, 나를 매우 따뜻하게 격려하면서 많은 의사들에게 코치가 필요할 것이라고 말한다. 보통 이런 의사들은 스스로를 성찰하고 자신의 일에 성취감을 느낀다. 때로 그들은 동료를 코칭해주기를 의뢰한다. 하지만 항상 모든 의사에게 코칭이 필요한 것은 아니다.

2. 두 번째는 위기를 겪는 그룹이다. 환멸을 느끼거나, 번아웃되거나, 최근에 환자와 심각한 문제가 있거나, 의사를 그만두려고 하거나, 중요한 시험에 떨어지거나, 수련 과정에 적응을 못 하는 상황에 있는 등이 그 예다. 이들 중 일부는 트라우마와 슬픔에 대해 상담을 시작한다. 또 다른 사람들은 코칭을 시작해서 스스로 대안을 찾고 가치와 목표를 명확히 하면서 삶을 변화시킨다.

3. 세 번째 그룹은 코칭에 대해 들어봤고 그것을 성장하고 경력을 쌓는 방법으로 인식한다. 이들은 수련 과정에서 훌륭한 의사가 되기 위해 필요한 모든 것을 가르쳐주지는 않았다는 것을 알아챈다. 또한 코칭이 다른 전문 분야에서 성과를 올리고 목표를 달성하는 데 성공적으로 도움을 주는 과정이라는 것을 알고 있다. 이들은 자신의 전문적 발전을 뒷받침하는 자기 계발을 할 준비가 되어 있고 기꺼이 노력한다. 이러한 의사들은 현재 그들의 위치와 원하는 위치 사이의 차이를 알아차린다. 이들은 종종 리더의 역할로 옮겨갈 때, 어떻게 반응해야 할지 모르는 부분에 대해 코칭을 통해 피드백을 받기도 한다(예를 들어, 좀 더 공감할 필요가 있을 때). 또한 이 그룹은 워라밸을 만들기 위해 적극적으로 노력한다.
4. 네 번째는 예의 바른 그룹이라고 할 수 있는데, 어떻게 의사가 아닌 사람이 무언가를 제시할 수 있는지 내심으로 이해를 못 하지만 그것을 대놓고 표현하지는 않는다!

코치와 함께하는 것에 대해 어떻게 생각하든 간에, 내가 만난 의사들 100% 모두가 수련 과정이 진정으로 훌륭한 의사가 되는 데 필요한 모든 기술을 가르쳐주지는 않았다는 것에 동의했다.

어떤 스킬을 개발해야 하는가?

호주의 다양한 전공을 가진 의사들에게 그들이 더 잘 일하도록 도울 수 있는 방법이 무엇이라고 생각하는지 물어봤다. 놀랍게도 의사들은 모두 모르겠다고 대답했다.

그들이 말한 주제는 세 가지다.

1. 많은 의사들이 정신건강에 대해 알면서 왜 스스로 정신건강 문제를 겪게 될까?
2. 완벽주의 문화와 의사 문화에 내재된 경쟁은 해롭다.
3. 모든 의사들이 대부분 시간에 쫓기기 때문에 자신에게 투자하지 않는다. 자기 관리는 항상 후순위로 밀리는데, 특히 이는 의사 생활 초기에 쓸데없는 생각을 많이 하게 만들며 나쁜 습관을 갖는다는 것을 의미한다.

자신이 먼저다 - 새로운 패러다임

간단한 아이디어 같지만, 복잡한 시스템 속에서 '환자 먼저'라는 생각에 따라 성장한 의사들에게 전달하기는 쉽지 않다. 여기에서는 당신의 생각을 조금만 바꾸도록 권한다. 결코 헛된 소리가 아니고, 이 책에 나오는 기술과 아이디어는 오랫동안 동료 의사들에게 시도되고 검증된 것이기 때문이다.

> 66
> 함께한 의사들은 이러한 기술들이 더 나은 의사가 되고 성취감을 느끼는 사람이 되도록 도왔다고 일관되게 말하고 있다.

의사들의 내적인 상황이나 대인관계 기술을 발전시키는 것은 진료뿐 아니라 삶에 큰 변화를 가져왔다. 여기에 설명된 기술과 전략을 일관되게 적용하면 의사로서의 삶을 변화시켜 본인과 환자 모두에게 도움이 되고 개인적으로나 전문적인 분야에서 성취를 이룰 수 있을 것이다. 이것 역시 잘 살기 위해 필요한 기술들이다.

이러한 기술을 개발하는 것은 여러분을 더 잘 살게 할 뿐만 아니라 환자를 위해 더 나은 의료서비스를 제공하도록 도울 것이다. 그런데 환자를 위해서라기보다 우선 당신 자신과 가족을 위해 그렇게 해보라. 그 뒤엔 환자들과 동료들에게 또한 도움이 된다고 확신할 수 있을 것이다. 당신이 먼저 잘 살 때 더 큰 영향력을 가질 수 있다.

> 66
> 이 책에서 한 가지 메시지만 고른다면 자신에게 투자하라는 것이다.

스스로를 위한 시간을 가지는 것을 절대적인 최우선 과제로 삼으라. 당신의 인생에 환자들의 생명이 달린 것처럼 스케줄표에 적어라. 왜냐하면 실제 그렇기 때문이다. 아무도 당신을 위해 그것을 대신해줄 수 없고 대신해주지도 않는다. 자신에게 투자하면 다음과 같은 이점이 있다.

- 마음의 명료함
- 정서적 안정
- 명확한 목적의식
- 지속 가능한 경력
- 의료현장에서의 주체성

- 더 많은 에너지와 기쁨
- 더 나은 인간관계
- 더 나은 일과 생활의 균형

의료 영역에서도 일과 삶의 균형은 불가능한 것이 아니다. 단지 일상적 습관의 연속으로 가능하다. 이것 역시 개발하고 싶은 의술들처럼 기술 세트라고 생각하면 된다. 자신을 희생시키는 시스템이 아닌 스스로 선택한 방식으로 살 수 있도록 자유의지personal agency를 활용하는 의식적인 노력이다. 의사가 되는 것도 개인의 자유의지였으니, 의사로 일하는 동안에도 스스로 원하는 삶을 설계하기 위해 그것을 다시 이용하면 된다.

그러기 위해서 내가 삶에서 원하는 것이 무엇인지 알 필요가 있다. 삶을 의미 있게 하는 것이 무엇인지 분명히 하고, 목적을 위한 행동과 마음 상태에 대해 생각해보라. 당신과 가족을 위해 올바른 일과 삶의 균형을 이루고, 자신의 일을 즐기고, 동료들과 강한 신뢰 관계를 맺고, 지속 가능한 의료 행위를 구축하는 것을 상상해보자.

이 책은 자신을 돌보기 위한 방법에 관한 것이다. 그 방법들을 익혀 지속적이고 능숙하게 사용할 때 더욱 건강하고 효과적인 삶을 영위할 것이다. 또한 환자에게도 최적의 치료를 제공할 수 있다.

이 책을 읽는 이유 / 책을 사용하는 방법

의사들이 시간이 부족하다는 것을 잘 알고 있다. 그 와중에 웰빙에 관한 책을 읽는다는 것은 어쩌면 사치스럽게 보일지도 모른다. 하지만 약속하건대 이것은 장기적인 이익을 위한 단기적인 고통일 뿐이다. 당신과 당신을 둘러싼 가족, 환자, 환자 가족, 그리고 동료들에게까지 모두 도움이 될 것이기 때문이다.

오늘 스스로 다짐한 후 더 나은 삶을 위해 한 가지 변화를 만들어보는 것은 어떨까? 45분을 투자해서 한 챕터를 읽어보기 바란다.

이 책을 선택하면서 바라는 것이 무엇이었나? 당신에게 지금 필요한 것은 무엇인가? 더 나은 의사로서의 삶을 찾기 위해 작은 한 걸음을 내딛을 준비가 되었는가? 자신의 힘으로 향하는 발걸음을 현명하게 내딛길 바란다.

> ❝
> 이런 비임상 기술을 배우는 것을 퇴직연금처럼 생각해보라. 빨리 투자하면 할수록 당신과 환자와 가족은 더 많은 이익을 볼 것이다.

이 책에 있는 신경과학과 긍정심리학에서 나온 도구와 검증된 이론적 틀을 이용해서 스스로 노력해볼 수도 있다. 하지만 코치가 옆에 있으면 더 효과적이다. 물론 똑똑하고 유능한 의사들은 모든 문제를 스스로 잘 해결할 수 있다고 생각한다. 문제는 의사들은 다른 사람들의 문제를 해결하느라 너무 바빠서 정작 자신의 문제를 제대로 처리할 수 없다는 것이다! 자신에게 코치를 붙이면 과제를 해결하는 데 필요한 외부 관점과 책임감이 생겨나 보다 효과적일 수 있다.

이 책은 두 부분으로 나뉜다.

1부에서 1장과 2장은 왜 스스로가 '자신의 미래 열쇠'인지 초점을 맞춘다. 의사 생활이 위험을 동반한다는 것은 놀라운 일이 아니다. 현재 의사 사회에서 번아웃, 우울증, 자살률이 높다는 것이 알려졌다. 헬스케어 시스템의 문제들은 의사인 당신의 에너지를 끊임없이 빼앗아가는 주범이다.

모든 것은 주어진 상황의 맥락 속에 존재한다. 따라서 자신을 둘러싼 맥락을 이해하는 것은 중요하다. 왜냐하면 이는 당신이 무엇이 가능하다고 생각하고 어떻게 느끼고 행동하는지에 영향을 미치기 때문이다. 물론 그 반대도 마찬가지이다. 내 안의 내부 환경, 즉 어떻게 생각하고 느끼는지 역시 외부 환경에 영향을 미칠 수 있다.

생각과 감정을 만들어내는 맥락을 이해할 때 무엇이 나를 성공하도록 도울 수 있는지 이해할 수 있다. 또한 환경에 바로 반응하는 대신 성숙한 내부 구조를 구축해 보다 효과적으로 대응하고 반응할 수 있다.

2부의 3장부터 9장은 어떻게 당신의 자유의지를 활성화하는지에 초점을 맞춘다. 이 챕터들은 스스로 동기 부여하는 방법에 대한 것이다. 각 챕터마다 설명한 기술을 연습하고 일상생활에서 실행하는 방법에 대한 제안이 포함되어 있다. 습관의 변화는 한 번에 아주 조금씩 하는 것이 가장 좋다. 자주 반복하는 행동은 우리가 원하는 방향으로 두뇌를 재구성하는 가장 좋은 방법이기 때문이다. 예를 들어, 일주일에 한 번 30분보다 매일 5분씩 명상을 하는 것이 더 효과적인 것처럼 말이다.

2부는 우리 프로그램에서 오랫동안 의사들과 함께 디자인한 순서대로 구성되어 있다. 하지만 어떤 챕터든 먼저 읽을 수 있고 관심이 가는 곳에서 시작할 수 있다.

무너질 때까지 기다리지 말고 자신을 최우선으로 생각하라.

이 책을 읽으면서 자신이 일하는 방식을 돌아볼 기회가 많이 있을 것이다. 어쩌면 일기를 쓰고 싶어질 수도 있다. 성찰을 동반한 글쓰기를 해본 적이 없다면 이 책을 읽으면서 시작하고 싶을지도 모른다. 이렇게 글을 쓰고 또 다른 사람들과 그것에 대해 이야기할 때 학습의 영향을 높일 수 있다. 아이디어를 실제 생활에 어떻게 적용할지 생각하게 하면서 그 아이디어를 자신만의 것으로 만든다. "하나를 보고, 실행하고, 가르친다See one, Do one, Teach one"라는 의학 격언에는 분명 진리가 있다. 이러한 제안들이 나의 삶에 미치는 영향력을 더 높이고 싶다면 코치와 함께하는 것도 한 방법이다.

01

헬스케어의
가혹한 현실

> 헬스케어는 관리하기에 가장 혼란스럽고 복잡한 산업이다.
>
> ◉ 피터 드러커Peter Drucker

산드로의
이야기

산드로는 정신과 의사이다. 공공 의료 분야가 자신이 가장 필요한 곳이라 생각하고 최선을 다해서 일했다.

병원 조직도 상에는 그가 속한 부서에 세 명의 정신과 의사가 나와 있지만, 그곳에서 일한 3년 동안 다른 정신과 의사 동료와 함께 일한 기간은 6개월에 불과했다. 할 일은 엄청났고, 끝이 없으며, 복잡하고 소모적이었다. 입원 가능한 인원보다 더 많은 환자가 입원을 요구했다. 그와 간호사들은 심리적으로 불안정한 환자 가족들을 매일 만났고, 그들의 가족 구성원에게 제공하는 돌봄의 수준을 높이기 위해 필사적이었다.

산드로는 양손이 묶여 있다고 느꼈다. 지금의 상황은 그가 되고 싶었던 정신과 의사의 모습이 아니었다. 그는 개원과 파트타임 일도 생각하고,

여러 번 아예 의사 일을 그만둘 생각도 했다. 산드로는 스스로 취약하다는 것을 느꼈지만 말할 수 없었다. 그런데 코칭이라는 안전한 공간은 그가 이러한 생각을 큰 소리로 말할 수 있게 했고, 정신이 번쩍 들게 했다. 그는 매일 이렇게 질문했다. '내가 열정을 느낄 수 있도록 시스템이 설정되지 않은 상태에서 어떻게 일을 할 수 있을까? 이 힘겨운 환자들의 필요를 어떻게 충족시킬 수 있을까?' 모든 사람에게 도움이 되는 공공 의료를 위해 여전히 두근거리는 그의 심장. 그러나 그것은 희망 없는 아우성처럼 보였다.

어떤 생각이 드는가?

시스템의 문제다

의사들이 자신의 삶과 의료 현장에서 원하는 것이 세 가지 있다.

1. **환자 안전**: 그들은 자신이 훌륭한 의사라는 확신을 갖고 싶어 하며, 환자와 동료가 자신을 훌륭한 의사로 알고 존중하기를 원한다.
2. **좋은 결정을 내릴 수 있다고 신뢰받는 것**: 그들은 좋은 의사가 되기 위해 많은 노력을 기울였기 때문에 다른 사람들에게 신뢰받고 싶어 한다.
3. **더 나은 일과 삶의 균형**: 스트레스 감소와 성취감을 위해서 필요하다.

의사들은 핵심 방해 요소로 시스템을 말한다. 이런 시스템은 현재 전체 헬스
케어가 복잡하고 다루기 힘들다는 것을 나타낸다. 그런데 여기에서 시스템이란
의사가 교육을 받는 방식과 경력을 이루는 의료 전반을 의미한다.

이렇듯 의료와 헬스케어 시스템 모두 심각한 문제를 안고 있다. 모든 복잡한
시스템과 마찬가지로 의료 영역에서도 시스템은 지속적으로 진화하지만 진행
속도는 느리다. 복잡한 시스템에서 한 부분의 변경은 나머지 부분에 영향을 준
다. 그런데 대규모 복잡한 시스템에서는 실시간으로 그 영향력을 파악하기 어
려울 수 있다. 시스템의 한 부분에서 변화가 다른 부분에 영향을 미치는 방식은
나중에서야 확인할 수 있는 것처럼 말이다.

헬스케어 시스템은 의사가 환자를 치료하기 위해 기울이는 노력을 약화시
키고 방해하며, 환자가 만족이나 성취를 느낄 기회를 박탈하는 경우가 많다.

이렇듯 의료와 헬스케어 분야에서 시스템적 변화가 절실히 필요한 것은 사
실이지만, 속해 있는 환경 탓만을 하는 것도 중단기적으로 도움이 되지 않는다.

의료의 체계적이고 문화적인 변화는 하루아침에 이루어지지 않는다. 그런데
어느 순간에 급작스러운 변화를 맞이할 수도 있다. 마치 코비드 팬데믹처럼. 최

근의 원격 의료는 우리가 이전에 생각했던 것보다 훨씬 빠르게 상황이 발전할 수 있다는 좋은 예다.

> 시스템보다 자신의 기술과 능력에 더 집중하라. 시스템의 변화는 헬스케어 영역에서 스스로를 위해 노력하다 보면 부산물로 동반될 수 있다. 나부터 시작하는 것이 우선이다.

결정의 순간

의대에 진학하겠다고 결정한 순간부터 당신은 심리적, 신체적 건강에 내재된 위험을 안고 이 모험을 시작한 셈이다. 아마도 결정 당시에는 그것이 정확히 무엇을 의미하는지 이해하지 못했을 것이다.

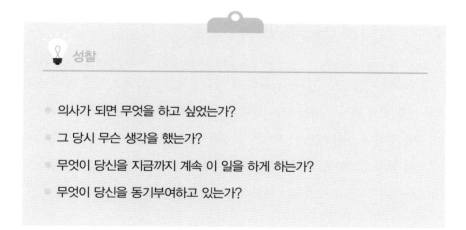

💡 성찰

- 의사가 되면 무엇을 하고 싶었는가?
- 그 당시 무슨 생각을 했는가?
- 무엇이 당신을 지금까지 계속 이 일을 하게 하는가?
- 무엇이 당신을 동기부여하고 있는가?

부러지고, 피투성이고, 히스테릭한, 때로는 죽은 사람들을 보게 될 것이라는 것을 이성적으로는 알고 있었다. 물론, 그것을 알고 있다는 것이 부러지고, 피투성이고, 히스테릭하고, 죽은 사람들과 실제로 마주하는 것과는 아무 상관이 없는 것임을 의사가 되고 난 후 알아차렸을 것이다. 부러지고 피비린내 나는 히스테릭한 사람들과 지낸 경험이 있고 이제 나쁜 소식을 전하고 죽음을 전달하게 된 지금, 그럼에도 불구하고 당신을 계속 움직이게 하는 것은 무엇인가?

의대에 합격한 것은 긴 도전의 첫 번째 단계에 불과했다. 5~6년간의 엄격한 필기 및 실기 시험에 이어 수요가 공급을 넘는 수련 프로그램의 자리를 찾는 혼란스럽고 경쟁적인 과정이 뒤따랐다. 수련 병원 자리를 놓고 친구 및 동료와 경쟁하는 동시에 서열의 맨 아래에서 서로를 지지하는 것은 그 자체로 복잡한 심정을 가지게 한다. 아마도 당신이 수련의나 대기 의사로 일하고 있는 동안이 영겁의 시간처럼 느낄 수도 있을 것이다.

독립적인 전문의가 된다는 것은 다른 사회생활을 포기하고, 모든 것에 대해 테스트를 받고 평가를 받는 것을 의미하며, 해마다 가파른 계층 구조를 올라가야 함을 뜻한다. 전문의가 된 후에도 동료의 존경, 평판, 환자의 안전을 유지하기 위해 계속 열심히 노력해야 한다. 의사가 된다는 것은 자신과 다른 사람들의 어려움에 반복적으로 노출되는 매일매일의 과정인 셈이다.

의사라는 직업은 경력 전반에 걸쳐 지속적인 높은 성과와 에너지
를 필요로 하며 결코 끝나지 않는다.

인문학 그리고
과학으로서의 의학

과학과 기술은 의학을 기하급수적으로 발전시켰다. 의학은 엄격한 과학적인
방법을 통해 항생제, 손 위생, 투석, EEG, 심장 박동기, MRI, 인슐린 펌프 및 인
공 와우 등을 발견했다. 이런 대단한 성취를 이루면, 이에 계속 집중하기 마련이
다. 아마도 당신을 둘러싼 임상 기술의 엄청난 양은 다른 비임상 기술을 연마할
여유를 거의 남기지 않았을 것이다.

약 한 세기 동안 의학은 점점 더 과학 쪽으로 기울어졌다. 물론 이 책은 과학
이나 임상 기술의 무용함을 주장하는 것이 아니다. 다만 다른 영역(소프트 또는
비임상으로 생각할 수 있는 기술) 역시 치료에 효과가 있으며, 의학을 발전시킬 수
있다는 것을 이해하자는 것이다. 감정 관리, 좋은 관계 구축, 효과적인 의사소통
을 포함하는 인문학적 의학에도 관심을 기울일 때, 스스로의 성취와 환자의 건
강을 위해 더 나은 의사가 될 수 있다.

대인 관계 능력과 자기성찰 능력은 당신이 생각하는 것보다 훨씬
더 임상 능력을 보완하고 발전시킬 것이다.

의학이 과학에 초점을 맞추고 감정을 억제하는 데에는 충분한 이유가 있다. 의사들은 다양한 고통을 하루에도 여러 번 직면한다. 전쟁, 기근, 공황의 시대에 사람의 고통은 측정할 수도 없을 정도였다. 전통적으로 의학은 의사에게 감정을 억제하도록 암묵적으로뿐만 아니라, 명시적으로 가르침으로써 이러한 현실을 덮어왔다.

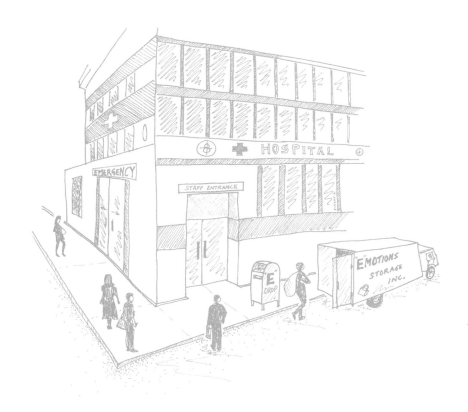

이성주의와 회복탄력성

수십 년 동안 감정을 무시하면서 과학적 방법과 이성을 존중하고 장려하는 의료 문화가 만들어졌다. 특히 최근 의료계는 이성주의stoism과 회복탄력성resilience을 혼동했다. 이 둘은 동일하지 않다. 〈옥스포드 사전〉에 따르면 이성주의는 "감정을 드러내지 않으면서 불평하지 않고 고통이나 고난을 견디는 것"이라 정의한다. 일터에서의 회복탄력성 평가 도구를 개발한 조직 심리학자 캐서린 맥이완Kathryn McEwan에 따르면, 회복탄력성은 스트레스를 관리하고 학습하고 적응하며 앞으로 나아가면서 이 새로운 학습을 통합하는 능력이다. 회복탄력성에는 감정의 배제가 없다. 회복탄력성은 학습과 적응에 더 집중하는 반면, 이성주의는 어떤 일이 있어도 계속하는 것에 좀 더 중점을 두는 것이다.

> 훌륭한 의사가 되기 위해 훈련하면서 경쟁하고 객관적일 수 있도록 주변 사람들과 감정적으로 단절하는 법을 배웠다. 그렇게 함으로써 당신은 잠재적인 치유 능력의 일부와 잠재적인 기쁨의 일부를 잃었다.

사람과의 관계와 이런 경험을 무시하는 과정과 전략은 환자, 의사 또는 어느 쪽의 가족에게도 효과가 없었다. 일반적으로 이러한 실패에는 두 가지 주요 원인이 있다. 첫 번째는 감정이 우리가 생각하고 행동하는 모든 것에 존재한다는 것이다. 두 번째는 우리가 사회적 동물이라서 특히 아프고 취약할 때 생존을 위해 관계에 의존한다는 것이다. 우리는 서로 연결되어 있다. 우리의 감정은 유대감을 형성하는 데 중요하다. 또한 생존 전략 중 하나이다. 우리는 완전하게 독립적이거나 객관적일 수 없다.

> 의료 영역의 문화는 이성주의, 경쟁, 그리고 완벽성을 중시한다.

이성주의를 바탕으로 한 의료 문화는 의료계에 배경처럼 깔려 있다. 여기에는 기꺼이 모든 수를 써서라도 오랜 시간 일하고, 항상 환자를 우선시하며, 할 수 없다고 말하지 않고(다른 사람들이 당신을 의사에 적합하지 않거나 약하다고 생각할까 봐), 모른다고 말하는 것이나 도움이 필요하다고 말하는 것을 피하는 것이 모두 포함한다. 결국 이 문화는 가면증후군imposter syndrome을 조성한다.

의과대학에서 2~3년 동안 이 왜곡된 문화에 적응되어 임상적이고 증거에 기반한 의사가 되는 방법을 배운 후에야 진짜 환자를 만나기 시작한다. 이와 동시에 의사가 되기 위해 필요한 자격이 자신에게 정말 있는지 의구심이 생기기 시작한다.

젊은 의사로서 개인 또는 관계에 대해 생각할 시간이 충분하지 않다고 생각할 수 있다. 의사가 된 초기 몇 년 동안은 내면의 자신감과 공감 능력이 위험에 처하기 쉽다. 자신감과 공감 능력이 곤두박질치면서 번아웃, 중독 및 정신 질환의 위험이 증가하기 시작한다. 아마도 당신은 스스로와 다른 사람들에게 내가 의사가 될 자격이 충분하다는 것을 필사적으로 증명하기 위해 더 열심히 일했을 것이다.

많은 젊은 의사들에게 더 열심히 일하라는 전략은 끊임없이 자신이 얼마나 부족한지 생각하고 의심과 수치심이라는 내면의 소리에 힘을 더하며, 의사가 되기 위한 기본 자격이 가면imposter: 나 자신을 잃고 가면을 쓰면서 불안 심리에 시달리는 현상을 뜻하는 심리학 용어을 쓰는 것이라고 여기게 한다. 과연 당신은 의심, 수치감 등의 내면 소리를 알아차릴 수 있는가?

> 66
>
> 의사들이 감정을 억누르고 일하러 올 때, 그 감정을 문 앞에 두고 올 수 있다는 생각은 넌센스이다. 모든 사람의 웰빙을 위해 감정을 잘 쓰는 방법을 배우는 것이 좋다.

의료계는 그들의 가장 중요한 자원인 의사를 귀하게 대하지 않았다. 의사들은 환자, 자기 자신 그리고 서로가 잘 지내는 방법을 배우지 못했다. 웰빙, 대인 관계 및 보살핌, 리더십 같은 기술 말이다. 의료 및 헬스케어 영역에서는 돌봄, 치유 및 웰빙, 이 모든 것들이 필요하다는 것을 뒷받침하는 풍부한 증거가 있음에도 불구하고 과학(임상기술) 영역만 더 우선시하고 인문학적 영역은 무시했다.

의료계의 가혹한 현실

〈산업 보건 및 안전법〉은 의료 분야의 근로자는 예외로 두고 있다. 이렇듯 근로자로서 의사의 직업적 건강과 안전을 보장하기 위한 조치는 다른 많은 산업에 뒤쳐져 있고 변화도 참을 수 없을 정도로 더디다. 결국 최근 몇 년간 많은 문제가 대두되고 있다.

• 후배, 여성 및 소수 집단 의사에 대한 높은 비율의 괴롭힘 및 희롱

• 의사들이 일상적으로 길고 위험한 시간을 일한다는 사실

따돌림과 괴롭힘은 의료영역에서 자주 나타난다. AHPRA Australian Health Practitioner Regulation Agency의 2020년 보고서에 따르면, 주니어 의사 3명 중 1명은 최근 12개월 동안 괴롭힘이나 따돌림을 경험하거나 목격했다고 한다. 일부 병원은 지도 의사의 부적절한 행동을 포함해 교육 지침을 충족하지 못한 결과로 수련 인증을 상실하기도 했다.

너무 많은 의사들이 경력을 위해 불안전한 환경에서 일하고 있다. 병원에서 주니어 의사로 일하는 것은 힘든 일이다. 당신이 경험했을 피로는 이 여정을 시작할 때 상상할 수 없는 정도로 심각하다. 권력의 남용은 의료 영역에서 자주 나타나고, 여러 문제를 일으키고 있다.

대처 켈트너 Dacher Keltner 심리학 교수는 버클리 캘리포니아 대학교의 Greater Good Science Center의 소장이다. 그는 수십 년 동안 권력에 대해 연구했다. 오랜 무력감 powerlessness이 지속되면 위협에 대한 민감도를 증폭시키고 스트레스에 과민해지고, 코티솔을 증가시킨다는 결론을 내렸다.

> 66
>
> '이게 바로 우리가 일하는 방식'이라는 것에 대한 암묵적인 메시지
> 가 젊은 의사들을 침묵시키고 몰아붙이는 모습이 의료계의 여러
> 곳에서 나타나고 있다.

지방이나 농촌에서 일하는 의사라면 인력 부족으로 인해 지원을 받지 못한다고 느낄 수 있다. 열악한 상황을 지적하거나 검사 또는 감독과 관련해 이의를 제기하다 보면 이러한 프로세스가 많은 의료 기관에서 잘못 설계되고 비효율적

으로 운영된다는 사실을 인지하게 된다. 의사가 건강한 상태를 유지하기 위해서는 긴급한 점검이 필요하다는 것을 깨닫게 될 것이다.

> 66
> 시스템과 구조는 복잡하고 어렵다. 이 변화를 위해 참여할지, 궁극적으로 어떻게 참여할지는 전적으로 당신에게 달려 있다.

의사로서 오랜 시간 일할 각오와, 아프고 방향을 잃고 괴로워하고 우울하며 신체가 손상된 많은 사람들을 만날 것을 예상했을 것이다. 하지만 인력이 없는데도 정해지지 않은 기간 동안 계속 일하기를 요구받을 것이라고는 예상하지 못했을 것이다. 게다가 환자를 위한 책임자로서, 환자를 위한 다른 서비스에 접근할 때 막다른 골목이 그렇게 많을 것 역시 예상하지 못했을 것이다.

COVID-19 이전부터 상당한 의사 인력 부족이 예상되었다. 앞으로 더 많은 복잡하고 예측 불가능한 상황이 생길 수 있다. COVID-19는 헬스케어 시스템의 변화가 필요함을 보여줬다. 인력 부족은 앞으로 의사가 참여하고 상호 작용하는 방식이 달라질 것이라는 것을 암시한다. 여기에는 간호사나 헬스 코치와 같은 다른 전문가와의 더 많은 팀워크가 필요해질 것도 포함한다. COVID-19는 디지털 의료 측면에서 새로운 필요성을 제기했고, 인력 부족 측면을 직면하면서 의사 및 기타 의료 전문가의 정신 건강의 중요성을 부각시켰다.

노력과 상관없이 의사 경력 중 어떤 시기든 이 일이 나에게 가치가 있는지, 그리고 내가 이 일에 적합한지 궁금해 하는 자신을 만나게 될 것이다. 의료 영역에서 자신의 자리를 찾는 것은 매우 힘들 수 있으므로 이는 결국 자신의 능력과 소속감에 대한 의심의 싹이 되어 당신의 정신건강을 괴롭힌다.

의사가 된다는 것은 집요함, 인내, 그리고 지연된 만족을 위한 계속적인 훈련이다.

'해를 끼치지 말라'는 암묵적 의미

의료와 헬스케어 이중 시스템은 환자를 먼저 생각하고 환자에게 해를 끼치지 않도록 요구한다. 이러한 원칙은 윤리적으로 중요하지만 암묵적으로 당신을 환자 다음에 두게 만들고 결국은 의사에게 해를 끼치게 된다.

의사 웰빙과 환자 안전을 생각할 때 분명한 것은 의사는 장시간 일한다는 것이다. 이로 인해 극심한 피로가 발생하고 불가피한 에러가 생긴다. 아마도 대부분 직접 경험했을 수도 있다. 너무 지쳤지만 눈앞에 환자가 있어서 일을 하고 있는 것이다. 피로는 에러와 잘못된 판단의 가능성을 높여 환자와 자신에게 해를 끼칠 실제 위험을 만든다. 피로한 뇌는 알코올 영향과 동등한 기능을 하므로 자신의 행동을 객관적으로 볼 수 있는 능력이 제한된다. 당신은 무의식적으로 장님 상태인데도 자리를 지키고 반응하도록 훈련받았다.

이런 상황에서는 모두가 위험하다. 의사로서 당신은 상황의 흐름을 바꿀 힘이 없다고 느낀다. 자신보다 환자를 최우선으로 생각하면서 동시에 해를 끼치지 않도록 할 수 있는 방법은 없다. 안타깝게도 상황은 이상적이지 않다. 일부 의사는 피로와 지원 부족으로 인해 수술 중 기절했다. 과거에 이런 상황을 문제라고 지적했던 의사들은 오히려 경력에 문제가 생겼다. 그 결과 환자에게 해를 입히고 의사 자신에게도 해를 입힐 위험이 증가한다는 사실이 매우 확실히 입증되었음에도 불구하고 모든 사람이 이를 표준norm으로 받아들였다.

　이러한 문화적 요구로 인해 당신은 불가항력한 위치에 놓이게 된다. 14일 연속으로 일하면서 어떻게 환자를 우선시하는 동시에 해를 끼치지 않을 수 있겠는가? 대신 안전 최우선safety first으로 기본 원칙을 정하면 어떨까?

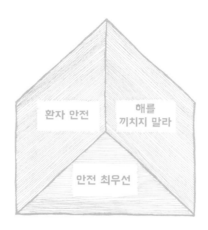

　내가 글을 쓰는 동안, 호주의 주니어 의사들은 무급 근무 시간에 대해 고용주를 상대로 집단 소송을 시작했다. 이 주니어 의사들은 매주 평균 16시간의 무급 연장근무를 하고 있으며, 절반은 피로로 인해 실수를 했다고 한다. 이러한 변화의 시도는 AMA 및 AMSAAustralian Maritime Safety Authority와 같은 단체가 수십 년 동안 노력해온 결과이다. 의사 개인은 시스템을 바꿀 수는 없겠지만, 자신이 속한 환경에서 스스로 도울 수 있으며, 자신의 상황을 다른 사람에게 말할 수 있다.

정신의 극심한 고통

일부 의사들이 스스로 목숨을 끊었다는 것은 부인할 수 없는 고통스러운 사실이다. 이 의사들의 가족은 이들이 경험한 업무와 근무 조건이 그들의 죽음의 원인 중 하나라는 것에 의심의 여지가 없다고 말한다. 상황이 이보다 더 심각할 수는 없다. 이들은 자신이 속한 환경에 잘못된 것이 있다고 자살이라는 가장 파괴적인 방법으로 억울함을 토로하는 것이다. 의사의 자살은 최악의 시나리오이지만 전 세계적으로 널리 퍼져 있기 때문에 언급하지 않을 수 없다. 이는 분명 의료 영역에 시스템적인 문제가 있음을 시사한다.

2013년 Beyond Blue가 발표한 보고서에 따르면 의사의 자살률은 다른 전문 그룹보다 높고 호주의 일반 인구 자살률보다 높다. 특히 주니어 의사와 여의사들이 더 높다. 의사 10명 중 1명은 설문 조사 직전 12개월 동안 자살 생각을 한 적이 있다고 대답했다. 2020년에 모내시 대학교Monash University의 연구원들은 자살 생각, 시도를 조사한 60개 이상의 국제 연구를 검토했다. 그 결과 그들은 일부 직업이 실제로 자살 위험을 증가시키며 여의사와 남자 간호사에게 자살 위험이 더 높음을 보고했다.

영국에서는 2011년에서 2015년 사이에 430명의 의료 전문가가 자살로 사망했으며, 이는 매주 거의 2명이다. 미국에서 매년 400명의 의사가 자살로 사망하는 것으로 추산되며, 그중 주니어 의사와 여의사가 가장 많았다.

이 연구는 또한 의사가 우울증, 불안, 약물 및 알코올 남용 및 번아웃이 더 높다고 지적한다. Beyond Blue 보고서에 따르면 의사의 3.4%가 매우 높은 수준의 심리적 고통을 경험했으며 이는 2.6%의 일반인들보다 훨씬 높다. 젊은 의사의 거의 절반(47.5%)이 번아웃을 경험했으며 여의사는 정신 건강 문제의 위험이 훨씬 더 높게 나타났다(우울증 여성 27.1%, 남성 16.6%, / 불안 여성 11.3%, 남성 6.9%).

> 환자 우선에서 나 자신을 우선으로 하는 패러다임의 시급한 전환
> 이 필요하다.

자신을 의료 시스템 비행기의 승객이라고 생각해보자. 조종사, 지상 직원 및 다른 사람들이 비행기의 운행과 이착륙을 관리한다. 승객인 당신은 단지 산소 마스크의 위치와 사용법만 확인하면 된다. 당신이 죽거나 비행기를 완전히 떠나면 누군가를 돕거나 장기적인 시스템 변화에 기여할 수 없다. 살아 있고 건강해야 장기적으로 훨씬 더 많은 역할을 할 수 있다. 나 자신을 먼저 생각하기 어렵다면 '안전 최우선'을 원칙으로 삼아보자.

> 자신의 산소마스크를 먼저 착용하라. 그렇지 않으면 최악의 상황
> 을 맞을 수 있다.

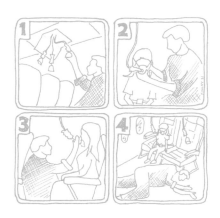

미래를 위해 자신을 돌보기

도움을 요청하는 데 가장 큰 장애물은 낙인과 두려움이다. Beyond Blue 연구에 따르면 응답한 의사의 59%가 자신이 환자가 되는 것이 창피하다고 느꼈다. 정신 건강관리가 필요한 의사는 그런 나를 동료가 어떻게 생각할지, 환자가 어떻게 생각할지, 그리고 이러한 경험이 자신의 진료능력을 위협할지를 걱정한다. 다른 사람들이 어떻게 생각할지 걱정하는 것은 사람이라면 당연하다. 당신은 의사이기 이전에 한 사람이기 때문이다.

> 66
> 더 나은 의료 경험을 제공하기 위해 시스템을 변경하는 것은 현실에는 쉽지 않을 수 있다. 이는 스스로를 과소평가하게 하고 무기력하게 만들 수 있다.

이 장에서 설명한 시스템 문제는 전체 방식에 큰 영향을 미치지만 바뀌는 속도가 느리다. 시스템 문제가 해결될 때까지 무작정 기다릴 수는 없다. 그러기엔 당신의 웰빙이 너무 중요하다.

당신에게 맞는 선택이라면 의료영역을 떠나는 것이 수치스러운 일은 아니다. 사람들은 자주 직업과 생활방식을 바꾼다. 수치심은 의사들이 자신과 서로를 돌보는 방법을 찾을 수 있도록 돕는 기회를 전체적으로 놓치게 한다.

허공에 손을 휘젓고, 시스템을 비난하고, 삶의 방향에 중대한 변화를 일으키기 전에, 이 책을 통해 잠시 하던 일을 멈추고 한 걸음 물러서서 당신이 성취하고 싶은 것이 무엇인지, 왜 그리고 누구를 위한 것인지 생각해보라. 이를 통해 아마도 당신은 당신의 커리어를 다르게 설계할 수 있을 것이다. 아마도 당신은 더 나은 삶의 균형을 이루고 당신을 둘러싼 환경과 이전과는 다르게 관계를 맺을 수도 있다. 또한 의료영역을 대하는 태도도 달라질 수 있을 것이다.

> 66
>
> 당신의 능력, 성과 및 웰빙은 일하는 환경과 개인의 상황에 따라 다르다. 환경이 전부는 아니다. 자신의 삶에 자신이 영향을 미칠 수 있다.

진정으로 잘나가는 의사가 되기 위해, 오랫동안 잘 살기 위해 이제 나 스스로에게 집중할 준비가 되었는가?

생존하기를 멈추고,
번영하기를 시작하자

어떤 사람을 잘나가는 의사thriving doctor라고 할 수 있을까? 동료 중 일부는 의사 생활에서 더 고통받는 것 같다는 것을 느낀 적 있는가? 물론 어떤 동료는 그들의 일 때문에 전혀 고통을 받지 않는 것도 느낄 것이다. 심지어 일과 삶의 균형을 유지하며, 일을 즐기는 것 같아 보이는 경우도 있다.

그들은 무엇이 다를까?
세계보건기구WHO는 건강을 다음과 같이 정의한다.

> 66
> 단순히 질병이나 허약함이 없는 것이 아니라 신체적, 정신적, 사
> 회적으로 완전한 웰빙 상태

WHO는 건강을 현재 모든 사람이 달성할 것으로 기대할 수 있는 기본적인 인권으로 생각하고, 완전한 자신의 건강 상태가 지속적인 미래 건강을 위한 최

고의 기회를 만든다고 말한다.

웰빙의 기술은 배울 수 있는 것이고, 이러한 기술은 단지 건강한 것을 넘어 더욱 많은 일을 하는 데 도움을 줄 수 있다는 증거가 많이 있다. 이는 의료 분야에서 스스로 만족스럽고 더 나아가 즐겁고 지속가능한 경력을 쌓도록 도와준다. 높은 성과와 웰빙은 서로를 가능하게 한다. 스스로 자유의지를 키울 때 균형 잡힌 삶을 살 수 있다. 웰빙의 기술을 구축하면서 일을 하게 되면, 일하는 동안 당신은 최고의 삶을 디자인할 수 있다.

웰빙의 기술

마틴 셀리그만Martin Seligman은 심리학의 연구 프레임을 인간의 정신 건강과 행동에서 '무엇이 잘못되고 있는지' 살펴보는 것에서 '무엇이 잘 되고 있는지'에 대한 질문으로 전환한 최초의 심리학자이다. 그는 병이 없는 사람들이 건강을 유지하기 위해 무엇을 했는지 알고 싶었다.

셀리그만은 코칭을 뒷받침하는 이론적 기초의 중요한 부분인 긍정 심리학의 아버지로 불린다. 그는 스스로를 비관주의자라고 표현하지만, 낙관주의, 동기부여, 그리고 성격이 웰빙에 중요하다는 것을 증명했다. 그는 긍정 심리학이 행복, 만족과 관련이 있다고 정의했으며 이는 긍정적인 감정, 참여 및 의미로 표현할 수 있다고 했다. 그는 연구를 계속하면서 긍정 심리학의 핵심 주제는 웰빙이며 그 목표는 인간의 번영flourishing을 증가시키는 것이라고 했다.

셀리그만과 긍정 심리학을 연구하는 다른 사람들은 긍정적인 정신 건강과 전반적인 웰빙을 설명하기 위해 '번영flourishing'이라는 단어를 사용한다.

셀리그만은 궁극적으로 웰빙에 대한 처방전은 없으며 그보다 건강한 사람들이 실제로 무엇을 하는지를 긍정 심리학이 설명할 수 있다고 했다. 웰빙을 설명하기 위해, 개개인의 번영flourishing에 다양한 정도로 기여하는 다섯 가지 요인을 밝혔다. 셀리그만은 이러한 5가지 측정 가능한 요소를 PERMA라고 언급한다.

PERMA의 5가지 요소를 살펴보고 각 부분이 당신에게 어떻게 작용하는지 생각해보자. 당신이 정말로 번영flourishing고 있다고 느꼈던 때가 생각나는가? 그런 경험에서 각 요소가 얼마나 작용했을까?

1. **긍정적인 감정**Positive emotion – 행복, 즐거움, 편안함 및 삶의 만족감을 느끼는 것
2. **몰입**Engagement – 시간 가는 줄 모르고 집중하는 상태
3. **관계**Relaitonships – 연결된 느낌; 우리는 사회적 동물이며, 서로 연결되면 더 잘한다는 것
4. **의미**Meaning – 자신보다 더 큰 무언가에 속하고 봉사하는 것
5. **성취**Accomplishment – 선택한 활동에서 성취감과 발전의 느낌을 가지는 것

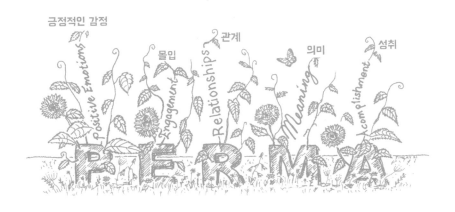

번영으로 이동

웰빙 상태는 다음 이미지와 같은 단계 위에 존재한다.

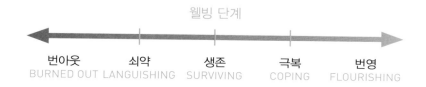

의료 현장에서 각 상태가 어떻게 나타나는지 살펴보자.

번아웃 Burned out

번아웃된 의사는 일의 즐거움과 의미를 잃는다. 지치고, 대부분의 일(특히 건강 관리)에 대해 냉소적이며, 이전에 깊이 관심을 두었던 사람과 사물에 대해 적대적이기까지 하다. 이러한 상태에서, 스스로 과소평가되고 있다고 느끼며, 당연하게 여겨지고 버림받거나 무시당하고 있다고 느끼며, 자신의 상황에 대해 아무것도 할 수 없는 무력감을 느낀다.

번아웃된 의사는 효능감, 자유의지를 잃어버린다. "누가 신경 쓴다고.", "어차피 무슨 소용이야. 별 차이 없어."라고 말한다. 그들의 생각은 좁아지고, 감정은 괴로우며, 변화를 일으킬 능력이 사라진다. 이것은 의사로서의 정체성과 의미에 대한 진정한 위기일 수 있다.

번아웃에 대한 가장 일반적인 반응은 움츠리고 피하는 것이고, 최악의 시나리오는 의사 커리어를 포기하는 것이다. 휴식을 취할 수 있지만 번아웃은 단순한 피로 그 이상이라, 일에 복귀하면 번아웃된 의사는 매우 짧은 시간 내에, 아마도 첫 환자를 만났을 때부터, 증상을 다시 느끼는 경우가 많다.

쇠약 Languishing

심리학자 코리 키예스Corey Keyes는 2002년에 번영의 반대 의미를 쇠약으로 정의하면서 이것이 정신 건강의 부재를 의미한다고 말했다. 키예스는 삶에 대한 좋은 느낌이 없는 것을 "공허함과 침체"라고 표현하고, 이런 삶을 경험하는 것을 "빈, 텅 빈, 껍데기와 공허함"으로 표현했다. 쇠약은 삶에 대해 무관심해지고, 무기력하고 냉담하며, 에너지가 부족한 느낌으로 나타난다. 쇠약은 정신 질환은 아니지만, 상태가 좋지 않다는 것을 의미하고 주요 우울 에피소드의 위험을 증가시킨다.

쇠약해진 의사들은 스스로 커리어 발전이 거의 또는 전혀 없으며, 지루해진 일에 먼 관심을 유지하는 것 외에는 삶에 도전이 거의 없다고 말했다. 일부는 이에 좌절한다. 어떤 사람들은 일에서 모든 기쁨이나 성취감을 잃고 "누가 신경이나 쓰나요?"라고 말한다.

쇠약한 의사가 다른 사람들에게 동기를 부여할 수 있는 가능성은 거의 없다. 그들은 스스로에게도 동기를 부여할 수 없기 때문이다. 쇠약한 의사는 자신의 주체성을 어느 정도 느낄 수 있지만, 그것을 챙길 에너지가 부족하거나 귀찮다고 느낀다.

생존 Surviving

생존 의학에 관한 많은 은유가 있다. 생존 상태의 의사는 멀쩡해 보이고 가끔은 괜찮아 보이기도 하지만, 그들은 물속에서 미친 듯이 발을 젓고 있는 오리와 같다. 누군가가 자신을 생존하고 있다고 표현한다면 그들은 아마도 적극적으로 일에 참여하고, 일반적으로 많은 에너지를 가지고 있는 것처럼 보인다. 그러나 이들은 자신이 만드는 것보다 더 많은 에너지를 소비하고 있기에 언젠가 고갈될 수 있고, 완전히 멈춰버릴 수 있다. 그들은 휴식과 회복을 위한 시간이나 공간이 필요하다고 느끼지만 할 일이 많아 불가능하다고 느낀다.

생존 모드에서 의사들은 실수의 위험을 더 잘 느끼고, 피로를 호소하며 이러다 무너질 것 같다고 말한다. 얼마나 더 오래 이렇게 일할 수 있을지 의문을 가진다. 이 생존 모드는 명예의 휘장처럼 여겨지며 의학계에서 찬사를 받아왔다. 생존 의학은 성취로 보이지만 지속 가능하지 않다. 이 의사들은 일과 삶의 균형이 제대로 이루어지지 않은 것에 좌절감을 느끼고 더 많은 일을 해야 한다는 죄책감을 느낀다. 이 의사들은 아주 가끔 그들의 삶에서 일부 PERMA 요소를 경험할 뿐이다.

극복Coping

극복 모드에 있는 사람들은 자신의 삶에 참여하고 있다. 이 사람들은 상황 내에서 자신을 관리하는 방법을 적극적으로 찾고 있다. 이들은 자신에게 투자하여 생각하고 느끼고 행동하는 방식을 의식적으로 선택할 수 있다. 또한 삶의 요구 사항을 충족하거나 그렇게 할 수 있는 데 필요한 자원을 찾을 수 있다고 믿는다. 극복 기술은 인생의 스트레스를 처리하는 데 도움이 된다. 이것이 가능할 때, 사람들은 심리적으로, 육체적으로 더 나은 느낌을 받는다.

극복 모드에서는 대부분 당신이 현실을 관리하고 있음을 의미한다. 이 상태의 의사는 자신의 일에 더 많이 참여하여 에너지가 나고 활력을 느낄 것이다. 극복하려는 마음가짐은 개인의 주체성 표현의 하나이다. 의사는 자신의 일과 삶에서 특정 시간 동안 자신의 영향력과 파워를 느낄 수 있다. PERMA의 5가지 요소를 얼마간은 경험했을 것이다.

하지만 어떤 극복 전략을 쓰고 있는지 물어보는 것은 중요하다. 신속한 릴리

프를 제공하지만 문제를 외면하는 전략은 극복coping보다는 생존survival 쪽일 수 있다. 예를 들어, 알코올과 약물의 오용은 잘못된 극복전략이다. 반대로 도움을 요청하는 것은 유용한 극복전략의 한 예이다.

번영Flourishing

케임브리지 대학의 펠리샤 허페트Felicia Huppert와 티모시 소Timothy So는 번영Flourishing을 '잘 되어가는going well 인생의 경험'으로 정의하면서 이는 곧 '좋은 감정과 훌륭한 능력의 조합'이라고 했다. 번영하는 사람은 정서적, 심리적, 사회적 웰빙이 높다. 당신이 번영하고 있는지 확인하는 가장 간단한 방법은 스스로에게 물어보는 것이다. - "무엇이 나를 진정으로 행복하게 만드는가?" 그리고 얼마나 자주 행복함을 느끼는지 곰곰이 생각해보자. 번영에 대한 개인적인 경험을 설명하는 데 도움이 될 수 있는 다른 단어로는 번창하는, 잘 사는, 잘나가는, 행복thriving, prospering, growing well, blossoming이다.

번영하는 사람은 자신의 삶에 완전히 몰두하고 있으며, 행복하다고 느끼는 삶을 만들도록 노력한다. 그들의 삶은 긍정적인 감정, 참여, 명확한 의미, 성취 및 긍정적인 관계의 5가지 PERMA 요소가 실제로 실행되고 있음을 보여준다. 하지만 이는 그들의 삶에 고난, 불편함 또는 역경이 없다는 것을 의미하지 않는다. 역경과 고난이 있지만, 번영하는 사람은 내부적으로 자원이 풍부해서 세상이 그들에게 던지는 모든 것에 효과적으로 대응할 수 있도록 지원 네트워크를 가지고 있음을 의미한다.

그들은 다양한 관심사와 그것을 추구할 에너지가 있다. 자기 관리를 포함하여 자신의 삶에 대해 책임감을 갖고 있으며, 자신의 내부 및 외부 환경을 인식하고 건설적으로 대응한다.

번영하는 의사는 낙천적이고, 일을 즐기고, 일과 삶의 균형이 더 자주 조정된 것처럼 느끼며, 다른 사람들과 협력하고, 인간관계를 소중히 여기며, 감정적으로 조화를 이루고, 성장형 사고방식을 가지고 있다. 그들은 일에 대한 자신의 내부 반응과 외부 환경(의료의 복잡성 포함)을 효과적으로 관리할 수 있다. 이 의사들은 파워가 있고 충만하다. 그들은 삶에서 자신의 주체성을 느낄 수 있으며, 자신과 주변 사람들을 위해 더 많은 웰빙을 만드는 데 사용한다. 그들은 잘 살고 있다They are thriving.

> 번영하는 의사는 더 많은 자유가 있고, 다른 사람들과 더 쉽게 연결되며, 성취감과 충만함을 느낀다. 이때 커리어도 더 지속가능하다.

💡 성찰

이제 기초적인 평가를 할 수 있다. 펜을 가지고 웰빙 단계에 다음과 같이 세 가지 표시를 하라.

1. 오늘 이 웰빙 단계에서 당신은 어디에 있는가?
2. 당신은 어디에 있고 싶은가?
3. 반사적으로, 늘 하던 대로 존재하는 곳은 어디인가?(오토파일럿 상태)

    * 오토파일럿autopilot : 자동주행장치에서 나온 말로 자극이 오면, 생각하지 않고 늘 하던 대로 반응하는 것을 표현한 말

이 단계 중 어느 것도 정신 질환을 나타내지 않으며, 모두 삶에 대해 마음과

몸이 주관적으로 느끼는 방식에 대한 설명이다. 웰빙은 역동적이며 당신의 삶에서 일어나는 일에 따라, 시간이 지남에 따라 변할 수 있다.

- 세 개의 표시에서 무엇을 알 수 있는가?
- 얼마나 자주 3번(오토파일럿 근처)에 있나?
- 당신은 2번(당신은 어디에 있고 싶은가?) 근처에 얼마나 자주 있나?
- 2번 근처에서 더 자주 있기 위해 어떤 행동을 해보고 싶은가?

어떤 사람들은 의료영역을 갈아 넣는 문화grind culture로 묘사한다. 간신히 생존할 수 있을 때 할 수 있는 일은 그것뿐이다. 매일 출근해 자동반응장치auto-pilot로 하루를 보내고, 또 갈아 넣어 생존할 것이라 믿는다. 당신은 아마 번아웃된 사람과 그로 인해 의료영역을 떠난 사람을 알 것이다. 이것은 의사 교육 시스템과 의료영역 자체의 폐단이다. 2017년 호주에서 의사 교육 및 온보딩 비용으로 추정되는 비용은 호주 돈으로 451,000달러다. 미국의 추정치는 미국 돈으로 45만에서 110만 달러다. 개인이나 커뮤니티가 의사의 삶을 훨씬 더 낫게 만들기 위해 취할 수 있는 조치가 있음에도 방치하는 것은 얼마나 국가적으로도 낭비인가.

만약 위의 묘사된 모습이 당신이라면 지금 결정을 내려 건강을 유지하는 데 필요한 도움을 받자. 환자, 동료 또는 조직에 가장 좋은 것이 무엇인지 잊어버리자. 자신의 웰빙에 모든 관심을 기울이고 자신에게 투자하면 모든 사람이 궁극적으로 혜택을 볼 수 있다. 당신이 쇠약해지고 번아웃되도록 갈아 넣는 시간 동안 아무도 이익을 얻지 못한다.

웰빙 단계에서 당신의 위치는 바뀔 수 있다. 당신의 웰빙은 역동적이다. 현재의 웰빙을 평가한 위치와 실제로 원하는 위치 사이에 차이가 있는 경우 생각하고 행동하는 방식의 작은 변화라도 있으면 짧은 시간에 웰빙 단계를 변화시키는 데 도움이 될 수 있다.

> 66
>
> 대부분의 의사는 웰빙과 관련해 개선의 여지가 있다. 당신은 어떤가?

어떤 행동이 웰빙을 키울까? ☺ ☺ ☹

위스콘신메디슨 대학교University of Wisconsin-Madison의 Center for Healthy Minds 설립자이자 소장인 리처드 데이비슨Richard Davidson은 사람들이 건강한 이유에 대한 질문을 연구한 신경과학자이다. 달라이 라마는 1992년 그에게 왜 과학자들이 친절과 연민과 같은 가치 있는 자질virtuous qualities을 연구하기 위해 현대 신경생물학의 도구를 활용할 수 없는지 물었다.

데이비슨과 그의 팀은 달라이 라마의 제안을 받아들였다. 그리고 그들은 다음과 같이 결론 내렸다.

> 66
>
> 웰빙은 개발할 수 있는 기술이다.

2016년 UCLA 버클리에서 열린 Wisdom 2.0 컨퍼런스에서 데이비슨 팀은 신경 과학적으로 검증한 웰빙의 4가지 구성 요소를 설명했다. 그들은 이 구성 요소들의 신경 회로를 식별하고 개인의 행동과 관련해 시간이 지남에 따라 어떻게 변하는지 측정했다.

그들은 이런 회로가 신경가소성이 있다는 것을 밝혀냈는데, 이는 훈련과 경험을 통해 형성되고 변화될 수 있음을 의미한다. 웰빙에 도움이 되지 않는 습관(행동 및 생각 패턴)을 무의식적으로 하는 대신, 특정 연습을 통해 웰빙을 발전시키도록 뇌를 훈련할 수 있다.

다음은 데이비슨과 그의 팀이 정의한 네 가지 웰빙을 위한 행동으로, 개발해 볼 것을 제안한다.

1. **회복탄력성**Resilience: 역경에서 회복하는 속도. 역경에서 더 빨리 기준선으로 회복하는 사람들은 더 많은 웰빙을 누리고 있다. 정기적인 마음챙김 연습으로 이 회로를 조절할 수 있다. 지금까지의 연구에 따르면 이러한 변화를 뇌 회로에서 볼 수 있도록 하려면 많은 연습이 필요하지만 가능하다. 여기서 핵심은 규칙적인 연습이며, 매일 10분이면 충분하다. 정기적으로 신경 연결을 활성화하면 더 효과적이다.

2. **인생관**Outlook: 긍정적인 인생관을 가지면 다른 사람의 장점을 잘 인식하고, 긍정적인 경험을 즐길 수 있다. 우울증이 있는 사람들은 이 회로에서 활성화를 나타내지만 일시적이다. 웰빙을 누리는 사람들은 더 확장된 회로를 가지고 있다. 자애명상Loving kindness meditation, metta은 비교적 적당한 양의 연습으로 이 회로를 아주 빠르게 변경할 수 있다. 데이비슨 팀은 하루 30분의 연습으로 2주 이내에 무작위 연구에서 이러한 회로 변화를 보았다. 이러한 회로 변화는 사회적인 행동으로 이어져 사람들이 연결되도록 돕는다.

3. **몰입**Attention: 현재 하고 있는 활동에 몰입을 유지한다. 킬링스워스Killing-sworth와 길버트Gilbert는 방황하는 마음이 불행한 마음이라는 것을 보여주었다. 성인은 깨어 있는 시간의 47%가 자신이 하는 일에 주의를 기울이지 않는다. 또한 데이비슨과 다른 많은 사람들은 마음챙김 명상mindful meditation과 같은 명상 수행이 주의력을 위한 신경 회로를 변경하여 몰입이 향상되도록 하는 수단이라는 것을 보여주었다.

4. **관대함**Generosity: 관대하고 이타적인 행동에 참여하면 웰빙을 촉진하는 데 핵심적인 뇌 회로가 활성화되고 다른 긍정적인 인센티브보다 더 오래 지속된다. 즉, 타인에 대한 친절은 웰빙 회로를 활성화한다.

신경 가소성은 우리가 알아차리든 그렇지 않든 항상 진행 중이다. 당신은 알고 있는 것보다 웰빙을 더 많이 조절할 수 있다. 의도적인 것은 노력과 에너지가 필요하다. 데이비슨은 양치질을 할 때와 마찬가지로 의도적으로 뇌를 발달시키는 데에도 똑같이 주의를 기울이도록 권유한다. 하루에 단 몇 분의 차이가 뇌 회로를 변화시켜 건강에 도움이 됨을 보여준다.

그의 연구에 따르면 마음챙김mindfulness, 음미하기savouring, 관대함gener-osity의 연습은 사람들의 후성유전학epigenetics, 전신 생물학 및 신체 건강에 영향을 미친다. 가장 최근의 연설에서 그는 웰빙을 높이는 데 자각awareness, 연결connection, 통찰insight 및 의미purpose가 중요하다고 설명한다.

긍정적이고 부정적인 경험과 감정은 모두 세상을 이해하는 데 기여한다. 사실 인생에서 가장 좋은 것은 대부분 항상 긍정적인 감정과 부정적인 감정을 동반한다. 아이를 낳는 것이 대표적인 예이다. 역경과 도전을 피하고 완벽주의를 추구하는 것이 정답이 아니다. 긍정성, 희망, 좋은 관계 및 목적을 가지고 인생을 사는 것이 훨씬 더 중요하다.

의료 현장에서 역경을 경험하면 배우고 성장할 수 있는 많은 기회가 생긴다. 이런 역경의 경계에서 편안함을 느끼는 것은 중요한 능력이다. 나는 종종 함께 일하는 의사들에게 불편함을 편안하게 느끼라고 말한다. 이것은 당신이 느끼는 감정에도 적용된다. 하지만 어떤 식으로든 따돌림, 희롱 또는 굴욕을 당하는 경우에는 적용되지 않는다. 웰빙 기술을 구축하는 방법에 대해 알아보기 전에 개인의 심리적 안전을 생각하고 권력관계에 대해 논의하는 것이 선행되어야 하는 이유이다.

심리적 안전

> 경쟁, 완벽주의, 절대 감정을 나타내지 않거나 도움을 요청하지 않는 문화적 요구 사항, 깊은 위계질서는 모두 의료 영역에서 분명한 파워의 차이를 보여준다.

의료영역 전반에 걸쳐 높이 올라갈수록 권력이 커진다. 그러나 특정 소외 집단이나 소수 집단의 경우 반드시 그렇지는 않다. 당신이 계층적 사다리에서 더 높은 단계에 있다면, 함께 일하는 사람들의 심리적 안전을 향상시키는 시스템과 구조를 만드는 것이 당신의 의무이다.

가장 숙련되고 권한을 가진 의사들조차도 다음과 같은 이유로 조직의 심리적 안전에 기여하는 데 한계가 있을 수밖에 없다.

- 이동이 잦거나 순환근무, 그리고 짧은 계약 기간 등에 의해 새로운 자리를 찾아야 하는 고용의 불안정성
- 슈퍼바이저가 베푸는 선의, 가르침, 시간 및 관심에 따라 새로운 기술을 배우고 역량이 증가하는 기회의 차이
- 자신의 능력을 지속적으로 증명하라는 요청을 당연시하는 분위기

의료 영역의 모든 구성원은 직장에서 심리적 안전에 긍정적인 변화를 줄 수 있고 또 그래야 한다. 그러나 당신은 권한이 없고, 나 하나도 안전하게 지키기에 바쁘다. 그럼에도 인내심을 갖고 기회와 능력이 왔을 때, 미래에 긍정적인 변화를 만들겠다고 약속할 수 있다. 하지만 지금은 자신을 안전하게 보호하기 위해 필요한 모든 조치를 취하기 위해 다음 세 가지를 해보도록 하자.

1. 주변에 지원 네트워크를 구축하고, 그들이 어디에 있든 신뢰할 수 있는 사람들과 연결하고, 경험하고 있는 것들을 공유한다.
2. 괴롭힘을 당하는 경우 절대 넘어가서는 안 된다. 사람들에게 무슨 일이 일어나고 있는지 알리고 적절한 업무 관련 지원 에이전트에게 연락하여 대처방법에 대해 논의한다. 다음 웹사이트에서 지원 리소스 목록을 찾을 수 있다.(www.coachingfordoctors.net.au)
3. 자기 연민Self-compassion, 특히 스스로에게 하는 말을 연습하기 시작하라.

사람들이 진정으로 잘 사려면 심리적 안전이 필수적이다.

《심리적 안전의 4단계》의 저자 팀 클라크Clark에 따르면 우리는 협동 시스템에 참여할 때 더 잘 성장할 수 있다. 의료는 환자에게 제공되는 팀 스포츠이지만 대부분의 의사에게는 매일 경쟁적인 환경이다. 수련 기간뿐만 아니라 개인 병원에서도 지위와 명성에 따라 승진 및 전문적 존경과 같은 자원에 대한 접근에 영향을 미친다. 이것은 자원, 자금, 존경을 놓고 경쟁하는 연구에 종사하는 많은 의사들에게도 해당된다.

클라크는 심리적 안전의 4단계를 다음과 같이 설명한다.

1. **소속 안전**Inclusion safety: 말 그대로 집단에 참여할 수 있는 허락이다. 소속 안전은 기본 욕구 중 하나이며, 우리는 소속감에 대한 깊은 심리적 욕구가 있다. 젊은 의사들은 다른 의사들이 계속 받아들일 수 있는 방식으로 행동하고 있는지 확인하기 위해 계속 자신을 점검하고 있다. 의료 분야는 주니어 의사가 의사 사회에서 계속 받아들여질지 여부에 대해 고민하도록 많은 트레이닝 프로그램과 단계를 만들었다. 의사 사회의 규범은 강력하고 예외가 없다. 경쟁하고, 단단하게 스스로 옥죄며, 완벽을 기하기 위해 노력할 수 없다면 의사 스스로 충분히 기분이 좋지 않을 것이다. 이런 것들은 의사 사회 내 의사들의 소속감과 인정을 위협하며, 수천 명의 의사에게 좋지 않은 결과를 초래했고, 이들 중 다수는 비극적으로 스스로 목숨을 끊었다.

2. **학습자 안전**Learner safety: 이 환경에서는 비난에 대한 두려움 없이 질문하고 도움을 요청하는 것을 포함해 학습을 촉진한다. 실수는 환영하며 학

습 과정의 일부로 예상된다. 클라크는 "학습에 대한 안전한 통과는 잠재력의 새싹을 열어 자신감, 회복력 및 독립성을 높인다."라고 말한다. 학습자는 자신을 확장하고, 능력과 자기 효능감을 테스트하며, 자율성을 느끼기 시작할 수 있다.

이 환경에서 일하는 젊은 의사는 번영하고 건강해질 수 있는 더 많은 기회를 갖게 되며, 권한을 부여받고 자신의 자율성을 경험하게 된다. 의사가 배우면서 성장할 수 있도록 의료 분야에서 장려해야 하는 환경이다.

3. **기여자 안전**Contributor Safety: 자율적으로 환경에 완전히 참여할 수 있는 개방형 기회를 제공한다. 의사의 기여는 여전히 리더와 팀의 격려에 달려 있다. 하지만 지금까지 그러한 환경에서 일한 적 있다고 설명한 의사를 거의 만나지 못했다.

4. **도전자 안전**Challenger Safety: 비난이나 개인적 위험 없이 모든 도전을 환영한다. 이런 안전한 환경에서 일하는 의사는 자신과 주변 사람들 모두에 대해 확신을 가질 것이다. 진정한 창의성을 발휘할 수 있는 공간, 의료 분야에서 보기 드문 귀하고 소중한 공간이다. 의료영역에서 이러한 상태가 되기 위해서는 엄청난 변화가 필요하다.

당신은 클라크의 심리적 안전 프레임워크 레벨 1 조건에서 일하고 있을 가능성이 높다. 즉, 확립된 행동 규범을 준수하는 한 의료 사회에 소속되고 의료영역에 참여할 수 있다.

• 치열하게 경쟁하고, 가능하면 주변 누구보다 열심히 하라.
• 항상 완벽을 위해 노력하라.
• '회복탄력성'이라고 하는 강인함을 보여주지만 실제로는 '절대 약함을 나

타내지 않고, 도움을 요청하지 않으며, 아무도 당신에게 줄 능력이 없기 때문에 도움을 기대하지 마라'를 의미한다.

- 가능한 한 적은 감정을 나타내라. 가급적이면 아무 감정도 나타내지 마라.
- 현상유지만 하라.

권력, 영향력 및 가면증후군

제프리 페퍼Jeffrey Pfeffer는 스탠퍼드대학교 경영대학원 조직행동학 교수이다. 그는 평생 동안 권력과 영향력을 연구했다. 그는 자신의 책《파워power》에서 "세상이 공정한 곳이라는 믿음은 사람들이 권력을 예방적으로 가져야 한다고 생각하게 한다."라고 한다. 그런데 이는 오히려 그들의 영향력을 제한하게 된다고 말한다. 마치 생명이 권력에 달려 있는 것처럼 사람들로 하여금 찾도록

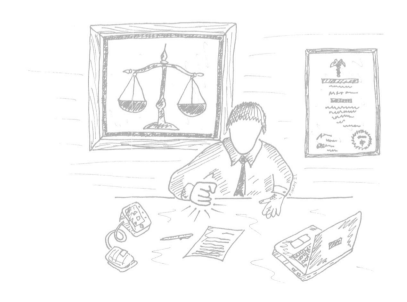

격려한다. 환자 및 동료와 협력하고자 하는 의사로서 자신과 역할 모두에서 자신의 힘을 이해하는 것이 중요하다. 이 중 자기Self와 역할role에 대해서는 4장에서 더 자세히 살펴볼 것이다.

공정한 세계 가설Just-World Hypothesis은 멜빈 러너Melbin Lerner가 처음 제시했는데, 사람들은 세상이 예측 가능하고 이해 가능하며, 따라서 잠재적으로 통제 가능하다고 생각하기를 원한다고 말한다.

> 66
> 공정한 세계 가설은 사람들이 일반적으로 마땅히 받아야 할 것을
> 얻을 수 있다고 믿는 것을 보여준다.

좋은 사람은 상을 받고, 나쁜 사람은 벌을 받는다. 사람이 뛰어나면prosperity 좋은 사람이고, 그것은 그 뛰어남으로 이루어졌다고 여겨진다. 정의 세계 사고는 그 반대도 사실이라고 주장한다. 끔찍한 일이 일어났을 때, 그것을 일으킨 사람이 무언가 잘못했다고 생각하기 마련이다.

이런 생각을 자신의 삶에 적용하고 있는가? 가면증후군imposter syndrome에 시달리고 있다면, 지금 이상의 무언가가 되어야 한다고, 현재 나는 가치가 없으며, 충분히 좋지 않거나, 나쁜 일이 생길 만하다고 여기고 있을지도 모른다. 이 이야기를 진정으로 믿는다면 나 스스로의 자율성이 없는 것이 원인일 수 있다.

때때로 자주 당신이 원인을 제공하지 않아도 상황은 나빠질 수 있다.

> 66
> 당신은 모든 것을 통제할 수 없다. 다만 당신은 당신이 어떻게 반

응할지, 어떻게 생각할지, 심지어 어떻게 느낄지에 대해 선택할 수 있다.

가면증후군은 정의 세계 가설에서 그 기원을 찾는다. 이는 행운의 요소를 외면하고, 개인의 통제 밖에 많은 것이 있다는 것을 무시한다. 의사로서 정의 세계 가설을 인식할 수 있는데, 예를 들어 루게릭병Amyotrophic lateral sclerosis; ALS은 사람을 차별하지 않고 나타난다.

 성찰

- 자신의 삶에 대해 어떤 인식을 가지고 있는가?
- 열심히 일하고 인맥을 쌓고 많은 상을 받더라도 여전히 통제할 수 없는 일들이 많다는 것을 알고 있는가?
- 성공을 운 때문이라고 생각하는가?
- 경력과 삶에서 당신을 도운 모든 사람들에게 경의를 표하고 감사하고 있는가?
- 평생 경력이 조화롭게 잘 진행되었다 생각하는가? 아니면 부족하다고 자책하는가?
- 내면의 비평가가 활보하도록 내버려두는가?

> 반드시 공평하거나 공정한 세상이 아님을 인식하는 것이 중요하다. 당신은 맥락 내에서 자신의 삶을 설계할 수 있는 능력이 있지만, 세상에 있는 모든 변수를 통제할 수 있는 능력은 없다.

우리는 어떻게 대응할지 선택하고, 그 선택에 대해 책임질 수 있는 능력이 있다. 불확실하고 어렵고 위험한 의료의 세계에서 일을 잘할 수 있도록 필요한 기술을 배우고 구축하는 데 시간과 에너지를 들인 당신, 그 자체를 존경한다.

애미 에드먼슨 박사Amy Edmonson PhD는 하버드 비지니스 스쿨Harvard Business School의 리더십 및 관리 교수이며, 우연히 의사와 결혼하게 되었다. 심리적 안전 분야에서 세계 최고의 전문가 중 한 명이다. 그녀는 직장에서의 이미지 관리는 제2의 본성이라고 말한다. 인간은 어려서부터 스스로 보호하기 위해 그것을 사용한다고 말이다. 하지만 그녀는 이것이 우리의 학습과 성장을 방해할 수 있고, 환자의 안전에도 부정적인 영향을 미칠 수 있다고 지적한다.

에드먼슨은 심리적 안전을 "이 직장이 말하기에 안전하고 내가 말할 때 동료들이 내 의견을 가치 있게 평가할 것이라는 믿음"이라고 정의한다. 즉, 솔직함에 대한 허가가 들어가 있다. 그녀는 심리적 안전이 항상 친절하게 대하거나, 예민하게 굴고 칭얼거리는 당신의 모든 아이디어가 박수를 받을 것이라는 보장에 관한 것이 아니라고 계속해서 말한다. 제재가 없는 공간trigger-free space이 아니라는 것이다. 오히려 불안정하고 복잡하며 불확실한 세상에서 탁월함이라는 목표를 달성하기 위해 참여하고, 생산적인 방식으로 반대하는 것이 의무다.

의료 분야에서 다른 사람들을 이끌고 있다면 직장에서 심리적 안전을 향상시킬 수 있는 방법을 배우는 것이 당신의 의무다. 다른 사람을 훈련시키거나 팀을 이끄는 의사라면 심리적으로 안전한 팀에서 일하는 사람들이 위험을 더 효과적으로 관리하고 근로자와 환자에게 더 안전하다는 것을 알아야 한다. 계속 읽으면서 이러한 아이디어를 염두에 두길 바란다. 심리적으로 안전한 팀을 구축하는 리더십은 겸손, 호기심, 공감을 중요시하며 기꺼이 도와준다. 무엇을 하느냐가 아니라 어떻게 하느냐가 중요하다.

03

자기 조절

클라라의 이야기

클라라는 20대 초반에 호주에 왔다. 그녀는 남편과 함께 개인 클리닉을 운영하며 15명의 동료와 함께 일한다. 아이들은 대학에 있고 인생은 충만했다. 이 모든 것에도 불구하고, 클라라는 자신이 지쳤다는 것을 깨달았다. 코칭을 위해 나에게 왔을 때 그녀는 개원의 25년 차였다.

그녀는 오랫동안 알고 지냈던 많은 환자들을 사랑했지만, 자주 경험하는 그들의 무례함에 지쳐갔다. 그들은 그녀에게 요구하는 무엇이든 해주기를 기대했고, 그녀의 상황을 고려하지 않았다. 게다가 그녀는 만성적인 피곤함, 개원가의 여러 행정적인 짐들, 병원에 있는 다른 의사들과의 유대감 부족과 같은 많은 요인들에 짓눌려 있었다. 그녀는 점점 지쳐갔다.

내가 그녀에게 하라고 한 첫번째 일은, 그녀의 생각과 감정을 알아차리게 돕고 그것에 이름을 붙이는 것이었다. 그녀는 특히 병원 실무자들 practice manager과 함께할 때와 집에서, 기분이 낮고 감정이 불규칙하다는 것을 알아차렸다. 하지만 클라라는 자신 안의 비평가가 너무 말이 많다고 했다. 우리는 이런 자극을 관리하는 능력을 구축하기 위해 마음챙김 습관을 시작하는 것에 대해 논의했다. 클라라는 마음챙김에 관한 책을 많이 읽었지만 마음챙김이 자신에게 어떻게 적용되는지, 직장에서 어떻게 도움이 되는지 제대로 이해하지 못했다며 마음챙김에 대해 궁금해했다.

우리는 그녀의 걸음, 호흡, 환자를 만나는 순간마다 하루 중 마음챙김 순간을 어떻게 가져갈 수 있을지 생각했다. 그녀는 매일 5분씩 명상 앱을 사용하기 시작했고, 명상 선생님을 만나 명상을 하고 자신의 경험에 대해 이야기를 나눴다. 이런 몇 주간의 노력들을 통해 클라라는 스스로 도전하고, 성찰을 얻을 수 있었다. 코칭을 계속 받으면서 그녀는 자신의 삶에 책임감을 계속 유지할 수 있었다.

3년이 지난 지금, 그녀는 자신의 일에 몰입하고, 안정을 찾았으며, 업무를 즐길 수 있게 되었다고 스스로 표현했다. 클라라는 마음챙김 수련과 코칭에 전념한 시간이 그녀가 의사라는 직업과 다시 사랑에 빠지도록 도왔다고 말한다. 그녀는 자신의 내면과 다시 연결되었다고 느꼈고 바쁘고 활기찬 개원가의 도전들을 즐기고 있다.

자기 조절의 의미 ☺ ☺ ☹

> 66
> 자기 조절은 신체적, 심리적, 정서적 균형을 유지하는 지속적인 능력이다.

의사로서 당신은 복잡하고 빠르게 변화하는 환경에서 일한다. 하루에 수백 명의 사람들과 정기적으로 상호 작용하고, 통제할 수 없는 많은 요소와 기억하고 처리해야 할 엄청난 양의 정보가 있다. 고맙게도 몸은 의식적인 지시 없이도 대부분의 일을 자동으로 계속 처리한다. 심장과 폐는 계속 작동하고 마음은 계속해서 가설을 생성하면서, 연관성을 만들어 안전하고 살아 있게 해준다.

직장에서 달성할 수 있는 능력은 다음을 어떻게 하느냐에 따라 달라진다.

• 집중과 명확성을 유지하기
• 과제 달성과 관계 유지의 균형 잡기
• 중압감을 느끼고 있을 때, 자신의 욕구를 인식하면서 다른 사람의 필요를 충족시키기

끊임없이 변화하는 상황에 직면한 당신의 지속적인 자기 조절은 당신의 웰빙과 단기적, 장기적 성과의 기본이 된다.

> 66
> 자기 조절의 반대는 조절 장애다. - 압도되고, 혼란스럽고, 소모되고, 자각하지 못하고, 균형을 잃고 통제할 수 없는 느낌.

훌륭한 의사이자 건강한 사람이 되려면 복잡한 내부 환경, 즉 자신을 조절할 수 있어야 한다. 마음은 우리 스스로가 자신을 조절하는 데 사용하는 것이다. 여기서 단어 〈마음·Mind〉은 두뇌뿐 아니라 몸 전체를 의미한다.

자기 조절 능력을 향상시키려면 스스로 푸시를 해야 한다. 아무도 당신을 위해 그것을 할 수 없으며, 책을 읽는 것도 당신을 그 상태에 이르게 하지 못할 것

이다. 자기 조절은 기술과 연습이 필요한 내부 작업이지만, 가장 좋은 방법이 될 수 있다. 이러한 연습이 일상적인 습관이 되면, 내부 지지대가 강화되어 잘 살 수 있는 기반이 만들어진다. 종종 코치의 역할은 이러한 연습을 할 때 당신이 책임감을 유지하도록 돕는 것이다.

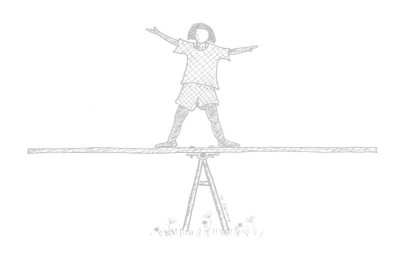

큰 스프링이 있는 현대식 시소가 아니라 친구가 갑자기 뛰어내렸을 때 땅으로 고꾸라지는 옛날식 시소를 상상해보라.

어렸을 때 시소 위 정확한 위치에서 균형을 잡는 법을 배웠던 기억이 난다. 양쪽 끝이 딱 맞고 균형이 잡힐 때까지 미세한 움직임으로 체중을 이동한다. 중심을 잃은 순간 내가 떨어질 수밖에 없으니 균형을 잃지 않게 몸을 조금씩 조정해야 한다.

> 의사로서 복잡한 삶의 균형을 유지하려면 지속적인 관심과 인식

이 필요하다.

끊임없이 변화하는 의료 환경에서 균형을 유지하려면 넘어지지 않기 위해 지속적으로 조정하고 적응해야 한다. 핵심은 신체 내부 또는 외부의 조건이 변경되었음을 인식해 제때에 적절하게 나를 조절할 수 있도록 하는 것이다.

> ❝
> 내면의 조절이 더 잘 될수록 성공을 위한 더 많은 역량을 갖게 될 것이고, 당신은 더 큰 파워를 가지게 될 것이다.

자신을 조절하는 것은 내부 환경에서 알아차린 것, 인식하고 있는 것에서 시작된다. 주파수를 나에게 맞추고, 더 의도적으로 호기심을 갖게 되면 눈에 띄는 내용이 바뀌어 더 많은 선택지를 가질 수 있게 된다.
지금 이 순간을 알아차리기 위해 잠시 멈춰보자.

• 나의 몸
• 나의 생각과 정신적 관심이 어디에 있는지
• 나의 감정과 모든 감각, 생리적 반응 그리고 그에 수반되는 생각
• 나의 가치, 나에게 중요한 것
• 나의 신념과 그로 인해 내게 편견이 생기는 과정
• 내가 통제할 수 없는 것들과 나에게 영향을 미치는 의식 밖의 많은 것들이 있다는 것을 기억하기

우리가 주의를 기울이는 것과 알고 있는 것이 세상에 대한 경험을 결정한다.

기쁜 소식은 주의를 기울이는 것과 알고 있는 것을 바꿀 수 있다는 것이다. 하지만 그 전에 내가 뭘 하고 있는지에 주의를 기울일 필요가 있다. 그래야만 당신의 이익과 궁극적으로 환자의 이익을 위해 변화를 만들어낼 수 있다.

주의력과 인식 능력을 키울수록 내부 환경을 강화하고 정교하게 만들어 자신을 더 잘 돌볼 수 있는 강력한 기반을 가질 수 있게 된다. 조금씩, 당신은 더 나은 의사가 되고 최고의 삶을 살 수 있도록 경험을 변화시킬 것이다. 당신의 마음은 내부 환경을 결정하고, 현실을 창조한다. 예를 들어, 부정적인 혼잣말의 영향을 인식하면 변화를 줄 수 있고 사고방식을 바꾸는 기술을 배울 수 있는 것이다.

> 66
>
> 자신을 조절할 수 있을 때 균형을 유지하고 에너지를 채워 원하는 커리어와 인생을 창조할 수 있다. 중요한 곳에 자유의지를 이용하라.

자기 조절을 위한 3가지 방법

잘 자고, 잘 먹고, 운동하는 것 외에도 관련된 중요한 3가지 기술이 있다. 자신을 조절하기 위해 이것들을 개발할 수 있을 것이다.

1. 마음의 명료함Clarity of mind
2. 정서적 문해력Emotional literacy
3. 자기 인식Self-awareness

이러한 자기 조절 능력은 우연히 개발되지 않는다. 모든 기술 개발과 마찬가지로 의도적인 연습이 핵심이다. 자기 조절을 연습하고 개선할 수 있도록 이러한 각 기술을 자세히 살펴보겠다.

1. 마음의 명료함

마음의 명료함은 주로 마음챙김에 관한 것이지만, 우리가 먼저 확인해야 하는 프로세스가 있다. 그것은 바로 수면이다.

수면

수면은 웰빙과 성과에 긍정적인 영향을 미친다. 영양, 운동과 함께 건강의 기둥이다.

미국 국립수면재단American National Sleep Foundation과 호주의 수면건강재단Sleep Health Foundation은 성인이 최적의 건강, 웰빙, 안전 및 성과를 위해 밤에 7~9시간의 수면이 필요하다는 데 동의한다. 물론 의사로서 수면에 대해 유연해야 할 수도 있다. 온콜 당직이나 전문과에 따라 낮잠을 수면 루틴에 포함시켜야 할 수도 있다. 이렇듯 수면 루틴은 개개인마다 다르겠지만 중요한 점은 당신이 좋은 내부조절력, 주의력 및 인식 기술을 개발하기 위해서는 양질의 적절한 수면이 반드시 필요하다는 것이다. 이것을 하고 있지 않을 때, 당신의 몸은 스스로를 조절하기 위해 훨씬 더 열심히 일해야 한다.

성인 인구의 약 절반이 수면 부족이다. 의사들 대부분은 최적의 수면을 위한 기회를 방해하는 당직 의무가 있기 마련이다. 그런데 수면 부족의 폐해는 하루나 이틀 뒤에 바로 나타난다. 깨어 있은 지 48시간이 지나면 매우 피곤함을 느끼고, 뇌가 짧은 무의식 상태에 빠지기 시작한다(0.5~15초 동안 미세수면). 특히 3~4일 동안 잠을 자지 않으면 환각이 시작된다.

충분한 수면을 취하지 않으면 짜증을 내고 재미가 없으며 판단력이 흐려지고 반응 시간이 느려짐과 동시에 결정 능력이 손상될 수 있다. 수면 부족으로 인해 당신은 조절 장애dysregulation를 갖게 될 것이다.

수면 부족은 다른 모든 스트레스 요인을 악화시키는 증폭제로 작용한다. 에너지 레벨과 긍정적 감정을 감소시키고, 주의를 기울이거나 명료한 마음, 감정을 포함한 내부 시스템을 조절하는 능력을 방해한다. 수면 부족은 기분에 영향을 미치므로 스트레스와 번아웃에 더 취약하다.

수면을 방해하는 요소의 해결은 딜레마를 동반한다. 때로는 잘 자는 것 자체가 문제를 해결하는 것이 될 수도 있고, 반대로 긴장을 풀고 잘 잘 수 있도록 다른 문제를 해결하는 것이 방법일 수도 있기 때문이다. 수면은 삶에서 스트레스 요인의 영향을 조절하는 데 도움이 되며, 이는 다시 수면에 도움이 된다.

의사로서 당신은 문제 해결자로서의 역할을 위해 의사결정 능력, 그리고 에너지에 의존한다. 수면 부족이나 나쁜 수면은 그러한 능력을 감소시켜 행동력이 떨어지고 효율성을 제한한다. 당신의 효율성, 능력 및 웰빙이 감소함에 따라 환자, 동료 및 스스로를 격려하고 지원하는 것이 점점 더 어려워질 것이다. 희망적이고 힘이 넘치며 활기찬 사고방식과 태도를 유지하는 것을 포함해 모든 것이 어려워질 수밖에 없다.

수면이 마음챙김 능력을 향상시키는 것처럼 마음챙김을 연습하는 것도 수면을 향상시키는 것으로 나타났다.

마음챙김

그래서 많은 의사들이 주의력을 훈련하고 자기 인식을 키우기 위해 이 연습을 시작했다. 하지만 "나는 마음챙김을 하지 않는다. 이게 무슨 차이를 만드는지 모르겠다."라고 이야기하곤 한다. 그들은 마음챙김의 영향을 잘못 이해하고 있었다.

>   마음챙김은 이전에 인식하지 못했던 것들을 알아차리게 하여 더
>   많은 선택권을 제공한다. 선택권이 있다는 느낌은 스트레스를 줄
>   이고 주체성을 높이며 균형을 이루는 데 도움이 된다.

마음의 명료함은 당신의 주의가 어디에 있는지 인식하고 그 주의를 관리함으로써 달성된다. 주의를 관리하는 방법은 다음과 같다.

집중할 대상을 선택하고 주의를 기울여보아라.

1. 선택된 집중으로부터 주의가 산만해짐을 알아 차려라.(자각)
2. 선택된 집중으로 다시 주의를 돌린다.
3. 계속해서 반복해 주의를 유지하라.

마음의 명료함은 당신이 자신의 내부와 주변을 인식하고 있지만 당면한 작업에 계속 집중한다는 것을 의미한다. 마음을 훈련하면 주의가 덜 산만해지고 더 오래 집중할 수 있다.

> 66
> 마음의 명료함을 구축하는 가장 강력한 방법은 마음챙김을 연습하는 것이다.

마음챙김은 판단하지 않고 의도적으로 현재 순간에 온전한 주의를 기울이는 것을 의미한다. 당신이 마음챙김을 할 때, 당신은 한 가지에 완전히 몰두하고 있다. 당신은 주변 환경에 대한 인식이 있지만 그것에 의해 산만해지지 않는다. 오히려 당신은 몰입하고 깨어 있다.

마음챙김에서 당신은 자신의 에너지를 사용하여 무엇이 되어야 하는지, 뭘 해야 하는지, 무엇이 될 수 있는지 판단하는 것이 아니라 그런 것이 있는 것을 알아차린다. 마음챙김은 낙관적이거나 비판적이지 않고 있는 그대로 존재한다. 이 중립적인 마음챙김의 특성은 당신이 배우고, 통찰력을 얻고, 자각할 수 있는 공간을 열어준다.

자신에 대해 배우고 인식을 높이면 신중하게 조정하고 의도적으로 듣고 올바른 움직임을 찾는다. 시소의 균형을 맞추는 것처럼 주어진 상황에서 실시간으로 에너지가 어디로 가고 있는지 확인하고 조정할 수 있게 된다.

일과 삶의 균형을 만들려면 이미 하고 있는 일과 하고 싶은 일을 알아야 한다. 이것이 자유의지와 자기 인식의 핵심이다. 알아내기 위해서는 때때로 행동을 멈추는 연습을 해야 한다. 눈치채지 못하면 변화는 일어나지 않는다.

최고의 삶을 상상하고 무엇을 하고 있는지 생각해보라.

새로운 조절 습관을 만드는 것은 힘든 일이다. 왜 귀찮게 이걸 해야 하는지, 무엇을 목표로 하는지 알지 못하면 자신을 더 잘 조절하기 위한 습관 변화 작업을 지속하기가 어렵다. 마음챙김을 시작하면 때때로 기분이 더 나빠질 수 있는데 이는 그동안 당신이 무시하고 부정했던 모든 것들이 수면 위로 올라오기 때문이다.

많은 의사들이 자신의 삶에서 원하지 않는 것은 쉽게 말할 수 있다. 나는 온콜 당직을 서고 싶지 않고, 개인병원에서 일하고 싶지 않으며, 힘든 환자들을 보고 싶지 않지만 그 환자들을 볼 다른 사람이 없기 때문에 내가 봐야 하는 것이 싫다고 말이다. 그들은 자신의 삶이나 일에서 원하는 것이 무엇인지 말하기가 더 어렵다고 생각한다.

삶의 균형을 이루기 위해 멋진 한 주의 모습을 상상해보라. 현재의 시간이나 돈의 경계에 자신을 제한하지 않는다. 종이를 한 장 꺼내 매일 또는 매주 정기적으로 하고 싶은 모든 활동의 목록을 작성하라. 아래 가이드를 사용하면 좋다. 이제 가끔 하고 싶은 활동의 목록을 작성하라. 이제 두 목록의 우선순위를 '필수essential'와 '있으면 좋은 것nice to have'으로 나눈다. 몇 분 동안 앉아서 목록을 살펴보라. 우리는 다음 장에서 이것을 다시 다루겠다. 지금은 몸에서 일어나는 모든 것을 느끼고 당신의 생각에 저항이 있는지, 몸에 긴장이 있는지 확인하고 세 번째 칸에 어떤 느낌이 드는지를 기록하라.

모든 반응은 유효하고 환영받아야 한다. 옳고 그른 것은 없다. 당신은 단지 기록을 위해 생각을 정리한 몇 분 동안 자신의 모습만 알고 있을 뿐이다. 당신이 이 책을 읽고 다른 생각들이 느껴진다면, 다시 표를 펴서 그것들을 추가해보라.

내 최고의 삶의 균형에는 무엇이 포함되기를 원하는가?

정기적인 것 – 매주	가끔 – 매달 / 매분기 / 매년
필수적인 것	필수적인 것
하면 좋은 것	하면 좋은 것
나의 느낌	나의 느낌

이것에 대해 생각하는 또 다른 방법은 무엇이 당신의 삶에 가장 큰 의미를 가져다 주는지 스스로 물어보는 것이다. 이 질문으로 더 많은 생각이 떠오르면, 그것 또한 표에 추가하라.

이런 연습을 통해 나는 당신이 인생에서 무엇을 원하는지 이름을 붙이고 이러한 선호와 희망에 대한 반응을 알아차렸으면 좋겠다. 나는 당신이 지금 이 순간 자신의 마음과 몸에 품은 생각들을 알아차리도록 초대했다. 지금 아무것도 말할 수 없다면 앞으로의 챕터에서 알아차리는 능력과 균형을 향상시키기 위해 개발할 수 있는 더 많은 방법을 알려줄 것이다. 우리 대부분은 이러한 능력을 향상시킬 가능성이 있다. 높은 성과와 지속적인 웰빙의 작업은 인식에서 시작된다. 호기심과 용기, 자기 연민을 가지고 맞춰 나가라!

> 66
> 우리가 고요할 때, 멈춰 있을 때, 우리가 여기, 실제로, 이 순간에 있는 것과 함께 있기로 선택할 때 알아차림이 증폭된다.

무슨 일이 일어나고 있는지 알아차릴 기회가 있는 것은 실제로 여기에 있는 것을 기꺼이 선택하는 것이다. 수용, 호기심, 인내, 판단하지 않는 마음챙김은 몸과 마음에서 일어나는 일을 배우고, 필요한 것, 가장 가치 있는 것을 알아차릴 수 있는 올바른 환경을 조성한다.

오스트리아의 신경학자이자 정신과 의사이며 홀로코스트 생존자인 빅터 플랭클Viktor Frankl은 "모든 자극과 반응 사이에는 공간gap이 있다. 그 공간에는 우리의 반응을 선택할 수 있는 힘이 있다. 반응에 우리의 성장과 자유가 있다." 라고 했다. 프랭클은 이러한 통찰력이 아우슈비츠 환경을 이겨내는 데 도움이 되었다고 말한다. 이러한 방식을 사용해 당신은 의료 환경을 관리할 수 있다.

> 66
> 자극에 대한 당신의 반응이 모든 차이를 만든다.

신경학적으로 말하자면, 주의를 기울이지 않으면 디폴트 네트워크에서 작동하고 있는 것이다. 이것은 습관의 뇌 네트워크다. 습관화된 행동은 에너지 보존 측면에서 유리하다. 연구자들은 일상 행동의 약 40%가 습관화되어 있다고 추정한다. 보통 습관을 만드는 데 18일에서 254일이 소요된다고 한다.

이것은 걷기와 말하기, 자동차 운전, 그리고 잘 수행된 많은 행동들이 효율적이며 많은 에너지를 필요로 하지 않는다는 것을 의미한다. 이는 당신이 일상적인 경험의 많은 부분을 의식 없이 그냥 지나쳤다는 뜻이다. 사람들이 배고픔, 분노, 외로움, 지각, 피로, 스트레스 또는 질병HALLTSS으로 인한 압박을 받을 때 에너지를 절약하기 위해서 기본 행동 패턴인 〈습관〉으로 되돌아갈 가능성이 더 크다.

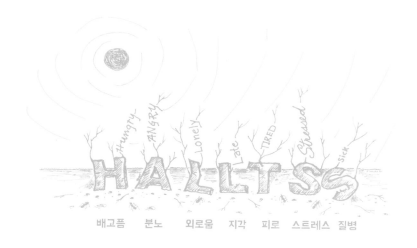

배고픔　분노　외로움　지각　피로　스트레스　질병

습관은 유용하고 에너지를 절약하지만, 이 '자동 조종 장치autopilot' 모드는 환자, 동료, 심지어 자신의 목표와 가치로부터 멀어지게 만들 수 있다. 일상과 습관은 많은 일을 수행하는 데 도움이 되지만 사각지대를 만들 수도 있다. HALLTSShunger, anger, loneliness, lateness, tiredness, stress, or sickness에 의해 고갈되면 몸은 이미 열심히 일하고 있기 때문에 자기 조절에 힘을 쓸 수 없다. 이 상태에서 당신은 최고의 의사가 될 수가 없을 것이다. 이 상태에서 당신은 장기적인 목표를 위한 만족을 미루고, 빠르고 쉬운 길을 선택할 가능성이 더 크다. 이 상태에서 당신은 확증 편향, 가용성 편향, 진단 모멘텀과 같은 인지적 함정과 오류에 더 취약해진다.

수백 명의 의사가 나에게 HALLTSS를 경험하면서 일하는 것에 대해 설명했다. 그들은 당시에 무슨 일이 일어나고 있는지 거의 인식하지 못했다고 설명했으며, 뒤늦게 고갈된 상태에서 더 나쁜 결정을 내렸다고 했다. 자신이나 환자에게 좋지 않다는 것을 알면서도 계속 일을 해야만 한다는 사회적 규범은 강력하다. 몇몇 응급의학과 의사는 12시간 교대 근무에도 바쁘면 화장실이나 음식과 음료수를 포함해 어떤 것을 위해서도 진료실을 떠날 수 없다고 말했다. 코칭에서 이러한 습관을 인지함으로써 이 의사들은 일하는 방식을 개선해 습관을 바꾸게 되었다. 그리고 결과적으로 환자들이 더 나은 의료 경험을 하게 되었다고 말했다. 그들은 스스로 조절을 함으로써 더 나은 의사, 더 나은 동료, 더 나은 사람(그들의 표현이다)이 되었다고 고백했다.

마음챙김 연습 자체가 장밋빛 안경을 쓰는 것이 아니다. 또한 강요된 긍정을 연습하는 것도 아니다. 바로 지금, 여기 있는 것의 실제를 마주하는 것이다. 마음챙김에서 당신은 자신의 경험으로 향하고, 매 순간 여기에 있는 모든 것을 받아들인다. 당신은 자신의 모든 경험에 주의를 기울이고 자각, 창의성, 선택을 향상시키기로 결정한다. 선택을 인식하고 그것에 대한 책임을 느낀다.

모든 경험을 좋아할 필요는 없다. 회피는 유효한 선택이지만, 그 또한 자각을 가지고 실행한다. 마음은 매 순간 다가가거나 피하는 것으로 생각할 수 있다. 당신은 경험과 함께 머물 수도 있고, 뒤로 물러날 수도 있다. 두 전략 모두 가치가 있으며 우리가 잘 활용하면 우리가 지속 가능하게 잘 사는 데 도움이 될 수 있다.

마음챙김은 불편할 때도 중요한 것을 챙길 수 있도록 돕는 접근 과정이다. 새로운 접근을 사용하고 원래 하던대로 가지 않으려면 지금 어떤 방식을 사용하고 있는지, 나의 내부 환경에서 무슨 일이 일어나고 있는지 알아야 한다.

> "
> 이러한 마음의 명료함은 의사로서 상당한 이점을 제공한다.

당신은 응급상황에 주의를 기울이고 집중하는 데 매우 능숙할 것이다. 앞에 있는 사람이 방금 호흡을 멈췄다면, 당신은 그들에게 절대적인 주의를 기울일 수 있을 것이고, 그 순간 당신은 숨을 쉬지 않는 사람에 대한 결과를 예리하게 알고 있을 것이다. 누가 있는지, 주변에 어떤 소음이 있는지, 심지어 자신의 심장 박동이나 호흡까지도 매우 잘 느낄 것이다. 성공적으로 사람을 소생시켰다고 가정해보라.(판타스틱! 감사하다.)

이런 주의와 자각 다음에 어떤 일이 일어나는가?

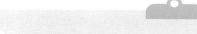

 성찰

- 심장 박동이나 호흡에 계속 귀를 기울이고 있는가?
- 자신의 생리 반응에 대한 관심과 인식이 얼마나 오래 지속되는가?
- 어떤 일이 일어났는지, 그리고 남아있는 반응들에 대해서 빨리 무시하고 다음 일로 넘어가는가?
- 그동안 참여한 모든 소생술에 대해 생각하기 시작하는가?
- 이 사건이 과거의 기억을 불러일으키는가 아니면 이 사건에서 비롯한 새로

운 이야기로 마음이 도망가고 싶어 하는가?

- 사건 후 당신의 주의와 인식은 어디에 있으며 원하는 대로 전환할 수 있는가?

- 당신은 나중에도 이 일에 대해 생각하는가?

- 구체적으로 무엇이 당신과 함께하고, 그것으로 무엇을 하는가?

- 당신은 생사를 다루는 긴박한 상황이 아닐 때도 주의를 집중하고 마음의 명료함을 가져오고 자각할 수 있는가?

66

경험의 순간에 완전히 몰입하고, 주의를 기울일 때 우리의 인생은 보다 성공적일 것이다. 그게 다이다.

의사로서 응급 상황에서 주의를 기울이고 예리하게 인식했다. 당신은 이런 능력을 가지고 있다. 이런 능력을 삶의 모든 부분에 적용하면 어떻게 될까?

마음챙김은 당신이 능숙하게 대응하는 방법을 선택할 수 있도록 하는 연습이다. 무슨 일이 일어나고 있는지 알기 전까지는 어떤 능숙한 행동도 취할 수 없다. 알코올을 남용하는 사람은 그것을 알아차리고 문제로 이름을 붙일 때까지 행동을 바꾸지 않는다. '네, 이미 다 할 수 있어요.'라고 한다고 의료 행위를 잘할 수 있는 게 아니듯 말이다.

처음 귀 안쪽을 살펴보고 중이염이 있는지 없는지 알아보기 시작한 때를 기억할 수 있는가? 모든 피부색을 가진 사람들의 모든 중이염을 즉시 진단할 수 있는가? 아닐 것이다. 많은 다른 귀 내부를 보는 연습을 해야 했을 것이며, 배우고 진단과 감별을 위해 다른 사람의 도움을 요청했을 것이다. 당신은 점차적으로 알아야 할 것, 해야 할 것에 이름을 붙이고, 점진적으로 실력을 다듬고, 새로운 것을 찾고 질문을 던졌을 것이다. 필요로 하는 것을 알아차리고 이름을 붙였을 때, 당신은 성장할 수 있는 기회를 스스로에게 준 것이다.

마음챙김을 사용하면 목적과 의도에 부합하는 행동을 선택할 수 있다. 당신은 자신의 내부 또는 외부 환경에서 오는 모든 자극을 통제할 수 없다. 주어진 순간에 무슨 일이 일어나고 있는지 알아차리고 이름을 붙이는 방법을 배운다면 나의 반응을 통제할 수 있다. 당신은 자신에 대해 배우기 위해 주니어 의사로서 중이염 진단을 배우는 데 사용한 것과 동일한 학습 태도와 과정을 적용해볼 생각이 있는가?

> 66
> 매 순간 일어나는 일을 능숙하게 알아차리는 습관을 들이면 자신을 조절할 수 있는 능력이 늘어난다. 자신을 더 잘 조절할 수 있다면 목표를 현실로 만들기 위한 더 많은 에너지를 갖게 된다.

마음챙김을 배우면 경험에 더 유연하게 반응하고 에너지를 챙길 수 있다. 정기적으로 마음챙김 연습을 하는 사람들은 스트레스를 덜 받고, 관계가 개선되며, 일에 대한 만족도가 더 높다고 보고한다. 생리학적으로 면역 체계가 더 잘 기능하고 심박수가 개선되며 혈압이 낮아진다.

호기심이 있고 판단하지 않으며 친절의 특성을 지닌 마음챙김은 연민compassion을 촉진한다. 자기 연민은 내면의 대화를 조절하고 혼잣말을 부드럽게 하고 외부 환경에 보다 효과적으로 반응하도록 도와준다. 자신, 타인, 시스템과의 관계가 변화한다. 내가 아는 한, 구획화Compartmentailising : 심리학 용어로 자신이 행동하는 부분이 자신이 평소 주장하는 다른 가치와 맞지 않을 때, 자신이 주장하던 가치와 자신의 행동을 별개인 것처럼 구분 짓는 것을 말한다. 방어기제 중 하나가 이러한 모든 이점을 제공하지는 못하는 것으로 알려져 있다.

구획화와 억제suppression를 자기 조절 기술 중 하나로 사용할 수는 있다. 그 외에 최대한 능력을 발휘하며, 웰빙 잠재력을 제한하지 않고 높일 수 있도록 뭘 더 사용할 수 있을지 궁금하지 않은가? 여기 이 훈련으로 당신을 초대한다.

마음의 명료함을 훈련하는 방법

일상적인 모든 활동에 마음챙김 연습을 적용할 수 있으며, 이미 바쁜 하루에 추가로 더 할 필요는 없다. 어떤 활동으로든 주의력 근육을 키울 수 있기 때문이다. 양치질, 야채 손질하기, 개 산책, 수영하기, 손 씻기, 논문 읽기, 동료들에게 인사하기 등 아무 행동이나 선택하라. 할 때마다 2분 동안 그 활동에 주의를 기울이는 연습을 한다. 인사할 때 동료의 눈을 똑바로 쳐다보고(적절한 경우), 가만히 서서 그들의 응답을 기다리고, 미소를 지으며 15초 동안 시간을 만든다. 매일 그것을 반복하고 그들과의 관계에 완전히 집중한다. 당신이 이렇게 할 때 스스로 어떻게 느끼는지 주목해보라.

연습할 때 주의가 분산될 수 있다. 이때 자신을 비판하고 판단하려는 유혹을 물리쳐라. 이는 정상이며 당연한 일이다. 감자 껍질을 벗기는 것이 오늘 한 일 중 가장 자극적인 일은 아닐지 모르지만 생각보다 재미있을 것이다. 과거에 둔하다고 느꼈다 하더라도 주의를 지시하고 유지하는 것을 연습할 때마다 체육관에서 역기를 들어 올리면서 이두근을 강화하는 것과 같은 방식으로 주의 근육을 강하게 만들 수 있다. 집중을 위해 신경 회로를 반복적으로 활성화하면 주의를 기울이고 집중하는 능력이 점차 향상된다.

내 초대는 당신이 완전히 존재하고 호기심이 있을 때, 스스로가 어떤 모습인지 알아차리기 위한 것이다. 주의를 기울이고 완전히 인식할 때, 의사로의 모습은 어떻게 되는가? 당신의 건강과 웰빙은 어떻게 되는가?

하버드의 엘런 랭어Ellan Langer 교수는 거의 50년 동안 마음챙김을 연구해왔다. 그녀는 우리가 새로운 상황에서 자연스럽게 마음챙김을 한다고 말한다. 당신이 배운 새로운 기술이나 도착한 새로운 장소(아마도 새로운 휴가 목적지)를 생각해보라. 이 새로운 장소나 활동을 완전히 신선한 눈으로 바라보는 기분이 어땠는지 기억하는가? 당신은 아마 호기심이 가득하게 주의를 집중했을 것이다. 어떤 생각이 들었는가? 공원으로 걸어가는 어린아이가 자신의 방식대로 할수 있는 공간이 주어지면, 주위에 대해 어떻게 배우는지 생각해봤는가? 아이들은 마치 세상의 모든 시간이 무한한 것처럼 돌아다니면서 식물을 만지고, 바위 아래와 높은 나무 위를 바라보고, 질문하고, 생각하고, 다시 돌아보고, 어쩌면 노래를 부르기도 한다. 그들은 개방적이고, 즐거우며, 흥미가 있고, 호기심이 많다.

이것은 학습을 위한 이상적인 조건이다. 이것이 당신이 매일 의료 행위를 할때의 모습인가? 이것이 당신이 매일 자신의 필요를 돌보는 방식인가? 이 정도의 관심으로 자신의 내면에 대해 배울 의향이 있는가?

호기심 많은 어린아이처럼 하루 종일 진료소나 병원을 돌아다닐 수는 없지만, 하루에 한 가지를 선택하여 집중하고 연습할 수는 있다. 매일 차에서 집까지 마음챙김으로 걷는 연습을 해보는 것은 어떤가? 매일 2분 동안 걷는 행위에 마음을 완전히 기울여보라. 지금 당신은 마음챙김을 연습하고 있다.

> 주의력과 인식 능력을 훈련하는 것은 지금까지 훈련한 다른 모든 기술과 동일하다. 당신은 연습이 필요하다.

코치나 선생이 있으면 궤도를 유지하고 올바른 기술을 알고 그 기술을 미세 조정하는 데 도움이 된다. 또한 신뢰할 수 있는 동료나 친구가 있으면 계속 연습하는 데 도움이 된다. 당신이 하고 있는 일을 누군가와 공유하라. 습관 변화를 뒷받침할 책임 구조를 만들어라. 정기적이고 의도적인 마인드-트레이닝 연습을 시작하면, 계속하는 데 필요한 귀중한 피드백을 받을 수 있다. 세 번의 시도 만에 전문가가 되리라 기대하지 말고 불편함을 느끼며, 계속 훈련하라.

현재 위치에서 시작하고 단순하게 해보자. 주의를 기울이는 긴 날숨과 함께 호흡을 시작하는 것이 마음챙김 명상이다. 이 간단한 호흡 운동을 시작해보자.

활동 ❷

간단한 마음챙김 호흡운동

종이 한 장을 꺼내 기록해보자. 이 페이지를 복사해도 좋다. 매일, 호흡 운동을 하기 전, 몸과 마음의 상태를 기록하라. 호기심을 가지고 천천히 해보자. 정답과 오답은 없다. 내부 환경을 느끼고, 인식을 높이고 주의를 기울이고 있으면 된다.

예 마음: 집중, 산만, 격한 감정, 행복

　몸: 딱딱함, 긴장, 이완, 무거움, 꼿꼿함, 차가움

날짜	호흡 운동 전 몸	호흡 운동 전 마음	호흡 운동 후 몸	호흡 운동 후 마음
예	딱딱함	격한 감정	덜 딱딱함	차분함과 약간의 산만함
1.				
2.				
3.				
4.				
5.				
6.				
7.				

넷을 세는 동안 코로 숨을 들이 마셔라. 다음 넷을 세는 동안 숨을 참아라. 여섯을 세는 동안 숨을 천천히 길게 내쉬고, 다음 숨을 들이쉬기 전, 숨을 멈추면서 넷을 세어라.

이 주기를 두 번 더 반복하되, 이번에는 숨을 쉬는 행위에 더 집중해보자.

연습하면서 느낀 점은? 무엇을 자각했는가? 주의가 산만해졌나? 이런 경험이 처음이라면, 주의가 분산되었을 수 있다. 한 주간 매일 이 마음챙김 연습을 해보자. 같은 시간에 1~2분 동안 시간을 내서 말이다. 위의 표를 사용해도 좋다.

신경계와 생리 반응은 대부분 자동으로 우리 몸을 조절한다. 생리적 균형을 유지하는 데 도움이 되거나 방해되는 행동들이 있다. 예를 들어 길고 느린 날숨은 심박수를 느리게 만들어 심박수 변동성을 좋게 한다. 이에 대해서는 5장에서 더 살펴보겠다.

한 주를 마친 후에는 기록을 살펴보고 무엇을 알아차렸는지 확인해본다. 주의를 기울이며 나의 기록을 보고, 기록된 정보에 몸과 마음이 어떻게 반응하는지 느껴보고, 반응을 의식적으로 선택해보자.

새로운 것을 알아차렸다면, 잠시 그 자리에 앉아 몸과 내면을 느끼고, 호기심과 인내심을 갖고 이해하려고 노력해본다. 그리고 다음 행동(당신의 반응)을 결정하라. 익숙한 것을 발견하더라도 마치 이 분야의 초보자인 것처럼 호기심을 가지고 질문해보자. 스스로에게 다음과 같은 질문을 해볼 수 있다.

• 이 반응이 나에게 도움이 되는가? 어떻게 도움이 되는가?

- 어떤 가치가 느껴지는가?
- 나는 지금 자각한 이 가치에 따라 살고 있는가?

활동 이후에 반드시 무엇이든 바뀌어야 하는 것은 아니다. 바뀔 수도 있고 아닐 수도 있다. 이 연습은 다만 창window을 당신에게 제공하며, 반응하는 것은 당신에게 달려 있다. 이 방법이 유용해 보인다면 몇 주간 더 실행해보자. 어떤 형태로도 적용해볼 수 있다. 예를 들어 이 책을 읽고 있는 경우 각 챕터의 끝마다 이 간단한 마음챙김 연습을 해볼 수도 있다.

2. 정서적 문해력

자기 조절을 위해 마스터해야 할 두 번째 기술은 감정emotion에 대해 이해하는 것이다.

정서적 문해력Emotional literacy은 몸에서 발생하는 간질거림, 아픔, 온도 변화 등 경험하는 생리적 감각을 이해하는 것을 말한다. 한번 이러한 감각을 식별하면, 감각을 감정의 이정표로 인식하는 법을 알게 되고 점차 실시간으로 감정의 이름을 정확하게 붙이는 능력을 향상시킬 수 있다.

> 66
> 감정에 이름을 붙이고, 감정 어휘를 확장하는 연습은 자기 조절의 핵심이다.

마음은 감정을 해석한다. 몸 전체가 자극을 읽고 신호를 뇌에 보낸다. 당신의 두뇌는 외부 환경과 내부 환경의 이러한 신호를 연중무휴로 해석한다. 이 과정은 우리 몸 전체를 마음으로 포함하고 있다.

최근 몇 년 동안 신경 과학은 주의력/집중력, 의사 결정 등에 관여하는 뇌의 신경망을 분리할 수 있었다. 그들은 또한 장과 심장의 뉴런을 연구했다. 우리에게는 뇌가 하나만 있지만 지각, 수용, 해석, 의사 결정 및 인식에 관여하는 뉴런이 뇌를 넘어 우리 몸의 다른 곳곳에 있다. 우리 몸 전체에서 정보를 인식하는 이러한 과정을 체화embodied라고 한다. 자각Awareness은 직관적이고 빠르며, 때로는 무의식적인 감각 경험으로 합리적이고 증명 가능한 과학이지만, 완전히 설명하기 어렵다.

새로운 사람을 만났을 때 '직관'을 느낀 적이 있는가? 실제 데이터로는 설명할 수 없는 불길한 예감이나 기대감은 어떤가? 이 직관은 당신의 역사, 문화, 교육 및 기타 많은 알려진 변수와 알려지지 않은 변수에 의해 나타난다. 이러한 생리적 감각과 정신적 직관을 '감정emotion'이라고 한다. 당신이 감정적이라고 느낄 때 이는 의식과 무의식의 마음 –몸을 포함하는 내부 과정을 설명하고 있는 것이다. 당신은 몸과 마음으로 그것을 느끼기 마련이다.

몸은 외부 세계에서 데이터를 수집하고 있다. 이 데이터는 기존의 정신적인 틀(편견과 가정을 포함한 의식과 무의식으로 결정된)과 상호 작용한다. 뇌는 중요하다고 생각하는 것을 선별하고, 해석하고 예측해 감정으로 표현되는 생각과 감각을 결정한다. 정보와 이러한 감정을 사용하여 뇌는 무슨 일이 일어나고 있는지 설명하는 스토리를 만들어낸다. 그리고 다음에 일어날 일을 예상하고 이것과 관련이 있다고 간주되는 이전 경험들과의 연관성을 찾는다. 이 과정은 혼란한 세상에서 당신을 안전하게 지켜주는 역할을 한다. 사람은 보편적인 방식으로 감정을 생성하고 그에 대한 설명을 공유하도록 진화했지만 당신이 느끼는 감정적 경험은 유니크하다. 사람마다 가지고 있는 이전 경험, 정신적 틀에 따라 달라진다. 그렇기 때문에 다른 사람과 같은 경험(자극)을 가지면서도 다르게 느낄 수 있는 것이다.

> 66
> 신체가 제공하는 감각을 인지하고, 정확한 이름을 붙이고, 감정이 나타내는 것이 무엇인지 이해하는 능력을 정서적 문해력이라고 한다.

감정을 효과적으로 이해하고 대응하는 것은 감정적이 되는 것과는 다르다. 이성적 사고를 중시하는 스토아학파도 감정을 느낀다. 스토아학파는 미덕, 감정 조절, 인간 관계를 중시한다. 현대의학은 감정을 조절하기보다는 감정을 기피하는 문화를 만들어왔고, 의사가 사람으로서 감정을 느끼고, 환자와 연결되면 의사가 일을 할 수 없다고 믿었다. 라포를 형성하는 것 이상의 인간관계를 크게 무시했다. 모든 사람은 감정이 있는 존재이며, 그것이 바로 우리를 사람으로 정의하는 부분이다.

정서적 문해력을 키우는 첫 번째 단계는 1997년 마이어Mayer와 샐로베이Salovey의 과학 문헌에 처음 기술된 개념인 감정을 이해하는 것이다. 그들의 연구는 감정이 우리를 더 똑똑하게 만든다는 것을 보여줬다. 감정은 합리적인 생각을 방해하기보다는 생각을 정리하는 데 도움이 된다. 감정이 성과, 리더십, 웰빙을 높이는 데 어떻게 도움이 되는지 6장에서 더 자세히 살펴볼 것이다.

> 66
> 감정은 모든 상호 작용에 존재한다. 자신을 잘 조절하려면 감정

관리에 능숙해야 한다.

정서적 문해력을 키우는 방법

마음챙김과 자신의 경험을 느낌으로써 정서적 문해력을 향상시킬 수 있다. 한 가지 방법은 정기적으로 내가 하는 모든 행동을 잠시 멈추고 아래와 같은 흥미로운 질문을 스스로에게 하는 것이다. 이 호기심은 마음챙김 분야의 사람들에게 '초보자의 마음beginner's mind'이라고 알려져 있다. 마치 이전에 보거나 느껴본 적이 없는 것처럼 생각해보라.

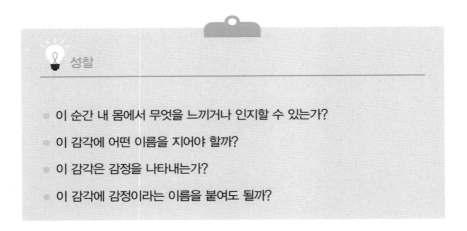

💡 성찰

- 이 순간 내 몸에서 무엇을 느끼거나 인지할 수 있는가?
- 이 감각에 어떤 이름을 지어야 할까?
- 이 감각은 감정을 나타내는가?
- 이 감각에 감정이라는 이름을 붙여도 될까?

예를 들어, 질문을 읽을 때 산만해질 수 있다. 산만함을 느껴보라.

당신의 몸에는 또 어떤 일이 일어나고 있는가, 당신은 신체적으로 편안한가?

생리현상이 느껴지는 것이 있는가?(화장실에 가고 싶은가? 배가 고픈가?)

방에 당신을 방해하는 것이 있는가?

배고픔이나 산만한 이런 신체적 감각에 이름을 붙일 수 있는가? 그런 다음 계속 읽고 싶지만 다른 일을 해야 할 때 짜증이 나거나 지루하거나 괴로워하는 감정의 이름을 붙일 수 있는가?

> "
> 자신의 감정 언어를 알아차리기 시작한다. 신체적 감각에 대해
> 호기심을 갖고 감정 단어를 사용해보라.

다음 페이지를 살펴보자(118페이지). 이러한 감정 중 얼마나 많은 것을 삶에서 인식하고 있는가? 감정이 있는 삶을 설명하기 위해 더 넓은 범위의 단어를 사용하자. 이것이 정서적 문해력을 키울 수 있다. 자신의 감정적 경험을 기술하는 능력을 향상시키면 다른 사람의 감정을 인식하는 데도 더 능숙해질 것이다. 이것은 모든 관계에서 당신의 영향력, 성과, 팀워크, 결과 및 소속감을 향상시키는 데 도움이 될 것이다. 삶의 밸런스를 유지하고 자기조절력을 높이는 데 도움이 된다.

Amazement Alienation Defeat
Humiliation Embarrassment Dejection
Insecurity Isolation Regret Guilt
Sympathy Affection Caring Compassion
Love Enthusiasm Pride
Desire Zest Relief Eagerness
Delight Optimism Elation
Enjoyment Rapture Pleasure
Disgust Nervousness Worry Panic
Envy Anxiety Bitterness
Satisfaction Grief Tenderness
Euphoria Rage Sentimentality
Grumpiness
Amusement Joy Contempt
Frustration Irritation
Torment
Surprise Gladness Loathing Triumph
Happiness Spite Alarm Thrill

조절 전략으로서의 구획화

아마도 지금 당신은 병원 일에 주의를 기울이고 싶지 않고, 당신이 보는 사람의 고통 중 일부는 잊는 것이 낫다고 생각할 수 있다. 아마도 당신은 마음과 감정을 조절하는 방법 이상으로 끌 수 있는 스위치를 찾고 있을 것이다.

의사가 되기 위한 과정 중 당신은 감정을 분리하거나 구획화 해 전문성이라는 이름으로 문 앞에 두도록 배웠을 것이다. 당신이 누군가의 뼈를 뚫거나 가슴을 여는 외과의사라면 이것은 유용한 전략이 될 수 있다. 많은 외과의사들은 이런 방법이 필수적이라 했다.

구획화하는 것은 생각과 감정에 대한 억제 반응이다. 심리적, 정서적 사건을 억제하는 것의 문제는 그것이 일어나고 있다는 사실을 깨닫지 못한 채 오래 지속되면 결국 당신에게 해를 끼칠 수 있다는 것이다. 문제가 있음을 알게 되면 너무 늦은 경우가 많다.

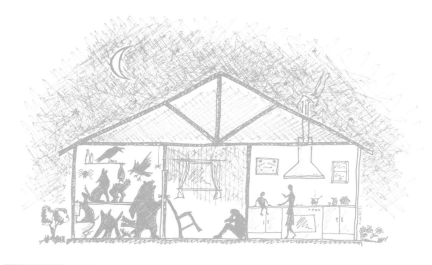

---

* 구획화Compartmentailising: 심리학 용어로 자신이 행동하는 부분이 자신이 평소 주장하는 다른 가치와 맞지 않을 때, 자신이 주장하던 가치와 자신의 행동을 별개인 것처럼 구분 짓는 것을 말한다. 방어기제 중 하나.

억제는 두려움에 기반한 전략이다. 마치 불리하거나 고통스러운 각각의 사건이 야생 동물인 것처럼, 억제는 그것을 집 화장실에 가두는 것이다. 문제는 봉쇄해야 할 야생 동물이 더 많을 수 있다는 것이다. 잠재적으로 고통스러운 일이 있을 때마다 야생 동물을 화장실에 던진다. 점차적으로 화장실은 야생 동물로 가득차게 된다.

시간이 지남에 따라 그곳이 꽉 차면서 야생동물들이 문을 밀기 시작한다. 가구와 자물쇠로 문을 튼튼하게 하고 있어도 다른 야생동물을 넣기 위해 문을 열어야 하는 경우가 있다. 더 위험하다고 느낄 때마다, 어쩌면 더 이상 공간이 없을 수도 있고, 그 사이에 한 마리가 나올 수도 있다. 당신은 그것들을 억제하기 위해 점점 더 많은 물리적 자원을 사용하고, 그것들을 억제하는 것에 대해 걱정하느라 심리적 자원을 더 많이 사용한다. 때때로 그들을 잊어버리기도 하지만 진정으로 긴장을 풀 수는 없다. 결국 그들은 당신의 집에 있다. 그들이 있다는 것을 모를 수는 없다.

> 구획화는 단기적으로만 도움이 되는 안전 반응이다.

감정을 구획화하는 것은 효과적인 단기 도구이다. 그 방법밖에 없다면 느끼는 감정에 반응하는 능력이 엄청나게 제한적일 수밖에 없다. 감정을 분리하고, 외과 수술을 할 수는 있지만 같이 일하는 팀과 협업을 잘 할 수 있을까? 장기적으로는 구획화한 생각과 감정을 관리하는 데 필요한 에너지가 더 들기 때문에 이것은 제한적인 전략이다. 이러한 해결되지 않은 과거 경험을 억제하기 위해 에너지를 사용하고 있기 때문에 결국 고갈될 수 있다.

3. 자기 인식

자신을 효과적으로 조절하기 위해 마스터해야 할 기술이 하나 더 있다. 바로 자기 인식이다. 자기 인식이란 내가 생각하고 느끼고 행동하는 것을 지속적으로 알아차리고 의식 너머에 많은 것이 있다는 것을 아는 것을 말한다.

- 내가 아는 것은 현실의 한 가지 버전일 뿐이다.
- 현재 인지하고 있거나 인지하지 못하는 편견과 가정이 있다.
- 습관적으로 반응하는 대신 잠시 멈추고 반응을 선택할 수 있다.

66

우리는 종종 우리 자신의 편견에 대한 인식을 높이기 위해 다른

사람들의 도움을 받아야 한다. 사각지대Blind spot라고 부르는 이

유가 있다. 우리는 직접 볼 수 없다. 무의식적 편견은 모든 사람에

게 있다.

무의식적 편견과 가정

우리는 주변 세계에서 무의식적으로 편견과 가정을 배웠다. 그들은 관련성을

기반으로 해서 뇌에 가는 지름길로 작용한다. 우리의 행동을 그들이 지시하지만 이런 것이 있다는 것조차 대부분 잊고 있다. 편견과 가정은 깊숙하게 내재되어 있기 때문이다. 이 사실을 알아차리기만 해도 보다 개방적이고 호기심이 많아지게 되며 반사적으로 반응하는 것이 줄어들고 자기조절에도 효과적이다.

당신의 편견과 가정은 연중무휴 24시간 활성화되며 대부분 팩트 체크가 되어 있지 않다. 어쩌면 전혀 근거가 없을 수 있다. 이는 우리에게 들어오는 압도적인 양의 데이터를 관리하는 데 도움을 주기 위해 존재하며, 세상을 이해하는 데 효율적이도록 설계된 지름길이다. 이러한 지름길의 문제는 시야를 좁히고 인지 "틀frame"이 유효한지 검토를 거치지 않고 마치 사실인 것처럼 사용하게 된다는 점이다. 편견은 인지적 경직성을 만들어 일상에서 오토파일럿 상태에 빠지게 하고, 창의적인 문제 해결을 제한한다. 표준화된 작업에는 맞을 수 있지만 복잡하거나 변화하는 상황에는 적절하지 못하다.

마치 땅 짚고 헤엄치는 것과 같다. 파도를 제대로 못 느끼며, 수영을 잘한다고 착각하거나 물속에서 편안하다고 생각할 수 있다. 수영을 제대로 하기 위해 손을 떼는 순간, 내가 그동안 알고 있는 게 없다는 것을 이해하게 되는 셈이다. 따라서 진전 없이 고군분투한 후에야 인식이 바뀌고 수영 능력이 전혀 늘지 않았다는 것을 깨닫게 된다.

편견이 존재한다는 것을 이해하면 그것을 받아들일 수 있다. 그 결과 더 열린 마음을 갖게 되고, 더 호기심 많은 질문을 하고, 동료의 다양한 관점을 더 소중히 여기고, 자신의 실수를 수용하게 된다.

다음은 간단한 예다. 편견은 우리가 세상에서 듣고 보는 것으로 인해 발생한다. 종종 어린 나이부터 생긴다. 생선을 좋아하지 않는 집에서 자랐다면 생선을 먹어보지도 않고, 좋아하지 않는다고 믿으면서 평생 생선을 먹지 않는 편견을 가질 수 있다.

새로운 파트너와 저녁을 먹으러 나간다고 가정해보자. 당신은 좋은 인상을 주고 싶은데, 그(그녀)는 해산물을 좋아한다. 어느 날 그(그녀)는 새로운 해산물 레스토랑을 가보고 싶다고 한다. 갑자기 당신은 생선을 먹는 것에 대한 편견이 있다는 것을 깨닫게 된다.

당신의 파트너가 해산물 레스토랑을 제안하면 즉시 "나는 생선이 싫어!"라고 반응하기 마련이다. 이것은 심리학자들이 인지 경직성cognitive rigidity이라고 부르는 것에서 발생하는 자동화된 반응으로, 제한된 인식으로 설명되거나 종종 흑백 사고라고도 하는 기존의 생각 '틀'이다. 스트레스를 받거나(HALLTSS를 기억하는가?) 의식적으로든 무의식적으로든 위협을 감지할 때 발생할 가능성이 훨씬 더 높다. 세상을 이해하는 이러한 방식은 문제를 해결하거나 다른 사람의 아이디어를 수용하고 창의적으로 받아들이는 것을 제한한다. 자신의 경직된 생각이 도전을 받거나 위협을 받으면, 편협한 인식과 믿음이 더 단단해진다.

이 예시에서 레스토랑을 놓고 격렬하게 말다툼을 벌일 수 있다. 사소한 일에 대한 모든 반응이 원래 하던 대로autopilot 나오거나 두려움 기반의 방어 메커니즘으로 나타나기 때문이다. 이 상태에서 당신은 통찰력을 잃어버린다. 복잡하게 변화하는 환경에서 자신을 조절하는 대신 스트레스 반응이 활성화되어 전전두엽 피질prefreontal cortex이 꺼져버리게 되기 마련이다.

다시 해보자.

당신은 자기 조절 능력을 연습해 왔기에, 파트너의 해산물 레스토랑에 대한 언급에서 거부감과 불편함을 느낀다는 것을 알아차렸다. 이 느낌을 이해하고, 감정에 이름을 붙이기 위해 잠시 멈춘다. 멈춤 속에서 공간이 생기고 내가 생선을 먹어본 적도 없으면서 생선에 대한 거부감이 경험을 제한하고 있음을 깨닫게 된다. 당신은 생선의 맛이 어떤지 궁금하다. 어쩌면 생선에 알레르기가 있을지도 모른다.

당신은 내면을 인식하고 있으며 중요한 것, 즉 새로운 관계를 위해 생각을 의식적으로 관리하고 있다. 이에 따라 의식적으로 반응을 선택할 수 있다. "나는 생선이 싫어!"와 같이 즉각적으로 반응하는 대신, 자신을 조절하고 파트너와 연결 상태를 유지한다.

자각은 적극적인 선택의 핵심이다. 당신은 여전히 해산물 식당에 가지 않기로 결정할 수 있지만, 스스로 신경 쓰는지조차 모르는 상태로 내 입장만을 변호하는 싸움으로 끝나지는 않는다.

'타인'으로부터 구획화하기

성별, 성적 취향, 유산, 교육, 장소, 가치 및 우리 자신과 다르다고 생각할 수 있는 사람의 기타 특징에 대해 무의식적인 편견과 가정이 존재한다. 우리가 다른 사람을 '타인'으로 구분할 때 우리는 암묵적으로 그들이 우리와 같지 않고 분리되어 있으며 다를 위험이 있다고 생각한다.

> 66
> 우리가 누군가를 '타인'이라 할 때, 우리는 그들에 대해 다르게 행동한다.

이것은 당신을 기준으로 내부 그룹과 외부 그룹으로 설명할 수 있다. 우리는 외부 그룹보다 내부 그룹에 있다고 생각하는 사람들에게 더 공감하지만, 우리가 누구인지 또는 사람들이 외부에 있다고 생각하는지 꼭 의식하고 행동하는 것은 아니다. 이것은 공감과도 깊은 관련이 있기 때문에 7장에서 다시 다루겠다. 자각이 없으면 다른 사람들과 얼마나 다르게 관계를 맺고 있는지 인식하지 못한다. 이렇게 행동할 때, 당신의 생각과 편견은 무의식으로 나타난다. 더 나쁜 것은, 당신의 행동이 경직된 무의식적 자동 조정 장치autopoilot에 의해 결정된다는 것이다.

연구에 따르면 흑인 환자는 백인 환자보다 더 많은 고통을 견딜 수 있다는 암묵적인 믿음 때문에 진통제를 덜 복용하는 것으로 나타났다. 흑인들이 집단적으로 다른 사람들보다 통증 역치가 더 높다는 생물학적 증거는 없으며 그들이 언제 고통을 느끼는지 알 수 없으므로 의사가 그것을 믿어서는 안 된다. 그러나 그 생각이 의료계 전반에 많이 퍼져 있다. 이러한 편향된 가정의 결과, 흑인 환자는 백인 의사로부터 통증에 대해 덜 확실한 치료를 받았는데, 이는 의사의 의도가 아니라 무의식적 편견 때문이다. 우리는 우리의 사각지대를 보지 못한다.

더 많이 이해할수록 다른 사람들의 도움을 잘 받아들일 수 있으므로 화를 내거나 방어적이지 않으면서 환자에게 최적의 치료를 제공할 수 있다. 이것은 개인적인 문제도 아니고 당신만의 문제도 아니다. 우리 모두는 무의식적인 편견을 가지고 있다. 하지만 이를 알아차리기 전까지는 대항할 수 없으며, 이렇다는 사실도 알기가 어렵다. 이를 알아차리는 데 적극적으로 다른 사람들의 도움을 받으며, 계속해서 인식을 높일 수 있도록 해보자.

> 66
>
> 뇌는 효율적이기 때문에 자동화를 좋아하지만, 그렇다고 해서
> 복잡한 인간 상호 작용에서 반드시 효과적이지는 않다.

자기 조절에 대한 인식을 높이는 이점은 몇 가지 예를 통해 가장 잘 설명된다. 다음 이야기는 의사들이 자신의 암묵적인 편견에 대한 인식을 높이는 것이

어떻게 자기 조절에 도움이 되었는지에 대해 나에게 알려준 이야기다.

<table>
<tr><td>이야기 1</td><td>"유색인종 여성으로서 경력을 쌓는 과정에서 많은 편견을 경험했습니다. 선배님들은 제가 일하는 것을 보기 전까지 저를 과소평가했다고 하셨습니다. 물론 제</td></tr>
</table>

능력을 보여줄 기회도 거의 없었기 때문에 그런 말조차도 듣기가 어려웠지만요. 저보다 나이가 어린 백인 두더지white mole들에게 우선적으로 기회가 주어지는 것을 보니 답답하고 화가 났습니다. 가망이 없다고 생각했고, 의사를 그만둘까도 생각했습니다. 무의식적인 편견이 작용했다는 것을 인식하는 것은 내가 이러한 상황을 극복하고 목표에 집중하고 목소리를 유지하는 데 도움이 되었습니다. 또한 저는 이제 시니어이기 때문에 다른 사람들을 대신해 이러한 편견을 이야기할 수 있는 목소리가 생겼습니다. 모든 사람이 편향되어 있다는 사실을 기억하면 유색인종 여성들이 부당한 대우를 받는 것에 대해 침착하게 대처할 수 있습니다. 사실, 저는 냉정함을 유지함으로써 그들을 위해 더 많은 기여를 하고 있기 때문입니다."

<table>
<tr><td>이야기 2</td><td>"마취과의사로서 저는 높은 BMI체지방율을 가진 환자들의 수술을 종종 연기시킵니다. 그런데 최근 가족 중 과체중인 분이 수술을 받았습니다. 그의 수술 당</td></tr>
</table>

시 과거 과체중 환자들에 대해 생각하고 있었고 제가 환자들보다 내 가족의 체중에 대해 더 관대하다는 것을 깨달았습니다. 전 이제 과체중인 환자들에게 가지고 있던 강한 편견과 내가 다른 환자들과는 어떻게 다른 방식으로 그들과 의사소통했는지 알고 있습니다. 과체중 환자를 마취할

때 정말 초조하고 짜증이 났습니다. 이제 전 훨씬 편안해지고 주의력이 실제로 더 좋아졌다고 느껴집니다. 이분들이 게으르다기보다는 고생한다고 생각하게 되니 수술 전 대화에서 더 친절하게 대하게 되며, 환자들도 좋아하는 것 같습니다."

이야기 3 | "저는 환자가 간호사의 태어난 나라를 바탕으로 무례하게 구는 연극을 보고 제 편견을 깨달았습니다. 그 연극을 보면서 정말 속상했습니다. 병원으로 돌아가 동료 간호사들과 그들의 문화에 대해 이야기했고 많은 것을 배웠습니다. 그들은 기꺼이 제가 배울 수 있도록 도와주었습니다. 우리는 지금 훨씬 더 효과적인 팀입니다. 이러한 편견을 알아차렸을 때 거의 모든 일에서 편견이 작용함을 알 수 있었습니다. 저는 더 이상 어떤 환자도 병동에서 인종적 논쟁거리에 대해 자유롭게 행동하도록 허락하지 않습니다. 이전의 전 방관자였고, 아무것도 하지 않는 것이 얼마나 고통스러운지 이해하지 못했습니다. 지금은 동료들이 그런 식으로 당하는 모습에 화가 나고, 더 감정이 격해지지만, 어떻게 해야 할지 압니다. 그렇기 때문에 환자가 어떻게 행동해야 할지를 배울 수 있는 기회라는 것을 잊지 않으려고 노력합니다. '인식하기name it'를 배우고 있고, 편안함을 유지하도록 다른 사람들에게 도움을 요청하고 있습니다."

우리 모두는 연결되고 소속되기를 원하지만 무의식적인 편견이 모두에게 있기 때문에 실수를 한다. 당신은 당신이 무엇을 모르는지 모른다. 모든 사람에게 같은 방식으로 응답하지 않는다. 문화적으로 민감할 수 있는 대화나 겸손한 호기심은 때론 불편한 피드백을 동반할 수 있기 때문에 우리는 취약하다고 느낄 수 있다. 하지만 이러한 대화는 스스로 볼 수 없는 것을 보여줄 수 있으며 신뢰를 형성할 수 있기도 하다. 자기 조절은 감정을 느끼는 것을 멈추는 것이 아니라 감정을 관리하는 데 능숙하다는 것을 의미한다.

> 66
> 다른 모든 사람들과 마찬가지로 당신은 당신이 보지 못하는 사각
> 지대를 보기 위해 신뢰할 수 있는 다른 사람들의 도움과 의식적인
> 노력이 필요하다.

대화를 할 때 마음챙김, 정서적 문해력, 용기를 가져오면 편견을 밝히는 데 도움이 되는 신뢰 관계를 키울 수 있다. 그런 다음 행동 방식을 주도적으로 선택하고 자신이 진정으로 믿고 가치 있게 여기는 것을 이해할 수 있다. 자기 조절 능력이 강하면 모든 종류의 경험에 더 자신 있게 기댈 수 있기 마련이다.

신뢰가 높을 때 심리적 안정감이 높다. 이러한 상황에서 당신은 배우고, 취약성을 드러내고, 피드백을 받고, 사각지대에 대해 배운 것을 통합할 수 있다. 또한 다른 사람들과의 관계에서 인식을 높이고 자기조절력을 높일 수 있다.

자각을 이용해 조절하고 연결하는 방법

당신이 무의식적 편견에 대해 배우려고 마음을 여는 것은 자칫 다른 사람들에게 취약함을 느끼게 할 수도 있다. 신뢰하는 사람에게 조심스럽게 다가가고 작게 시작해보라.

한 사람에게 시간이 지남에 따라 당신에 대해 관찰한 것을 알려달라고 하라. 꼭 그(그녀)가 직장에 있을 필요는 없다. 가장 친한 친구나 가족에게 이러한 아이디어에 대해 기꺼이 이야기할 수 있는지 물어보라. 미디어 등의 내용에 대해

어떻게 반응했는지에 대해 나누는 것으로 시작할 수도 있다.

어떤 것에 강한 감정적 반응을 보이는 것은 당신이 많은 관심을 갖고 있거나 혼란스러워하고 있다는 좋은 지표다. 거기에서 시작해보라. 성장하고 발전하려면 기존의 생각 '틀'과 세이프티 존을 확장해야 한다. 그러려면 신뢰가 필요하고 안전하다고 느껴야 한다. 당신이 신뢰하는 사람들을 찾고 그들이 당신과 함께 알아차린 것을 공유할 때, 그들에게 감사하고 해주는 말을 매우 귀중한 선물로 받아들여라. 들은 모든 것을 받아들이거나 동의할 필요가 없다. 배우고 의도적으로 반성할 수 있는 당신의 인식 외부에 무언가가 있을 수 있다는 생각을 그냥 받아들이라.

> 불편함을 편안하게 느껴라. 당신은 동의를 원하는 것이 아니라 통찰력을 얻고자 한다.

적극적으로 이해하려고 노력하고 자신의 격차와 편견을 인정함으로써 다른 사람과의 신뢰와 연결을 구축할 수 있다. 연결은 슬픔, 트라우마, 정신 질환 및 번아웃을 진정시키는 위안이다.

> 마음챙김 기술은 자신의 반사적인 행동을 알아차리고 다른 사람들이 주는 편견에 대한 피드백을 듣는 데 도움이 된다. 당신의 감정 조절 기술은 피드백을 완전히 피하거나 거부하기보다는 함께 앉아서 듣는 데 도움이 될 것이다.

"나와 같네Just Like Me!"를 연습해 당신의 편견을 꺼내보라.

사람들, 특히 외부 사람들과 연결하는 또 다른 방법이다. 일상생활에서 "나와 같네Just like me!"를 말해보자. 이 연습은 세상 대부분의 사람들은 행복을 찾고, 고통을 덜기 위해 노력한다는 생각에 기초하고 있다.

힘들게 하는 환자나 이전에 마약 중독자로 생각했던 사람을 만난다면 실망하거나 무시하는 어조로 생각하는 대신 그들 역시 나와 비슷한 사람이라고 생각해보라. 아마도 그들 역시 그들이 아는 유일한 방법으로 행복을 찾고 고통에서 벗어나기를 바라고 있다. 이점에서 바로 그들은 당신과 같다.

다른 사람에 대해 스스로에게 이렇게 말할 때, 내면의 저항을 느낀다면 아마도 당신의 편견 중 하나를 발견했을 것이다. 당신 내면의 목소리가 아니오로 반응한다면 (그들은 나와 같지 않아, 또는 나는 그들과 같지 않아) 호기심을 가져보라. 자신 안의 저항은 무엇인가? 나와 같다고 말하는 것은 연민compassion에 대한 능력을 증가시킨다. 연민의 중요한 요소 중 하나는 공감이다. 다른 사람과 공감할 때, 당신은 그들을 '다른'으로 생각하는 것이 줄고, 그들에 대해 부정적인 편견이 있는 결정을 내릴 가능성이 줄어든다.

직장에서 며칠 동안 "나와 같네Just like me!"라고 말하면서 내부 반응, 즉 생각과 감정에 대해 살펴보자. 그것을 일지에 기록하거나 신뢰할 수 있는 사람과 함께 나눠보라. 이렇듯 새로운 자기 조절 기술 배우고 연습할 때, 열려 있어야 한다.

편견과 가정에서 벗어나면 자기 인식과 성장의 문이 열린다.

편견을 무시하거나 편견이 없는 척하면 자기 조절력과 균형, 자유의지를 찾을 수 없다.

요약

자신을 잘 조절하는 것은 자신감을 주고 자극에 효과적으로 대응하는 데 도움이 되는 기술이다. 이는 바로 반응하지 않는데는 효과적이지만 영원히 잔잔한 상태를 보장하는 것은 아니다. 인생은 계속해서 당신을 놀라게 하고 회복력을 시험하고, 감정을 유발하고, 능력에 도전할 것이다. 이것은 의사로 살고 있지 않아도 당연한 인생의 모습이다.

좋은 수면과 마음챙김 기술, 정서적 문해력 및 자기 인식(자신이 편향되어 있다는 것을 이해하는 것을 포함)을 통해 얻을 수 있는 명료한 마음은 균형을 유지하고 자신의 자유의지를 활성화하는 데 필요한 도구다. 자신을 효과적으로 조절하는 법을 배운 후에는 에너지가 채워짐을 느낄 것이다.

그런 다음 이 에너지를 최대한 활용하여 자신에게 중요한 것이 무엇인지 성찰할 수 있다. 다음 장에서는 당신에게 가장 중요한 것이 무엇인지 알아볼 것이다.

자기 조절 능력을 향상시키기 위한 행동

1. 수면에 유의하라. 24시간마다 7~9시간의 수면을 목표로 하라. 수면을 개선하거나 재설계하는 데 도움을 받자.

2. 100~101 페이지의 활동을 해보자. 최고의 삶을 상상하고 무엇을 하고 있는지 알아차리기 시작해보자.

3. 이 책의 활동을 하면서 느낀 점을 일기장이나 공책에 기록해보자.

4. 당신의 호흡을 알아차려라. 정기적으로 숨을 멈추고 확장해보라. 110~112 페이지의 호흡 운동을 시도해보라.

5. 마음챙김을 연습하고 주의력과 자각을 향상시키고 선택을 하라. 마음챙김 기술을 연마하는 데 도움을 줄 수 있는 코치 또는 동료 그룹을 찾아보자.

6. 신체의 감각과 그것이 표시하는 감정의 이름을 짓는 연습을 해보라.

7. 감정 어휘를 확장하고 118 페이지의 목록을 사용해 의도적으로 큰 소리로 연습해보자.

8. 반드시 사실이거나 유용하지는 않지만 사람이라면 누구나 편견이 있음을 기억하라.

9. 다른 사람과 당신의 무의식적 편견에 대해 이야기해보라. 그들이 당신의 행동에서 발견한 것을 들어보자.

10. 편견은 당신과 다른 사람들을 분리시킨다. 호기심을 가지고 먼저 자신의 내면을 들여다보며, 다른 사람을 '타인화'하고 있음을 발견하면 "나와 같네just like me!"라고 말하는 연습을 하라.

나 자신에 대해 알기

The
Thriving
Doctor

주어진 순간에 우리는 두 가지 선택을 할 수 있다. 성장으로 나아가는 것 또는 안전함으로 후퇴하는 것이다.

● 에이브러햄 매슬로Abraham Maslow, 심리학자

일상 활동 중 많은 부분이 그냥 일어나며, 일을 하러 가거나 식사를 하는 것과 같이 단순히 습관처럼 진행된다. 오늘 아침 아이와 무슨 이야기를 나눴는지 기억하는가? 아니면 주의를 기울인 다른 것이 있었는가? 당신의 시간과 에너지, 주의력이 기억나지 않는 일에 소모되고 있는가?

매일 당신은 오토파일럿 상태로 세상으로 나간다. 커피를 마시고, 복잡한 관계를 살피고, 상담을 하고, 진단을 내리는 것이다. 이러한 활동 중 일부는 즉각적이고 기억조차 나지 않는다. 이러한 일들을 잠시 멈추고 생각해보면, 어떤 일들은 매우 중요한 일이지만 알아차리기 아마 쉽지 않을 것이다.

정말 중요한 일에 주의를 기울이고 있는가? 아니면 다른 사람들이 원하는 대로 하도록 프로그래밍되어 있는가? 당신이 정말 좋아하는 것은 무엇인가?

134

이 장에서는 자신의 내면으로 초대한다. 중요한 것에 가까이 다가가고, 특별함을 인식하고, 의료영역에서 주입받았던 것에서 벗어나본다. 무엇이 기쁨을 주는지, 무엇이 영감을 주는지, 의사로서 그리고 인생에서 잘 살기 위해 무엇이 필요한지 사랑과 친절과 호기심을 가지고 스스로에게 물어보라. 바로 그때야말로 당신의 환자도 당신에게 최상의 진료를 받을 수 있게 될 것이다.

> 66
>
> 자신을 연결하고 기억하고 재구성하는 시간을
> 이번 장에서 다뤄보겠다.

왜 나를 아는 것이 중요할까?

3장에서 설명한 것처럼 우리가 주목하고 인식하는 것은 선택이다. 이 선택적 주의에 대한 자기 인식을 높이면 선택에 대해 보다 주도적으로 대처할 수 있다. 또한 다른 것을 알아차리기 시작하면서 새로운 기회가 인식에 들어오고 삶이 바뀔 수 있다. 그 전까지는 주의를 기울인 것들이 무의식적 편견에 의해 결정된다. 진정한 호기심을 가지고 의식적으로 그리고 주도적으로 조율할 때, 당신은 진짜 믿는 것과 진정으로 가치 있게 여기는 것을 발견하게 될 것이다.

가치 있게 여기는 것을 알고 믿는 것에 도전한다면 삶에 더 많은 의미를 부여해 주의를 집중할 수 있는 강력한 닻anchor을 갖게 된다. 이것은 자동 조종 장치autopilot의 삶이 아니라 목적이 있는 삶이다.

> 변화된 내면은 외부 환경과의 관계를 바꾼다. 이것은 삶과 일에
> 서 권한을 부여하고 효율성을 향상시킨다.

활동 ❹

다음은 일상생활 방식을 점검하기 위한 미니 테스트다. 3장(100~102페이지)의 활동을 다시 살펴보라. 그리고 이 다섯 가지 질문에 가능한 한 정직하게 답해보자.

1. 어떤 활동이 당신에게 가장 중요한가?
2. 얼마나 자주 그것에 최선의 에너지, 노력 및 관심을 쏟고 있는가?
3. 매일 의식적으로 일의 우선순위를 정하는가?
4. 당신을 지켜보는 다른 사람들이 이것이 당신의 가장 중요한 활동이라고 말할 수 있는가?
5. 당신은 언제 완전히 즐겁고 편안한가?

당신의 대답과 삶에서 실제로 일어나고 있는 일 사이에 차이가 있는가? 그 차이는 당신의 신념, 가치에 대한 통찰력을 불러일으키는가? 할 수 있다면 어떻게 바꾸고 싶은가? 이것들도 적어보자.

좋든 나쁘든 당신의 목표, 신념, 가치는 대체로 무의식이고 지속적인 피드백 루프를 통해 주의와 인식에 영향을 미친다. 자신의 내면세계를 얼마나 잘 아느냐에 따라 당신을 돕거나 제한할 수 있다. 자기를 더 잘 알수록 자신의 필요에

보다 효과적으로 대응해 균형을 유지하고 잘 살 수 있도록 도울 수 있다.

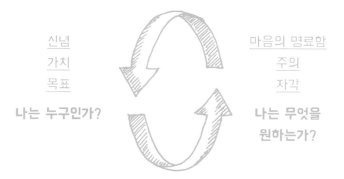

신념
가치
목표

나는 누구인가?

마음의 명료함
주의
자각

나는 무엇을
원하는가?

나를 아는 방법

의식하든 의식하지 않든, 행동을 결정하는 4가지 요인을 살펴보겠다. 앞의 질문에 답하면서 나에게 중요한 것들을 알아차렸을 것이다. 이들을 보다 명확하고 의식적으로 만들어보자. 이 장의 작업을 진행하면서 3장에서 배운 내용을 연습해 자신을 조절해보자. 나의 몸, 호흡, 정서적 문해력, 편견에 대한 인식을 사용해 성찰해보라. 이것은 내면의 환경, 특히 내 안의 '무엇'과 '왜'가 친밀해질 수 있는 기회다.

자신에 대해 잘 알기 위해 다음 네 가지 요소가 필요하다.
1. 의미와 목적
2. 신념

3. 소중히 여기는 것(가치)
4. 자아의식: 자기감(심리학 용어로 나 또는 다른 것들에 대해 내가 느끼고 판단하는 마음)

1. 의미와 목적

살아야 할 이유가 있는 사람은 거의 모든 상황을 견딜 수 있다.

● 프리드리히 니체Nietzsche

"

인생에서 당신의 목적은 무엇인가? 의사로서는? 당신에게 가장 큰 의미를 주는 것은 무엇인가?

이것은 큰 질문이다. 많은 사람들이 답을 모른다. 모르는 경우 호기심과 인내심을 가지고 이 장의 질문을 해보자. 스스로에게 친절을 베풀며, 이 과정을 평생의 물음으로 생각해보라. 당신은 많은 가능성을 가진 복잡하고 멋진 사람이다. 이런 삶의 목적을 명시적으로 명명하면 내가 원하는 삶을 사는 데 도움이된다.

왜 당신이 의사가 되었고, 이 일에 에너지를 쓰고 있는지 스스로(그리고 당신의 가족)에게 설명할 수 없다면 많은 것을 요구하는 이 일을 지속하기가 훨씬어렵다. 나에게 필요한 것이 무엇인지 생각해보자. 그것이 나의 삶에 의미와성취를 가져다주도록 나아갈 수 있는 방법이 무엇인지에 대해 생각해볼 시간이다.

이유를 명확히 할 수 있으면 모든 것이 내 것이 된다. 스스로 연결되어 있다고 느끼고 적극적으로 참여하며, 활력을 얻을 수 있다. 자신에게 중요한 것이 무엇인지 아는 것은 좌절을 겪을 때, 계속 발전할 수 있는 원동력이 된다. 이유Why에 대해 명확하게 생각하는 것은 모든 일이 쉬워진다는 것은 아니지만, 거칠고 힘든 상황에서 닻을 내리고 가고자 하는 방향이 있음을 의미한다.

> "
> 당신이 무엇에 관심을 갖고 있는지, 무엇이 당신에게 의미 있고, 당신의 가치와 일치하는지 알 때, 당신은 일을 즐길 가능성이 훨씬 더 높아진다.

재니스의 이야기 | 재니스는 수년 동안 알고 지낸 소아과 의사다. 그녀는 환자와 그들의 부모가 필요로 하는 것에 힘겨워하며 나를 찾아왔다. 그녀는 "너무 힘들고 많은 노력이 필요합니다. 내가 아무리 노력해도 충분하지 않아요. 이 가족들은 삶에 너무 많은 어려움을 겪고 있습니다."라고 말했다.

우리는 그녀의 일에서 중요한 것이 무엇인지, 아침에 그녀를 침대에서 나오게 하는 동력에 대해 이야기했다. 그리고 함께 처음 소아과의사가 되기 위해 수련을 받던 순간으로 돌아갔다. 인턴 기간 동안 한 아이가 합병증으로 사망한 적이 있다고 말했다. 그 기억은 항상 그녀와 함께했다. 그녀는 계속해서 그 소년을 기억하는 것이 이후에 보호자들과 힘든 순간에 놓일 때마다 얼마나 도움이 되었는지를 이야기 했다.

이 이야기와 다른 이야기를 기억함으로써 재니스는 아이들과 그 가족을 돕기 위해 선택한 가치에 기반한 결정들을 떠올렸다. 이를 통해 모든 사람이 훌륭한 의료 서비스를 받을 자격이 있다는 신념이 그녀를 둘러싸고 있음을 알 수 있었다. 우리는 이런 재니스의 에너지가 어디로 갔는지 나누었다. 앞으로 그녀가 무엇을 위해 노력해야 할지 어떻게 결정했을까?

재니스의 삶의 목적에 대한 새로운 이해를 바탕으로 우리는 그녀의 웰빙과 한계에 대해 다시 살펴보았다. 재니스는 스스로를 위한 가이드라인을 설정하고, 만나는 아이들의 힘든 부모님들에 대한 내면 반응을 높이기 위한 자신만의 방법을 개발했다. 그녀는 환자와 그 가족들을 위해 계속 노력하기로 결정했다.

삶의 목적은 나에게 무슨 일이 일어나고 있는지 이해하고, 자신에게 적합한 결정을 내리는 데 도움이 되는 기준틀을 제공한다. 이 내부 지지대는 조절 능력을 강화하고 의료영역의 복잡성과 삶의 변덕스러운 상황에서 균형을 유지하는 데 도움이 된다.

> 66
>
> 내면을 이해한 후 외부 환경을 고려하라. 당신의 삶의 목적과 의미는 무엇인가?

해외에서 온 많은 의사들과 코치로서 만났다. 의사들 중 일부는 rural generalist VRGP 같은 호주의 일반의 프로그램가 될 수 있는 시험에 응시한다. 이 끈기 있는 의사들은 삶의 의미를 가진 행동의 생생한 예를 보여준다. 그들에게 시험에 합격한다는 것은 독립, 자유, 미래의 안전을 의미한다. 그들의 목적은 종종 가족을 위한 새로운 기회를 만드는 것이며, 이는 매우 의미가 있다. 그들 중 몇몇은 평생의 터전을 떠나 새로운 나라로 이주했다.

비록 취약함을 느끼고, 자신감이 시험받을지라도 이러한 삶의 의미와 명료함은 그들의 결정에 원동력이 된다. 몇 년 동안의 힘든 공부가 필요하지만, 이 의사들은 그들이 사랑하는 사람들을 위한 미래에 집중함으로써 노력을 지속한다. 이것이 바로 모든 것이 너무 힘들게 느껴지는 순간에 정말로 그들이 신경 쓰는 것이다.

이런 프로그램은 매우 힘들지만, 그들에겐 분명한 목적이 있기에 집중하고 의미에 따라 행동하게 된다. 그리고 분명한 목적은 가장 강력한 동기가 된다. 시스템 같은 외부 상황에 에너지를 쏟으면 좌절, 분노, 조절 장애 및 더 많은 실패 위험을 제외하고는 얻을 것이 거의 없다. 이는 정말로 중요한 것에는 방해가 되고 주의를 산만하게 한다. 외부 환경은 거칠고 통제할 수 없다. 스스로 통제할 수 있는 내면으로 에너지와 정신을 집중함으로써 주체성을 찾는다.

> "
> 여기서 삶의 목적은 달성할 수 없는 판타지 삶을 그리는 것이 아니다. 우리의 목표는 삶에서, 진정으로 원하는 것이 무엇인지 이해해 그것을 창조할 수 있는 능력을 갖추는 것이다.

샤너펠트Shanafelt 등은 개인 클리닉과 대형 병원의 의사들이 근무 시간의 20%를 자신이 좋아하는 일, 개인적으로 의미 있는 일에 할애할 수 있을 때 나머지 80%를 기꺼이 보낼 수 있음을 발견했다.

다시 말해, 의사는 다양한 일을 해야 하며 반드시 모든 일을 즐길 필요는 없다. 당신을 채우는 부분이 있는 한, 지속 가능하게 일에 참여할 수 있다. 20%는 연구가 될 수도 있고, 공동체에서 일하는 것일 수도 있고, 가치 있다고 생각하는 위원회 등에서 일하는 것일 수도 있을 것이다.

직장에서 당신이 사랑하는 20%는 무엇인가? 시간이 순식간에 지나가는 것 같거나 편안한 흐름 속에 있는 것 같은 일이 있는가?

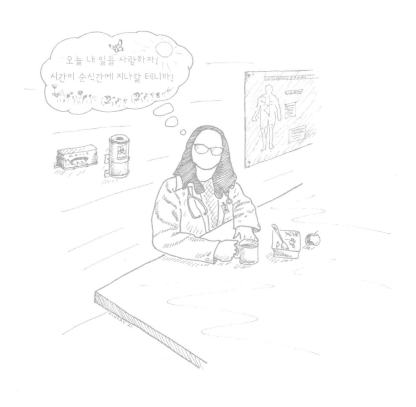

삶의 의미를 찾는 방법

의미에 대해 생각할 때 그 결과보다 목표intention에 집중하는 것이 더 도움이 될 수 있다. 삶의 목표를 명확히 하면 의미 있는 방향으로 주의를 기울일 수 있다. 다음을 생각해보자.

- 의사로서 당신의 목표intention는 무엇인가?
- 당신의 목표를 실현하기 위해 어떤 행동을 취하고 있는가?
- 무엇으로 알려지기를 원하는가?

> ❝
> 원하는 것을 이해하면 올바른 환경을 만들고 이를 달성하는 데 필
> 요한 방법을 개발할 수 있다.

당신은 자신의 목표에 대해서 언제나 스스로에게 물어볼 수 있다. 일반적이거나 구체적일 수 있다. 어떻게 행동하고 싶은지, 무엇을 경험하고 싶은지, 무엇에 참여하고 싶은지에 관한 것을 물어볼 수도 있을 것이다. 목표에 따라 당신의 노력과 주의가 결정된다.

다음은 목표의 몇 가지 예다.

❶ 일반적 - 넓은 범위

의료 커리어에 대한 나의 목표는 무엇인가?

- 내 목표는 의학에서 예술과 과학의 균형을 잘 맞추는 방법을 배우고, 양쪽 모두에 동등한 관심을 기울이는 것이다.

올해 나의 목표는 무엇인가?

- 올해의 목표는 의식적이고 명백한 연습을 통해 정서적 문해력을 향상시키는 것이다.

이러한 목표는 크고 넓을 수 있다. 다음은 몇 가지 예다.

- 내 목표는 항상 친절한 동료가 되는 것이다.
- 내 목표는 환자의 바람을 우선시하는 것이다.

❷ 구체적 – 좁은 범위

다음 환자와의 만남에 대한 나의 목표는 무엇인가?
- 내 목표는 환자가 자신의 이야기를 하는 동안 처음 3분 동안은 끼어들지 않는 것이다.

앞으로 10분 동안 나의 목표는 무엇인가?
- 내 목표는 이 저널 기사를 읽는 데 온전히 집중함으로써 마음챙김을 실천하는 것이다.

이러한 목표는 작고 매우 구체적이어서 우리가 일에 집중할 수 있도록 한다. 다음은 몇 가지 예다.
- 내 목표는 앞으로 30분 동안 전화기를 꺼두는 것이다.
- 내 목표는 연민을 가지고 이 회의에 참석하는 것이다. 모두가 피곤하다는 것을 안다.

무엇이 의미를 부여하고, 무엇이 목적의식을 일으키는지 이해함으로써 당신이 필요로 하는 것과 함께 일할 수 있는 방법을 다른 사람들에게 말할 수 있고, 관계를 구축하고 스스로 성장하는 데 도움이 되는 환경을 만들 수 있다. 삶의 목표를 알면 성실하고 일관되게 행동하기 쉽고, 어려운 시기에 방향을 잡는 데 도움이 된다. 또한 그 길에 머물 수 있게 지지대로 작용하고 자신을 조절하는 능력을 높인다. 이것은 주체성과 힘을 느끼게 해 원하는 삶을 살도록 스스로에게 힘을 준다.

내 삶에 대한 명확한 비전이 있다고 상상해보라. 내가 하는 일을 왜 하는지 명확하게 아는 것이 필요하다. 그런 다음 삶의 의미에 의도를 가지고 능력과 임상 기술을 사용한다.

| 빅키의 이야기 | 빅키는 수년 동안 개발도상국에서 일해 온 산부인과 의사다. 그녀의 연구는 출산 시 산모와 아기의 사망률을 감소시켰으며 이는 놀라운 결과를 보였다. 전체 |

지역사회에 영향을 끼쳤다. 사람들은 더 이상 출산에 대해 두려워하지 않으며, 산모와 아기를 잃는 일도 줄었다.

이 가난한 지역사회에서 사는 것이 쉽지는 않지만 빅키는 그것을 좋아한다. 그녀는 자신의 일이 더 강력한 커뮤니티를 구축하고 모든 사람의 삶의 질을 향상시킨다고 굳게 믿는다. 이것이 그녀에게 의미를 부여한다. 하지만 빅키는 그녀를 사랑하는 사람들에게 이런 삶을 선택한 이유를 알리는 데 어려움을 겪고 있다. 종종 스스로 방어해야 한다고 느꼈고, 의사로서 기대하는 경력에 부응해야 한다는 압박감을 느꼈다.

코칭 세션에서 빅키는 스스로에 대해 이해할 수 있었고 왜 그녀가 과감한 선택을 했는지 알아차릴 수 있었다. 그녀는 목적을 가지고 살고 있다. 이 지역사회를 돕고 더 나은 의료 서비스를 통해 삶의 질을 높이려는 그녀의 목표는 스스로 호주에서 육체적으로 편안한 삶을 살고 있지 않은지 의문을 가질 때도 계속된다. 그녀는 언제 집으로 돌아갈 것인지, 더 좋은 경력을 쌓을 것인지에 대한 다른 사람들의 질문에 반응하는 대신, 그들의 의견에 상관없이 자신의 신념을 유지할 수 있는 방법을 찾았다. 그 결과, 그녀는 자기 자신이 더 명료해지고 스스로를 받아들이는 것이 더욱 안정되었다고 느꼈다.

의미는 종종 개인을 넘어 확장된다. 더 큰 선善을 생각하는 인간의 능력은 슬픔과 같은 어려운 시기에 있는 사람들에게 중요하다. 안 좋은 일을 겪은 사람들에게 일어난 원인을 생각해보라. 자신에게 분명한 목적이 없는 것 같으면 주변 사람들에 대해 생각하고 그들을 위해 무얼 할 수 있을지 생각해보자. 더 큰 그림을 보고 이유를 명확히 해보자. 영감을 주는 더 좋은 것이 있는가?

2. 신념

당신의 신념은 문화, 역사, 교육, 부모, 주변의 다른 사람들, 그리고 미디어 등으로부터 만들어진다. 이것들은 마음속에서 반복된 생각으로 나타나 사실이든 아니든 세상과 자신에 대해 믿는 것을 강화한다.

다음은 몇 가지 예다.
- 나는 전문의가 되기에 충분하지 않다.
- 여성은 외과 의사로 일할 수 없다.
- 백인은 유색인종에 대해 편견을 갖지 않으며, 나는 인종차별주의자도 아니다.
- 항상 휴대전화가 필요하다.

신념은 우리가 그것을 반드시 증명할 수는 없지만 사실이라고 '아

는' 것이다.

의식적인 노력 없이 당신은 객관적으로 사실이든 아니든 신념을 뒷받침하는 세상의 정보데이터에 선택적으로 주의를 기울였다. 당신은 이것을 확증 편향이라고 알고 있을 것이다. 그 신념을 뒷받침하는 정보는 의식적으로 받아들이고, 그와 반대되는 정보는 무의식적으로 놓치거나 본의 아니게 무시했을 것이다.

자각하지 않으면 신념이 진실이 되어 당신을 운영하는 시스템이 될 수도 있고, 적극적인 관심을 기울이지 않으면 그 신념을 사용하지 못할 수도 있다.

활동 ⑤

지금까지 내가 알고 있는 것

우리가 코칭 대화를 하고 있고 내가 실제 질문을 하고 있다고 상상해보자. 답을 큰 소리로 말하거나 적어두라. 코칭 효과를 더 높이고 싶다면 거울 앞에서 큰 소리로 질문에 대답하고, 중요하거나 새롭고 혼란스러운 내용은 따로 적어서 다른 날 다시 생각해보도록 하자.

지금까지 의료영역에서 자신이 걸어온 길을 생각해보라. 해마다 의사로서의 발전에 그렇게 많은 시간과 에너지를 쏟고 있는 이유는 무엇인가?

1. 의사로서 스스로에 대해 어떻게 생각하는가?

2. 당신이 되고 싶은 그런 의사가 될 수 있다고 믿는가?

3. 되고 싶은 모습이 삶에 의미를 부여하는가?

4. 당신이 상상하는 의사가 될 수 있는 이유는 무엇인가?

5. 그런 의사가 되도록 막는 것은 무엇인가?

6. 당신은 의사로서 의료에 대해 믿는 것이 무엇인가?

시스템이나 문화와 같은 외부 요인을 탓하고 싶은 유혹을 물리치고, '나는 여자다…'와 같은 겉도는 표현motherhood statement: 반대하는 사람이 거의 없고 구체적인 실현 계획 없이 낙관적이기만 한 표현을 피하고 자신의 마음을 깊이 파고들어 보자. 의사로서 스스로에 대해 진실이라고 믿는 것은 무엇인가?

우연히 의대에 진학한 사람은 거의 없다. 이제 몇 년 전으로 돌아가보자.

1. 처음에 의대를 온 계기는 무엇인가?

2. 의대 공부를 시작했을 때 선택의 자유가 있었는가, 아니면 다른 사람의 기대였는가?

3. 의사가 되는 것은 처음으로 원했던, 꿈꾸던 삶이었는가?

4. 당신을 더 젊게 만드는 꿈과 목표는 무엇인가?

5. 그 시절 어린 당신이 사용했을 단어로 답을 써보라.

6. 당신은 무엇을 열망하고 있었는가?

7. 그때 당신은 무엇을 하고 있다고 믿었는가?

이런 성찰을 하기 위한 생각을 할 때 떠오르는 것은 아마도 항상 바쁜 의사 생활에서 떠올리던 것과는 좀 다를 것이다. 의사로서의 여정이 어떻게 시작되는지를 생각하고 지금과의 경험을 간략히 살펴보고 난 뒤에 마음속에 여전히 남아 있는 것은 무엇인가?

1. 이 질문에 답하면서 기억나는 것은 무엇인가?
2. 의사로서의 삶이 당신에게 더 폭넓게 가르쳐준 것은 무엇인가?
3. 당신을 위해 또 어떤 것이 생각나는가?
4. 원래 가지고 있던 신념에서 멀어졌는가? 아니면 그것들이 여전히 당신의 삶에 영향을 미치는가?

지금 잠시 시간을 내어 삶을 이끄는 원칙들을 작성해보자. 이것이 당신의 신념belief이다. 우리는 이것을 '지금까지 내가 아는 것'이라고 부른다. 원칙이나 지침이기도 한, 나의 신념을 최대한 많이 작성해보라.

1. 실제로 믿는 것은 무엇인가? 첫 번째 칸에 신념을 적어라. 다른 생각이 떠오르지 않을 때까지 계속 써보자. 151페이지의의 예를 참조하라. 브레인스토밍에 도움이 된다.
2. 신념의 목록을 살펴보고 각각에 대해 몇 가지 메모를 써보자. 이 생각이 현재 당신의 삶에서 얼마나 중요한지, 어떤 감정을 느끼는지, 어떤 행동을 하면 좋을지도 함께 포함해보라.
3. 신념을 기록할 뿐만 아니라 신념 앞에 자신의 이름을 더해 큰 소리로 말해보자.
   산부인과 의사인 빅키는 "나, 빅키는 엄마와 아기의 웰빙이 전체 사회의 웰빙과 정신을 향상시킨다고 믿는다."라고 스스로 말했다.

이렇게 말할 때 자신이 어떻게 느끼는지 주목하고 스스로 신념을 큰 소리로 말하는 것을 들어보자. 어디가 불편한지, 아니면 편안해지는지 나의 몸을 관찰해보라. 몸은 당신에게 무언가를 말하고 있다. 들은 것에 대해 질문을 던지고 있다면 잠시 그 상태로 앉아 혼란이나 저항을 느껴보자. 이전에 믿었다고 해서 반드시 지금도 지켜야 하는 것은 아니다. 여전히 당신에게 의미가 있는가? 여전히 사실인 것 같은가? 아니면 이제 그 신념을 버리거나 조금 더 뉘앙스가 다르게 다가오는가?

4. 신념과 행동하는 방식 사이에 차이가 있는가?

5. 신념 중 어떤 것이 현재 의사로서의 삶에 살아 있는지 평가해보자. 어떤 것을 소홀히 했는가? 더 이상 관련이 없는 것은 무엇인가? 확실하다면 계획을 세울 수 있다. 신뢰하는 사람에게 이런 생각들에 대해 말하고 어떤 조치를 취해야 하는지 논의할 수도 있다.

	신념	이에 대해 느끼는 감정	지금 얼마나 중요한가?	취해야 할 행동
1				
2				

3			
4			
5			
6			
7			
8			
9			
10			

지금까지 내가 아는 것 신념 나의 믿음	이에 대해 느끼는 감정, 가치	지금 얼마나 중요한가? 중요 / 무시 / 관련 없음 유용한가?/ 유용하지 않은가?	취해야 할 행동
사람들은 변화할 수 있고 변화한다.	성인은 계속 성장하고 발전한다.	아직 중요.	사람을 무시하지 말자.
나는 의료영역에서 일하는 것을 좋아한다.	나는 내가 도움이 될 수 있을 것 같은 유용함. 기쁨을 느낀다.	유용함.	계속해보자.
나는 이 병원에서 일할 수 없다. 어쩌면 나는 의사에 맞지 않다.	혼란스러워. 의료영역은 무자비해. 여기선 남자들만 높이 올라갈 수 있어.	아직 중요함. 유용하지는 않음. 의사가 되기 위해 열심히 일했어.	코칭을 받거나 멘토나 친구와 이야기해보기
이 수련과정에 참여하려면 뭘 시키든 '예'라고 대답해야 한다.	의사가 되려면 내 건강을 희생해야 해. 나는 이 기회를 놓치지 않기 위해 정말 열심히 노력했어. 가치는 당연한 것, 또는 공정성에 관한 것이다.	유용하지 않음. 오히려 나에게 해를 끼침. 어떻게 바뀌어야 할지 모르겠다.	진로 상담
나는 선생님이 되고 싶었다.	나는 아버지가 하라는 대로 해야 했다. 화가 난다.	더 이상 관련이 없음. 가르치는 의사가 되는 길을 찾았다.	

이런 작업은 평생 해야 한다. 호기심을 가지고 자신의 발전을 소중히 여기며 성취, 균형, 연결을 위한 스스로의 가장 친한 친구가 되보자. 당신이 믿는 것에 달려 있다. 이 작업은 평생 작업이다.

이것이 어떻게 작동하는지 두 가지 예를 살펴보겠다.

조앤의 이야기 | 조앤은 지역 병원에서 수련의로 일하고 있었다. 그녀는 작은 병원에서 일하는 것을 좋아했다. 대도시 병원에서 할 수 없었던 많은 기회가 있었기 때문이다. 그녀의 상사는 조앤에게 건설적인 피드백을 주었고 최근 전문의 시험을 통과했다. 조앤은 곧 펠로우 과정에 참여할 수 있다는 사실에 들떠 있었다. 그럼에도 불구하고, 그녀의 머릿속에는 내가 의사가 될 만큼 훌륭한 사람이 아닌 것이 들킬지도 모른다는 끈질긴 목소리가 있었다. 얼마나 열심히 일했는지, 얼마나 긍정적인 피드백을 받았는지, 얼마나 성공적으로 보였는지에 상관없이 그녀는 계속해서 자신이 충분하지 않다고 믿었다. 전문의가 곧 될지도 모른다는 생각은 그녀를 점점 더 두려워지게 만들었다. 어느 날 그녀는 상사인 데이비드에게 이런 두려움을 이야기했다. 그는 언제나 조앤을 격려했고 그녀는 그를 믿었다. 데이비드는 조앤의 두려움을 인식하고 이는 가면증후군이라고 설명했다. 그는 조앤에게 자신이 아는 모든 의사가 경력 중 한 번은 이런 경험은 한다고 말했다.

그는 최근 한 컨퍼런스에서 연설할 때 자신도 경험했다고 말했다. 그는 죠앤이 전문의가 되는 것에 대한 두려움과 그만큼 충분히 훌륭하지 않다는 감정에 대해 알아차리는 데 도움을 주었다. 그녀는 스스로 이렇게 두려움을 말로 표현함으로써 자신의 생각을 재구성할 수 있었다. "데이비드와 저는 생각을 공유했고, 이는 우리를 연결시켜주었습니다." 이것은 그녀가 안전하고 소속감을 느끼는 데 도움이 되었다. 또한 "이러한 생각은 긴장을 늦추지 않게 해주며, 현재에 집중하게 해주었습니다."라고 말했다.

감정과 생각의 패턴을 인식함으로써, 죠앤은 자신의 신념을 알아차릴 수 있었다. *나는 충분하지 않고 두렵다.* 이렇게 내부적으로 일어나는 일에 이름을 붙이면 오히려 안도감이 생긴다. 그녀는 감정과 생각을 스스로에게 말함으로써 자신의 감정과 생각을 관리하는 법을 배웠고, 때로는 동료들에게도 이런 부분을 말하기도 했다. 그러자 그녀는 점차 또 다른 신념도 세울 수 있었다. *나는 환자를 위해 최선을 다하고, 지속적으로 배우는 의사가 되기로 한다.*

가면증후군imposter syndrome 신념—'나는 전문의가 될 만큼 충분히 훌륭하지 않으며 언젠가 누군가 그 사실을 알게 될 것이다.'—이런 생각은 여전히 조앤의 마음속에 존재하지만, 이제 그녀가 이를 의식적으로 인식하고 관리하는 데 필요한 것을 배웠기 때문에 예전처럼 무너지거나 약해지지 않는다. 그녀는 의식적으로 자신의 관심과 에너지를 어디에 둘 것인지 선택하고 있다. 신념과 스토리 그리고 관련된 감정을 알고 있다. 높아진 자각 능력과 주의력은 그녀가 이런 생각들을 관리하고 선택할 수 있음을 의미한다. 필요할 때 그녀는 두려움과 의심에 대한 이야기를 주체성을 가지고 차별화된 힘으로 재구성해 설명한다.

브라이언의 이야기 | 브라이언은 대도시 병원의 의료 책임자다. 그의 인종차별적 태도에 대한 불만이 들어와서 브라이언은 오늘 병원 총괄 책임자와 면담을 했다. 그는 퇴근길에 친구 피터에게 전화를 걸었다. 피터는 글로벌 회계 회사의 파트너이며 전 세계 사람들과 함께 일하고 있다. 그는 브라이언이 정상에서 외로울 수 있다는 것을 알고 친구를 지지하지만 브라이언이 직장 동료에 대해 이야기할 때 때때로 그가 인종 차별주의자라고 생각해왔다.

브라이언은 피터에게 자신이 얼마나 화가 났는지, 상황이 얼마나 불공평한지 말했다. 그는 10년 전의 전임자에게는 이런 일이 일어나지 않았을 것이라며, 후배 의사들이 그를 쫓아내려고 하고 시니어 의사들은 그의 자리를 원한다고 화를 냈다. 브라이언은 피터에게 공감과 문화적 감수성 과정에 참석해야 한다고 말하며, "내가 뭘 하고 있다고 직원들께 어떻게 말하지? 직원들이 뭐라고 생각하겠어? 나는 말할 수 없어!"라고 소리쳤다. 브라이언은 자신이 결백하다고 믿고 다른 사람들이 그가 문제라고 말한 부분에 대해 화를 내며 전혀 성찰하지 않았다. 이로 인해 브라이언 자신과 함께 일하는 사람들 모두에게 심각한 결과가 초래한다. 그의 이런 신념은 스스로의 성장과 학습도 방해하고 있으며, 주변의 관계 역시 제한하고 있다.

병원에서 제시한 과정에 참여하면 브라이언의 자각이 높아져 이전에는 인지하지 못했던 몇 가지 사항에 주의를 기울일 수 있다. 물론 그는 바뀔 수 있다. 그곳에서 브라이언이 심리적으로 안정감을 느낀다면 변할 수 있을 것이다. 마찬가지로, 그의 주변 관계 중 하나 이상에서(아마도 피터나, 상사, 대표) 또는 그가 신뢰하는 누군가가 그의 행동에 대해 말해줄 수도 있다. 우리는 종종 스스로의 신념과 맹점을 볼 수 있도록 다른 사람들이 필요하다. 게다가, 다른 사람들은 우리가 이러한 해로운 신념을 발견한 후에 새롭게 행동하는 방법을 배우도록 격려할 수 있다. 처음엔 혼자 받아들이기에 매우 충격적이고 힘들 수 있기 때문이다.

우리는 누구나 자신에 대한 새로운 정보에 처음에 저항하는데 이는 정상이다. 부드러운 코칭이 특히 이런 점에서 효과적이다. 이러한 경험을 하고 있거나 신념과 맹점을 밝히는 누군가를 지원하고 있다면, 부드럽게 여지를 두면서 진행하는 것이 좋다. 다른 사람들의 압력과 주장은 스트레스 반응을 높이고 궁극적으로 학습 장벽으로 작용할 수 있기 때문이다. 초기의 방어 반응은 종종 최종적인 것처럼 보일 수 있지만 그럼에도 불구하고 배우고 변화하는 것은 가능하다.

브라이언이 자신의 신념을 바꾸는 데 무조건 저항하는 것은 아니다. 그는 먼저 다른 사람들이 유용한 방법으로 그를 대하지 않을 수도 있다는 것을 인식해야 한다. 시간이 흐르고 믿음이 생기면 그는 자신의 신념을 바꿀 수 있지만 그러기 위해서는 안전한 공간, 성장형 마음가짐, 배우려는 의지가 필요하다. 또한 마음챙김이 필요할 수 있다. 특히, 호기심, 인내, 그리고 스스로와 자신의 발전을 도우려는 사람들에 대한 받아들임이 필요하다.

> "산을 옮기는 사람은 작은 돌을 나르는 것부터 시작한다." - 공자

자신의 이야기를 재구성해
신념에 반응하기

각자가 가진 신념은 자신의 지배적인 이야기라고 부를 수도 있다. '이야기story'라는 것은 꾸며낸 것이 아니라 상황을 설명하는 방식을 말하는 것이다. 대부분 우리는 자신의 이야기조차 인식하지 못한다. 스스로나 다른 누군가가 의식적으로 내 안의 관심과 자각을 불러일으킬 때까지 대표적인 이야기를 내 안의 유일한 진실로 행동하고 생각한다. 메타인지는 반성을 필요로 하며, 자기 인식을 높이는 데 중요하다.

자신에 대해 생각하기 시작하면 내가 믿고 있는 것이 스스로 생각하는 대표 이야기거나 가능한 이야기 중 가장 사실에 가깝다고 여기는 것이라는 것을 알게 된다. 우리의 뇌는 효율성을 좋아한다. 압도적인 데이터를 처리하는 가장 효율적인 방법은 기존 렌즈의 맥락에서 가장 중요해 보이는 데이터를 선택하여 원래 이야기에 끼어 넣는 것이다. 노벨상 수상자이자 《생각에 관한 생각》의 저자인 다니엘 카너먼Daniel Kahneman은 이야기가 옳고 적당히 충분하다면 대부분 그냥 받아들인다고 말했다.

> 66
>
> 당신의 지배적인 이야기(신념)는 현재 상황에서 당신이 가장 관심
> 이 있거나 해당되는 이야기다.

아마도 당신은 이 이야기에 대해 많은 증거를 가지고 있거나 믿을 만하다고 생각할 것이다. 주변 사람들의 지지도 있을 것이다. 이 중 어느 것도 객관적인

의미에서 최상이거나 가장 사실이고, 유일한 이야기라고 볼 수는 없다. 가장 정확한 것을 대표 이야기로 정하는 것은 별 의미가 없으며, 수용전념치료Acceptance and Commitment Therapy, ACT*를 바탕으로 스스로에게 이렇게 질문하는 것이 좋다.

> 66
> 이야기가 100% 사실이라면 그것이 나에게 도움이 되는 것인가?

신념을 다시 생각한다는 것은 조앤이 그랬고, 브라이언이 해야 하는 것처럼 자신의 생각을 알아차리는 것을 의미한다. 생각이란 감각과 몸이 수집한 데이터를 더 일반적으로 이해하기 위해 스스로에게 하는 설명이다. 그 이상도 그 이하도 아니다. 이러한 생각은 자신이 만들어낸 이야기이며 이는 의식적이고 무의식적인 신념을 기반으로 한다.

신념에 의문을 제기하고 새로운 관점에서 이야기를 볼 때, 다른 설명이 가능하다는 것을 알게 된다. 그런 다음 경험을 재구성reframing할 수 있다. 재구성은 앞으로 나아가는 데 도움이 되는 매우 유용한 도구다. 신념을 가볍고 흥미롭게 유지하면서 다른 어떤 것들이 또 가능할지 즐겨 보는 것이다.

---

* 수용과 마음챙김 과정, 전념과 행동변화과정을 통해 심리적 수용과 유연성을 증진시키는 인지행동적인 치료 방법으로 스티븐 하예스Steven Hayes 박사가 처음 1999년 제시했다. 개인이 내적으로 사용하는 통제 전략을 확인하고 버리기 불편한 생각이나 감정의 존재를 받아들이는 것을 말한다. 어떤 경험이 생길 때 그것과 논쟁하거나 싸우지 않고 그냥 그것을 알아차리고 가치를 둔 결과를 얻게 하는 구체적인 행동에 집중하기 등을 강조한다. 이 이론에서 강조하는 세 가지는 마음챙김, 수용, 전념이 있다. _출처: 박경애(2013), 《아동 및 청소년을 위한 인지행동치료》, 서울, 학지사

조앤의 가면증후군 이야기를 예로 들어보자. 가면증후군에 대한 그녀의 이야기(신념)는 그녀에게 별로 도움이 되지 않는다. 오히려 두려움을 느끼게 하는 것이었다. 그녀는 자신을 추측하는 데 많은 에너지를 사용하고 있었고 주변 사람들의 자신감을 떨어뜨리고 있었다. 가면증후군 이야기를 '나는 끊임없이 배우는 의사가 되기로 선택했습니다'로 재구성하자 그녀는 똑같은 상황에서 힘을 얻었고 에너지를 더 효과적으로 사용할 수 있게 되었다. 갇히지 않고 앞으로 나아갈 수 있게 된 것이다.

도움이 되지 않는 신념을 재구성하는 방법에 대한 몇 가지 예가 더 있다.
- 나는 실패할 것이다 → 나는 스트레스와 위험을 줄이기 위해 열심히 공부해야 한다.
- 상사는 나를 싫어한다 → 나는 다른 상사들과도 관계를 구축할 필요가 있다. 또는 나는 나의 상사와 더 많은 시간을 보내고 그녀를 더 잘 이해할 필요가 있다.

> "
> 신념은 부정성 편향과 무의식적 편향의 대상이 된다.

사람은 이야기로 세상을 이해하며, 진실에는 항상 한 가지 이상의 이야기가 있다. 우리의 뇌는 부정적인 편견을 가지고 있다. 모호하거나 불분명한 정보가 있으면 뇌가 부정적인 쪽으로 방향을 틀 것이다. 신념은 옳고 그름을 증명하려고 존재하는 것이 아니라 도움이 되는 방식으로 작용한다는 점을 아는 것이 보다 유용하다.

신념과 관련해 염두에 두어야 할 두 가지 인간적 요소가 있다.

1. 우리는 실수를 하고 배울 수 있는 무의식적으로 편향된 존재다.
2. 우리는 신념과 편견을 알아차리고 배울 수 있도록 다른 사람들이 필요하다.

이것은 우리가 다른 가능한 이야기들(신념들)을 알아차리고, 통찰을 얻고, 주어진 이야기를 사실로 증명하려고 하기보다 해결책에 집중할 수 있도록 하는 주도적이고 열린 입장이다. 이러한 인간적인 요소를 염두에 두는 것은 개인의 성장과 학습, 협력, 수용과 포용을 가능하게 한다.

> 66
>
> 스스로가 얼마나 나쁘고 잘못되었는지에 대한 이야기를 만드는 것은 좋지 않다.

옳고 그름, 좋고 나쁨에 대한 이분법적 생각을 내려놓을 수 있다면 생각을 재구성하는 데 도움이 될 것이다. 신념을 살아가면서 형성하는 지침으로 생각하고, 그 과정에서 무엇이 나에게 가장 도움이 되는지 배워보자. 초보자의 마음으로 집중해보라. 매 순간이 발견하고 배울 수 있는 새로운 기회다.

이 일을 하는 동안 자기 연민self-compassion이 중요하다. 힘들 수도 있다. 중심을 잡는 데 도움이 되는 짧은 연습을 해보겠다.

• 두 발을 바닥에 대고 편안하게 앉는다.

• 팔과 다리를 꼬지 말고 다리에 손을 편안하게 놓는다.

• 눈을 감거나 시선을 아래로 내린다.

• 호흡에 주의를 기울이고 세 번의 들숨과 날숨을 관찰해본다.

• 당신이 무엇이 되어야 하는지, 무엇이 되지 않아야 하는지에 대한 모든 생
  각에서 벗어난다.

• 당신에게 아무것도 필요하지 않다는 것을 알고 단순하게 숨을 쉬고 안도감
  을 느낀다.

• 눈을 뜨면서 자신의 이름을 크게 말하고 '나는 충분해'라고 말한다.

　　_____ , 당신은 충분해. 나는 충분해.

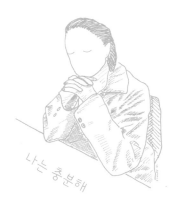

나는 충분해

3. 가치는 나에게 가장 중요한 것이 무엇인지 설명한다

신념과 마찬가지로, 가치value는 처음에 부모님과 주변 사람들, 문화, 역사, 교육, 미디어 등에서 비롯되며, 내가 누구여야 하고 세상에서 어떻게 보여야 하는지를 알려준다. '~해야 한다'는 말은 의무를 의미한다. 자라면서, 여러 가치를 점차적으로 조정해 어린 시절의 가치 중 일부만 남겨둔다. 어른에게 가치는 나를 보는 방식과 세상에 나를 보이는 방식의 핵심이다. 가치는 시간이 지남에 따라 선택되며 정체성의 중심이자 자아의 핵심이 된다.

> ❝
> 당신의 가치에 이름을 붙이고 그것이 당신의 행동과 자아를 어떻게 이끄는지 인식할 수 있는가?

스티브의 이야기	ICU 전문가인 스티브와의 코칭 시간에서 속마음에 대한 질문이 일찍 나왔다. 스티브는 동료들 중 일부

가 좋지 않은 일 후에 그가 한 일에 대한 감사를 요청했기 때문에 화가 났고, 이 때문에 코칭을 찾았다. 감사 후 그의 잘못은 없는 것으로 나타났고 그는 안도했지만 여전히 화가 났다. 직장에서 누구를 믿어야 할지, 그리고 현재 동료들과 계속 일할 수 있을지 고민이 되었다. 내가 그에게 일련의 질문을 했을 때 흥미로운 패턴을 찾을 수 있었다. 그는 자신이 원하는 것에 대한 답을 항상 알지는 못했지만 자신의 삶과 일에서 원하지 않는 것은 분명히 말할 수 있다는 점이었다.

스티브는 12년 동안 함께 일했던 동료들에게 배신감을 느꼈다. 함께 이야기를 하면서 스티브에게 가장 중요한 것은 평판이라는 것을 알게 되었다. 그는 30년 동안 좋은 평판을 위해 열심히 일했는데 이제 크게 손상되었다고 믿었다. 평판이 자신의 삶에서 얼마나 중요한지를 인식하게 되자 스티브는 앞으로 직장에서 안전함을 느끼기 위해 필요한 것이 무엇인지, 동료들과의 관계 측면에서 무엇을 하고 싶은지 또는 하고 싶지 않은지 생각하는 데 도움이 되었다.

스티브는 화를 내고 싶지 않았지만, 솔직히는 이런 자신의 강한 감정적 반응에 약간 혼란스럽기까지 했다. 중요한 가치를 알아차리는 것은 앞으로 그가 무엇에 집중하고 어떻게 행동할지 결정하는 데 도움이 되었다. 그러자 스티브의 부정적인 감정은 사라졌다. 화를 계속해서 억누르고 있었다면 결코 일어날 수 없는 자연스러운 일이었다. 그는 자신에게 가장 중요한 것, 즉 자신이 가치 있게 여기는 것이 무엇인지 명확하게 알게 되자 다시 통제력을 느꼈다.

핵심 가치Core value는 영양을 공급하는 가치다. 같이 지내고 싶은 사람들, 당신에게 시간과 에너지를 주는 것들에 주목하라. 이들은 삶에서 가장 중요한 것이 무엇인지를 설명한다. 가치를 기반으로 사는 것은 정리된 인생을 살게 해준다. 이 상태에서 우리는 쉽게 살 수 있다.

> 66
> 가치에 주의와 인식을 기울이면 자신의 생각과 행동이 되고 싶은 모습으로 연결되도록 당신을 가이드해준다.

가치를 선택하면
그 가치가 당신을 움직이게 한다

여기에 스스로에 대한 인식을 올리고 가치에 집중할 수 있는 팁이 있다. 뭔가를 해야 한다고should 생각할 때마다 그것을 할 수 있다could로 바꿔보자. 그리고 생각이 어떻게 바뀌는지 지켜보자. 관점과 관심이 의무 대신 가능성으로 좀더 개방적으로 바뀌었는가? 해야 한다should는 의무감에 기반한 언어다. 반면에 할 수 있다could는 당신이 선택할 수 있음을 의미한다. 삶에 대해 권한이 있다고 느끼고 주체성이 있을 때, 우리는 가능성과 함께 살아 있고 삶을 통제할 수 있다. 그것을 알아차릴 때마다 '해야 한다should'를 '할 수 있다could'로 바꿔보길 바란다.

> '할 수 있다could'는 사고방식은 '해야 한다should'는 사고방식과 매우 다르다. '해야 한다should'는 당신을 다른 사람들에게 중요한 일을 하도록 가둔다. '내가 무엇이 될 수 있을까Who could I be?'라고 물으면 다른 가능성이 생긴다.

가치는 내가 세상에서 원하는 사람과 세상에 내가 어떻게 보여지길 원하는지에 관한 것이다. 예를 들어, 진실성integrity이 중요하다고 믿는다면 어떻게 행동할까? 진실하게 행동하고 내가 하겠다고 말한 것을 지키겠다라고 할 것이다. 내가 가치 있게 여기는 것이 행동을 이끈다.

사람들을 돕고 싶기 때문에 자신의 일을 소중히 여기는 의사는 부모가 기대했기 때문에 의사가 된 의사와는 사뭇 다른 생각의 틀을 가지고 있다. 전자의 경우는 다른 사람들의 건강을 돕는 데 중점을 두고 있으며 그의 핵심가치는 '기여'일 것이다. 후자의 경우는 충실하고 말 잘 듣는 딸이나 아들이 되는 것이 중요할 수 있으며 그의 핵심 가치는 '가족'일 수 있다. 물론 둘 다 가치 있다. 반드시 둘 다이거나 둘 중 하나일 필요는 없다. 옳고 그름을 따지는 것이 아니라 가치는 개인의 정체성, 결정, 그리고 자신을 보는 방식의 중심이라는 것을 말하고 있다. 우리는 모든 의사가 동일한 가치를 가지고 있다고 생각하면 안 된다. 가치에 대한 이러한 오해는 종종 관계에 방해가 되어 혼란과 갈등을 야기한다.

자신의 가치에 맞게 살 때 우리는 진정성을 느낀다. 어떤 것을 진정성이 있다고 판단할 때 이것이 진짜인지, 또는 진실한지를 평가하게 된다(Beverland and Farrelly 2010). 진정성에 대한 인식은 타인에 대한 판단과 행동에 영향을 미친다(Smith, Newman, Dhar 2016). 가치는 나에게 가장 적합한 활동, 행동, 사람, 습관 같은 것을 찾는 데 도움이 된다. 다른 사람들도 당신의 가치를 통해 당신을 알고 평가할 것이다. 스스로를 잘 알기 위해 가치를 이해하는 것이 중요하다.

나의 가치를 찾는 방법

가장 중요한 가치를 말할 수 있는가? 대부분의 사람들은 건강, 가족, 친구 또는 행복을 언급한다. 가까운 다섯 사람에게 내게 가장 중요해 보이는 것이 무엇인지 묻는다면 뭐라고 답할 것 같은가? 종종 다른 사람들은 우리가 우리 자신을 보는 것보다 더 명확하게 보기도 한다.

3장의 활동 1에서 계획한 이상적인 한 주를 다시 한 번 살펴보자. 무엇에 가장 우선 순위를 두었는가? 왜일까? 이러한 활동은 어떤 가치를 보여주는가?

시간, 에너지, 돈을 사용하는 것을 보면 가치 있게 여기는 것이 무엇인지 알 수 있다. 그러나 주의할 점은 많은 사람들이 진정으로 중요한 것을 피하면서 주의를 산만하게 하는 데 시간, 에너지 및 돈을 소비할 수도 있기에 이는 오해의 소지가 있다. 예를 들어 집에서의 어려움을 피하기 위해 실제로 필요한 것보다 더 많은 시간 동안 직장에 머무르는 경우가 있다. 물론, 열심히 일하거나 의무를 중시하기 때문에 직장에 계속 남아 있을 수도 있지만 말이다. 또는 의무에 따르거나 당신의 가치와 전혀 일치하지도 않고 오히려 불행하고 분개하게 만드는 데도 기본적으로 세팅된 오토파일럿 상태에 따라 그냥 행동하고 있을 수도 있다. 또 다른 예는 극복이나 생존의 수단으로 마약이나 알코올을 남용하는 데 시간과 돈을 쓰는 것이다. 이것들은 회피의 방법이며 정말로 중요한 것을 아는 데 방해가 된다.

활동 7

가치를 알아보는 더 좋은 방법은 최고와 최악의 시간을 되돌아보는 것이다.

1. 직장에서 불리하거나 중대한 사건을 경험했을 때 어떻게 대처했는가?

· 그 당시 가장 중요한 것은 무엇이었는가?

· 지금은 무엇이 중요해 보이는가?

· 후회하는 결정을 내렸는가? 자랑스러운 결정을 내렸는가?

· 당시의 결정 또는 지금의 성찰을 이끄는 데 어떤 가치가 있는가?

당신이 알아차린 것은 무엇이든 기록하고 나에게 중요한 것을 계속 생각해보자.

2. 인생에서 결정이 명확했던 때와 불안했을 때를 생각해보라. 그러한 결정을 내리면서 무엇이 떠올랐는가?

3. 지금까지의 질문이 가치를 알아차리는 데 도움이 되지 않았다면 시간을 들여 10가지 중요 가치를 한 번 적어보라.

가치의 이름을 적는 데 도움이 되도록 James Clear 웹사이트의 다음 페이지에 있는 50가지 공통 핵심 가치 목록을 참고하면 된다. 이 목록에서 나에게 가장 중요한 것은 무엇인가? 내가 누구인지, 어떻게 생각하고 행동하는지 결정하는 것은 무엇인가? 당신은 무엇에 에너지를 쏟는가?

4. 10가지 가치를 적었으면 그중 가장 중요한 5가지를 구분해보자. 어떤 것이 당신을 살게 하며, 당신이 누군지를 설명하는 절대적인 키는 무엇인가?

5. 웨스턴오스트레일리아 대학교University of Western Australia의 온라인 도구를 사용해 메디컬 영역을 넘어 자신의 가치에 대해 알아볼 수도 있다.

https://www.thevaluesproject.com

Authenticity Authority Autonomy

Achievement Adventure Balance

Challenge Boldness Beauty

Curiosity Community

Compassion Competency Determination

Citizenship Creativity

Contribution Friendships Faith Fame Fun

Fairness Honesty Happiness

Humor

Justice Growth Loyalty

Inner Harmony Influence Love

Knowledge Learning

Leadership

Kindness Optimism

Meaningful Work Openness

Poise Pleasure Religion

Respect Reputation

Peace Responsibility Recognition

Popularity

Spirituality Self-Respect Security

Stability Status Success Wealth Service

Trustworthiness Wisdom

스스로에게 가치 있는 것을 명확하게 말할 수 있다면, 당신은 자신의 결정을 이끌 수 있는 명확한 청사진을 가지고 있는 것이다. 이것은 스트레스를 받고 명확하게 생각하기 어려울 때 특히 유용하다. 목적, 신념과 함께 가치는 내가 누구인지, 나의 본질을 설명한다.

> 66
>
> 당신의 가치가 일상 활동에서 살아있을 때 가장 안전함을 느낀다. 자신감을 느낄 수 있고 주체성도 쉽게 찾을 수 있다. 삶이 정돈되어 있고, 마음이 명료하며, 균형감을 느낀다.

ACTAcceptance Commitment Therapy를 확립한 공로를 인정받은 심리학자 스티븐 하예스Steven Hayes는 일단 가치를 확립하면 "그래서 다음은?" 하고 물어보라고 제안한다. 그는 건강하고 명확한 자아의식sense of self을 갖는 데 있어 가치와 행동 사이의 연결이 중요하다고 말한다.

가치를 설정했으면 한 단계 더 나아가보라.

1. 당신은 당신의 삶에서 무엇을 옹호하고 어떤 것이 자랑스러운가?
2. 당신의 가치를 입증하기 위해 어떤 행동을 하겠는가?
3. 당신은 가치에 따라 살기 위해 어떤 선택을 하겠는가?
4. 더 자주 자신에게 진실하려면 무엇이 필요한가?

가치를 알고 그에 충실하게 살 때 강한 목적 의식, 의미 및 성취감을 경험할 가능성이 더 크다. 진정성이 있기 때문에 다른 사람에게 맞추려고 하는 것보다 지속 가능하다. 가치를 알면 왜 이 일을 하는지 안다. 이것은 매우 지속 가능한 삶의 방식이며, 이럴 때 당신의 에너지와 관심은 다시 본인이 중요하게 생각하는 것으로 가기 때문에 선순환이 이루어진다.

> 66
> 자신의 가치와 직장의 가치가 잘 맞을 때, 당신은 일에 더 몰두하고, 적극적인 노력을 기울이고, 동료를 신뢰하게 될 것이다.

자신의 의미와 가치가 동료, 환자 또는 직장과 일치하는 것이 항상 가능하지는 않다. 가치가 맞지 않으면 도덕적 혼란과 번아웃의 위험이 더 커진다. 스스로 가치 있다고 느껴지지 않거나 나의 가치를 존중하지 않는 환경에서 의미와 목적을 도출하고 효능감을 느끼는 것은 더 어렵다.

존의 이야기 | 존은 3차 병원에서 10년 동안 비뇨기과 의사로 열심히 일했다. 수련의들을 지도하고, 각종 위원회에 참여하고, 동료들과 유연하게 협력하며 일들을 처리하고 리소스를 공유했다. 부서의 과장이 은퇴를 발표했을 때 존은 조직 내 다른 사람들로부터 그 역할을 맡아야 한다는 압박을 받았다. 하지만 그는 과장직에 지원하고 싶지 않았다. 그는 곧 집을 떠날 십대 아이들과 함께하는 시간이 소중하다고 생각하고 있었고, 이미 일주일에 60시간 이상을 일하고 있었다.

과장이 은퇴하고 그 자리에 아무도 임명되지 않았을 때 존은 그곳에서 일한 경험과 시간 덕분에 자신이 과장이 되었음을 알게 되었다. 아무도 그와 그런 상황에 대해 논의하지 않았음에도 사람들은 그에게 다양한 회의에 참석하기를 기대하고 문제를 가져오며 잘못된 일에 대해 그를 비난하기 시작했다. 덕분에 존은 죄책감과 분노를 느꼈다. 그는 퇴사를 고려했다. 그는 이전에 직장에서 행복했음에도 불구하고 개인 병원으로 가거나 조기 은퇴를 고민했다. 존은 가치에 대한 도전을 받고 있었다. 어떻게 해야 할까?

존이 그 역할을 개인적으로 가치 있게 여기지 않았음에도 불구하고 비뇨기과 과장이 되어서 그는 분하다고 느꼈다. 더 많은 시간을 일해야 하고 더 많은 행정업무를 해야 하며 환자를 볼 시간은 줄어들고 가족과 보낼 시간도 줄어든다. 이런 상황에서 존은 가족이라는 자신의 핵심 가치를 외면하게 된 것이고 그 결과 번아웃, 스트레스, 갈등, 피로, 실수의 위험이 더 커질 것이다. 이것은 존뿐만 아니라 그의 환자, 동료 및 가족에게 부정적인 결과를 초래할 수 있다.

존이 '가족'이라는 가치에 초점을 맞추고 조금 더 명확하게 표현한다면, 그는 아버지로서의 자신의 역할과 아이들이 어떤 점을 원하는지 생각해볼 수 있었다. 그렇게 하면서 그는 정신적 에너지와 가족이라는 자신의 가치에 더 많은 관심을 기울일 수 있고, 결국 무엇이 중요한지 알아차릴 수 있었다. 존은 자녀들과의 유대감으로 활력을 느낄 것이며, 또한 직장 내 동료들과의 관계에서 보다 명확하고 건강한 경계를 설정할 수 있을 것이다.

> "
> 자신의 가치를 외면하면 상처가 남는다.

핵심 가치가 무엇인지 그리고 그것이 왜 필요한지를 아는 것은 목표를 달성하는 데 도움이 되며, 따라서 더 많은 성취로 이어질 수 있다. 중요한 점은 자신이 가치 있게 여기는 것과 진정으로 관심 있는 것을 명확히 할 수 있다면 앞으로 나아갈 길을 더 잘 찾을 수 있다는 것이다.

> 때로는 장기 또는 단기 목표를 위해 한 가치를 다른 가치보다 우선시해야 한다.

의사가 되거나 6년 이상 소요되는 수련과정에 참여하는 것 등의 장기적인 목표를 설정하고 있다면 왜 그 일을 하는지 이해하면 노력을 지속하는 데 도움이 될 것이다. 그렇지 않으면 당신은 인생의 많은 부분을 포기하게 된다.

신념과 가치가 무엇인지 확립하는 데 도움이 되는 많은 방법이 있다. 여기에 나온 내용으로 인해 힘들었다면 주위에 도움을 요청해보라. 이 경험을 신뢰할 수 있는 사람과 공유해보고 코치나 심리학자를 만나볼 수도 있다. 이 과정이 의사로서의 지속적인 웰빙과 성과의 중심임을 기억한다. 자기 자신과 내게 필요한 것을 아는 것은 삶을 잘 사는 데 핵심이다.

> 핵심 가치는 목표에 이르는 동기로 사용할 수 있으며 이는 성취감의 핵심이다.

의사들은 종종 나에게 어떻게 스스로 동기를 부여할 수 있는지 묻는다. 나는 그들이 생각하도록 돕기 위해 환자들에게 어떻게 했는지 물어본다. 환자가 체중 감량, 금연 또는 근무 시간을 단축하도록 동기를 부여하는 방법은 무엇인가? 그 사람이 정말로 그것을 원할 때 더 쉽지 않은가? 심장마비를 겪은 7명 중 1명만이 의사가 권장하는 생활방식으로 바꾼다. 습관이 자신의 생명을 위협해도 습관을 바꾸는 것은 어렵다. 그만큼 바꾸기 힘들다. 변화 이면에 진정으로 중요한 것을 찾으면 도움이 된다. 결혼식과 같은 큰 행사가 임박하면 사람들이 얼마나 체중을 잘 줄이는가?

사람들은 종종 "나는 동기부여가 되지 않는다."라고 말한다. 동기Motivation 란 감정적인 상태다. 따라서 변덕스럽다. 올바른 동기부여를 기다리는 것은 어리석은 일인지도 모른다. 결국 자신이 중요하게 생각하고 관심을 두는 것부터 시작하는 것이 좋다. 자신에게 의미 있는 일을 하면 감정이 변한다.

> 시간을 내어 자기 자신, 특히 자신의 가치를 이해한다면 동기를 만들고 유지할 수 있다. 이것은 가장 중요한 것이다.

목표를 정하고, 우선순위를 결정하고, 곧바로 움직이고 싶을 수 있다. 이것들은 모두 당신의 생각을 행동으로 발전시키는 데 유용한 과정이지만 그 기저에는 당신의 신념과 가치가 있다. 당신이 자신의 신념과 가치를 이해하지 못한다면, 그것들이 우리의 주의와 인식을 지속적이며 무의식적으로 이끄는 방식에 의해 제한을 받을 수 있다. 속도를 늦추고 무엇이 당신을 먼저 움직이는지 이해하는 것이 중요한 이유다.

> 가치 기반 행동은 가장 중요한 일에서 능력을 발휘한다. 자신감은 자연스러운 결과다.

자신감은 의도를 실현하는 행동에서 나온다. 능력을 개발하고 성취를 달성하면서 자신감이 커진다.

4. 의사 역할(role)은 자기 자신(self)의 한 부분일 뿐이다

> 당신은 당신의 역할이 아니다. 역할은 당신의 한 부분일 뿐이다.

의사 역할을 한다고 해서 동시에 다른 역할을 맡는 데 제한이 있는 것은 아니다. 예를 들어 딸, 고모, 농구 코치, 철인 3종 경기 선수, 위원회 위원, 교사, 멘토. 목록은 끝이 없다. 각각의 역할은 당신 자신의 다른 자질이나 차원을 보여줄 수 있으며 그 어떤 것도 당신의 전체 모습과 반드시 같지는 않다.

20세기가 지나도록 의사는 자신과 역할을 분리하도록 요구받았다. '환자에게 감정을 나타내지 말아라. 감정은 침착하고 명료한 상태를 유지하는 능력을 방해할 것이다'라는 조언이 널리 받아들여졌다. '환자와 거리를 유지하고 자신에 대해 너무 많이 공유하지 말아라'는 주니어 의사에게 너무 당연한 조언이다.

모든 역할에서 보이는 모습은 상황에 따라 다르고 상대적이다. 심리적 안전의 수준이 다를 것이고 그 결과 다양한 역할에서 자신의 모습을 보여주는 정도가 다를 것이다.

역할은 자기 자신이나 다른 사람들에 의해 암묵적으로 주어진다. 예를 들어, 누가 말하지 않았는데도 전문가 개발 워크숍에서 리더의 역할을 맡을 수 있다. 어떤 사람들은 존처럼 공식적으로 조직에서 리더의 역할에 있지 않더라도 리더인 것처럼 보일 수 있다. 수락할 수도 있고 수락하지 않을 수도 있는 암시적 역할인 셈이다. 물론 지원 후에 공식적인 역할을 맡을 수도 있다.

역할은 사회적으로 정해지며 그 안에 다른 사람들이 인식하는 행동 패턴이 있다. 역할에 대한 행동과 기대는 일반적으로 외부 요인(예: 직업 설명 또는 대학 지침)에 의해 설명된다. 이런 행동과 기대는 대개 집단적으로 받아들여지고 동의된 결과다.

예를 들어, 당신이 지도하는 수련의들은 당신이 감독하는 범위 안에서 활동할 수 있다. 그들은 당신이 감독자로서 일하는 능력 수준을 평가할 것이라는 점을 인정한다. 역할은 일반적으로 상호보완적이다. 예를 들어, 당신이 의사의 역할을 하려면 다른 누군가가 환자의 역할을 하는 데 동의해야 한다. 교사의 역할을 하려면 다른 누군가가 기꺼이 학생의 역할을 맡아야 하는 것처럼 중요하다.

역할이 명확하지 않거나 구성원이 동의하지 않는 상황을 경험했을 수 있다. 이는 지속 가능한 상태가 아니며 많은 갈등, 저항, 시간 및 에너지가 포함될 수 있다. 역할을 명확하게 하는 것은 효과적인 팀워크에서 중요하며 성과 및 웰빙 측면에서 자기인식에 영향을 준다. 이 책에서 우리가 하고 있는 모든 작업과 마찬가지로 역할과 그에 따른 기대치를 명확히 하는 것이 중요합니다.

직장에서 당신의 역할은 잠재적으로 당신일 수도 있지만 반드시 그런 것은 아니다. 당신은 당신의 역할과 같지 않다.

- 의사로서의 당신은 당신의 전체 또는 일부만을 설명하는가?
- 의사로서 직장에서 당신의 역할을 설명하기 위해 어떤 단어를 사용하겠는가?

다음은 의사들이 치료사, 과학자, 해결사, 조력자, 전문가 등 자신의 역할을 설명하기 위해 수년 동안 내게 표현한 몇 가지 단어들이다.

- 이 중 마음에 드는 것이 있는가?
- 당신의 의사 역할에 대한 이러한 표현에 어떻게 반응하겠는가?

> 66
>
> 자기 자신은 경험, 에너지, 가치 및 신념의 총합이다.

자기 자신은 스스로 결정한 나의 본질이다. 관련 있는 것, 하는 일, 그리고 세상에 보이는 방식에 의해 결정된다. 여기서 핵심은 자신이 하는 역할로 스스로를 제한하지 말고 자기 자신에 대해 잘 아는 것이다.

자기 결정적인 자아는 당신을 독특하게 만들어준다. 당신이 재미있거나 용감하거나 유능한지 말하는 것은 경험을 받아들인 내면세계에서 나온다. 누구나 자신의 모든 역할에서 무언가를 자신으로 가져간다. 이것을 알아차리는 것은 중요하다. 인식과 해석은 나의 신념과 가치, 그리고 관심과 자각이 어디에 있는지에 따라 달라진다.

> 66
>
> 자기 자신과 의사로서의 역할이 겹치거나 합쳐진다. 역할 속에서
> 자기 자신을 잃을 수도 있다.

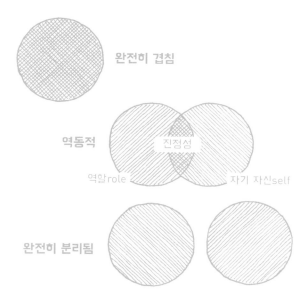

이 이미지는 자기 자신과 역할의 역동적인 특성을 보여준다. 당신의 작업 환경은 의사의 역할에 당신의 기대와 생각을 넣어버린다. 당신은 의식적으로든 무의식적으로든 자의식sense of self, 자기감을 가져온다. 첫 번째 이미지와 같이 역할과 자신이 완전히 겹치는 것을 경험할 수 있다. 또는 세 번째 이미지와 같이 전체 연결이 끊어질 수도 있다. 두 위치 모두 고유한 위험과 잠재적인 이점이 있다.

자기 자신과 역할을 완전히 분리하는 전략이 일부에게는 효과가 있었지만 많은 사람들에게는 이러한 분리를 유지하는 데 또 에너지가 든다. 일부 의사는 전문가라면 감정을 문 앞에 두고 와야 한다고 생각한다. 이것은 자신과 역할 분리의 한 버전이다. 이런 분리를 어떤 의사는 영혼을 파괴하는 것이라고 하고 어떤 의사는 당연한 일이라고 말한다. 자기 자신을 역할에 거의 드러내지 않는 의사는 동료나 환자들에게 신비롭고 냉담하거나 단절된 것처럼 보인다. 그 결과 신뢰 관계나 심리적 안전 수준은 낮게 유지될 수밖에 없다. 사람은 생각만큼 감정을 통해 서로 연결되기 때문이다.

마찬가지로, 자신의 역할과 자기 자신이 완전히 일치한다면(윗쪽 이미지에서와 같이) 자기를 잃어버릴 수 있다. 예를 들어, 한 병원에서 40년 동안 주당 70시간을 일한 후 퇴직하는 의사는 자신의 역할과 분리된 자신을 상상하기 어려울 수 있으며, 은퇴는 극심한 정체성 위기를 초래할 수 있다. 제대하던 한 군의사가 제복 없이는 자기가 누군지 모른다고 했던 말이 기억난다.

분리된 위치(아래쪽)는 일반적으로 방어 반응이다. 이렇게 일을 하는 사람은 심리적 안정에 대해 어느 정도 걱정을 하고 있을 가능성이 높다. 이 위치는 일반적으로 오래 지속되지 않는다. 약간이라도 자기와 역할이 겹칠 때 보다 지속 가능하다. 자신의 가치와 의미를 역할에 맞출 때 진정성을 느낄 수 있다. 역할, 일, 팀 또는 환자에 대해 약간의 개인적인 연결을 느끼는 것만으로도 좋아진다. 당신의 역할을 넘어 일에 대해 가치 기반 연결을 찾을 것을 추천한다. 겹치는 부분이 아무리 적더라도 당신의 일을 더 의미 있고 지속 가능하게 만들 것이다.

| 브랜든의 이야기 | 브랜든은 병원에서 여러 부서의 의료 책임자에게 연구발표에 대해 설명했다. 발표는 대면으로 진행되었으며 전문 분야였기에 그에게 중요했다. 브랜든은 자신의 분야에서 기술과 지식을 갖춘 소수의 사람 중 한 명이다. 환자와의 대면에서 적용할 수 있는 여러 기술을 설명하는 전문가로서 거만하게 들리지 않게 선배의사들에게 설명했지만, 발표 후 그는 불안감을 느꼈다.

발표가 끝난 뒤, 브랜든은 몇몇 사람들이 전화와 줌을 통해 그 발표를 들었다는 것을 알았지만 어떤 사람들이 자신의 발표를 듣고 있었는지 정확히 몰랐다. 병원장님이 듣고 계신 줄 알았다면 이런 식으로 발표하지 않

았을 것이라고 말했다. 조금 더 긴장하고 '보다 전문적으로' 발표하려 노력했을 것이라 했다. 수석 의료 책임자가 참석한 것을 알았다면 같은 방식으로 발표하지 않았을 것이라고 후회했다. 하지만 병원장은 브랜든의 발표 그대로를 좋아했고 그에게 전화를 걸어 격려했다.

브랜든은 자신이 말하는 방식에 진정성이 있다는 것을 알았다. 또 다른 사람들이 공감하게 하기 위해 말하는 방법을 바꿀 필요가 없다는 것을 배웠다. 그는 자신이 예상했던 것보다 잘 할 수 있다는 것을 알았다. 코칭은 자신의 일에 집중하는 그의 인식을 높였다. 브랜든은 이번 기회를 통해 자신이 무의식적으로 더 전문적으로 보이려고 하는 습관이 있다는 것을 알게 되었다.

의사들은 종종 동료들이 자신을 어떻게 생각하는지에 대한 걱정을 표현한다. 어떤 사람들은 너무 거만하거나 자신감이 넘쳐 보이는 것에 대해 걱정하고, 어떤 사람들은 자신이 충분히 자신감이 없는 것처럼 보이는 것에 대해 걱정하곤 한다. 당신만이 올바른 균형을 찾을 수 있다. 팽창된 자아와 수축된 자아는 모두 자기 자신과 역할의 균형을 유지하는 데 문제가 될 수 있다. 당신의 자아는 자기 자신을 보호하는 데 관여하며 당신이 가치 있고 인정받고 칭찬받는 것을 중시한다. 자기 인식을 키울수록 에고와 내면의 비평가와 현명하게 협력하는 데 익숙해질 것이다. 자기 자신과 역할은 매우 역동적이며 자기를 표현하는 것은 심리적 안전에 크게 좌우된다는 것을 기억하라.

당신의 역할과 자기 자신에 대한 인식이 겹치는 부분이 진정한 자기라고 할 수 있다. 적정한 수준의 진정성을 유지하는 것은 유기적이며 매우 역동적이다. 3장과 4장에서 논의한 모든 것과 마찬가지로 내부 환경에 대해 더 많이 알수록 자신을 더 잘 조절할 수 있고, 결과적으로 당신을 필요로 하는 사람들을 더 잘 도와줄 수 있다. 이것은 당신이 의사의 역할에 당신 자신을 충분히 가져올 수 있도록 도와준다. 이러한 방식으로 자신을 계발하기 위해 신뢰할 수 있는 사람인 코치와 스스로를 성찰하는 것은 강력하고 광범위한 프로세스가 될 수 있다.

> 66
>
> 자기 조절과 깊은 이해를 바탕으로 하면 당신의 역할을 어떻게 할 지 달라진다.

요약

의료 교육은 역량 기반이며, 의사가 되기 위해 교육을 받는 사람 자체를 이해하는 데 거의 시간이나 에너지를 투자하지 않는다.

> 66
>
> 의사도 사람이라는 것을 무시하는 것은 좋지 않은 전략이며 항상 당신의 욕구와 거부의 충돌이 행동을 일으키는 계기가 된다.

내가 누구인지 알아내는 것은 평생의 프로젝트다. 자아의식Self of sense, 자기감을 개발하는 것은 가치를 확립하고 고유한 정체성을 형성하는 것을 포함한다. 즉, 부모로부터 자신을 분리하고, 다른 사람들이 당신에게 꼭 해야 하고 되어야 한다고 말하는 것과 상관없이, 당신이 스스로 원하는 것을 명확히 하는 것이다.

신념, 가치 및 목적을 아는 것은 당신이 의지할 수 있는 내부 기반을 만든다. 마음챙김과 연민으로 자신의 목소리에 귀를 기울여보라.

이렇게 함으로써 내면세계에 대한 친밀한 이해를 만들고 주체성을 촉진해 당신이 사랑하는 일을 더 많이 할 수 있도록 돕는다.

당신이 자신과 따뜻한 관계를 맺고 자기 자신의 필요, 욕구, 혐오 및 의미 형성에 깊이 동조할 때, 당신의 영향력과 다른 사람들과의 관계는 긍정적으로 변화한다. 이러한 일들은 PERMA의 다른 네 가지 요소(긍정적 감정, 몰입, 좋은 관계, 성취)가 생존이 아닌 더 많은 일을 하도록 촉진해 당신이 번창flourish할 수 있도록 돕는다.

자신을 알기 위한 행동지침

1. 의미 있게 집중할 수 있도록 자신이 추구하는 바를 이해해보라. 이것이 당신의 목표다.

2. 주요 신념을 발굴하고 이름을 정하라. 어떤 것이 당신에게 잘 맞는지 결정해보라. 어떤 것은 놓아야 할 수도 있다.

3. 핵심 가치를 찾아라. 목표와 함께 이들은 당신의 가이드다.

4. 가치 기반 결정을 내리고 인지 부조화의 양을 줄여보자.

5. 당신의 가치와 목표에 부합하는 행동을 할 수 있도록 도움이 되는 습관과 신뢰할 수 있는 사람들을 모아보라.

6. 연습하라! 연습이 우선이다. 자신감은 연습의 결과로 자란다.

7. 자신의 역할을 자기 자신과 구별되는 것으로 인식하는 연습을 하라. 겹치는 부분의 동적인 특성을 관찰해보자. 당신의 역할에서 진정성을 느낄 수 있도록 겹치는 부분이 충분히 있는지 확인해보라.

05

스트레스 줄이기

**나오미의
이야기**

나오미는 종합병원 산부인과 레지던트이다. 그녀는
수련 프로그램의 일환으로 6개월마다 병원을 옮겼다.

한 번에 몇 주 동안, 그녀는 남편과 어린아이들과 떨어져 있었고, 자신의 목표인 전문의 과정에 집중했다. 그녀가 지방 병원 로테이션에 막 도착해 3개월 앞으로 다가온 시험공부를 하고 있을 때 그녀와 만났다. 도시에 있는 병원에서 근무하던 동안, 상사는 그녀가 함께 일했던 동료의사들의 피드백을 전달해주었다. 대부분의 피드백은 좋은 내용이었지만 그녀가 아직 전문가처럼 행동하지 않고 있으며 자신감을 가지고 일할 필요가 있다는 일부 의견도 있었다.

익숙한 동료도 없고, 지역이나 병원 과정에 대한 지식도 없고, 지원 네트워크도 없는 새 병원으로 옮기는 것은 매번 스트레스였다. 나오미는 새로운 로테이션에 불안감을 느꼈다. 또 직전의 피드백은 그녀를 혼란스럽게 했고 마음을 괴롭히고 있었다. 그 피드백은 모호했고 구체적인 예시도 없었기 때문이다.

그녀는 혼자서 야간 교대를 시작했다. 두세 시간 동안 세 명의 여성이 출산했고, 두 명은 합병증을 가지고 있었고, 그중 한 명은 쌍둥이를 가지고 있었다. 그녀는 새 병원에서 일하는 동료들을 만난 적이 없었지만, 이날 밤 그녀는 분명히 누군가에게 전화를 걸어야 했다. 하지만 지금 그녀는 이렇게 일찍 도움을 요청한다면 자신이 어떻게 보일지에 대해 생각하고 있었다.

며칠 후 우리가 만났을 때, 나오미는 의심과 불안으로 골머리를 앓았고, 극도로 피곤해했다. 그녀는 "만약 내가 시험을 통과하지 못하면, 나는 무엇을 할지 모르겠다."라고 말했다. 그녀는 병원에서 전혀 지원을 받지 못했다.

레지던트로서 역할은 그녀의 나머지 삶과, 스스로를 압도하고 있었다. 그녀는 자신의 환경에서 생긴 스트레스 요인을 내부 스트레스 반응과 분리하는 것을 배울 필요가 있었다. 그러고 나서야 그녀는 자신의 상황을 개선할 수 있었다.

스트레스와 스트레스 요인 구별하기 ☺ ☹ ☹

의사가 되는 것은 많은 스트레스를 수반한다. 스트레스를 일으키는 요인 stressors을 신체의 스트레스 반응과 구별하는 것은 단순히 스트레스를 받는다고 생각하는 것보다 훨씬 더 효과적으로 대응하는 데 도움이 된다. 나오미의 경우, 모호한 피드백을 스트레스 요인으로 파악한 것이 우리의 코칭에 도움이 되었다. 그녀가 새로운 병원의 사람들과 절차를 알게 되면서 새로운 병원에 대한 스트레스 요인이 빠르게 변했다는 것을 인지하는 것도 마찬가지였다. 스트레스를 유발하는 구체적인 요인을 인지하고 이름 붙이는 것이 그녀의 스트레스 반응에 큰 차이를 만들었다.

이 장에서는 스트레스 반응과 그 반대의 이완 반응을 검토할 것이다. 우리는 자기 인식과 자기조절 기술을 향상시키는 방법을 더 자세히 살펴보고 스트레스를 더 잘 관리하도록 도울 것이다.

> 66
> 스트레스의 생리에 대해 안다고 해서 항상 자신의 삶에서 스트레스를 잘 관리하는 것은 아니다.

스트레스 요인은 스스로 관리해야 한다

스트레스를 효과적으로 관리한다는 것은 스트레스를 느끼게 하는 원인들, 즉 스트레스 요인stressors을 구분할 수 있다는 것을 의미한다. 어떤 요인들이 당신에게 스트레스를 주는지는 독특하고 개인적인 것이다. 같은 요소가 옆에 있는 사람에게는 스트레스를 주지 않을 수 있다. 스트레스에 대해 일반적인 용어로 말하는 것은 대응 방법을 아는 것에 특별히 도움이 되지 않는다.

예를 들어, 나는 고양이가 내 옆을 지나가면서 다리에 문지르면 엄청나게 스트레스를 받는다. 많은 사람들은 내가 작고 친근한 동물에 의해 스트레스 받는 것을 우습게 생각한다! 고양이는 나에게는 스트레스 요인이지만 대부분의 다른 사람들에게는 아니기 때문이다. 만약 고양이가 다가온다면, 나는 바로 스트레스를 받는다. 긁히는 것에 대한 과거 이야기를 떠올리고, 스트레스 반응을 유발한다. 다른 사람이 어떻게 생각하든, 나의 이성적인 마음이 어떻게 생각하든, 여전히 고양이가 있으면 스트레스를 받는다.

고양이 자체는 스트레스가 아니지만 스트레스 반응을 촉발시키고, 그것에 주목하는 것 때문에 나의 내면을 변화시킨다. 이런 스트레스 반응은 경험에서 비롯된 고양이에 대한 생각에서 비롯된 것이다. 한편 다른 사람들에게, 고양이는 스트레스 반응과 반대되는 이완 반응을 일으키거나 어떠한 변화도 일으키지 않을 것이다. 이때 스트레스 요인에 이름을 붙이면 행동에 집중할 수 있고, '반응reactive'하는 대신 '대응response'할 수 있다.

삶에 어떻게 대응하는지, 그것에 대해 어떻게 생각하는지는 당신의 성과와 웰빙에 영향을 미친다. 이 요소들은 밀접하게 연관되어 있다. 스트레스 요인에 대해 생각하는 방식에 따라 성과와 행복을 좌우할 수 있기 때문이다. 하지만 이러한 사고 패턴이 항상 의식적인 것은 아니다. 무슨 일이 일어나고 있는지 인지하기 훨씬 전에 자동으로 뇌에 의해 촉발될 수 있다. 또한 무력해질 때 생각이 왜곡될 수 있고(3장의 HALLTS를 기억하라) 스트레스를 쌓아두는 것에 한계가 생길 수 있다.

> 66
> 스트레스 요인을 알아차리고 이름을 붙이면, 스트레스 요인을 제거하거나 관리하는 작업을 하는 데 도움이 된다. 스트레스 요인을 관리하려면 숙련된 내부 대응이 필요하다.

스트레스 요인을 알아차리면 효과적으로 대응할 수 있고, 성과와 웰빙에 영향을 줄 수 있는 기회를 창출할 수 있으며, 균형 감각과 번영to thrive의 기회를 얻을 수 있다.

스트레스가
반드시 나쁜 것은 아니다

스트레스 그 자체는 나쁘지 않다, 사실 그것은 적절한 선을 유지한다면 믿을 수 없을 정도로 유용하다. 스트레스에 대해 생각하는 또 다른 방법은 '활성화되었다activated'고 생각하는 것이다.

2015년 남아공 제이베이 오픈 월드 서핑 리그에서 세계 챔피언 서퍼 믹 패닝Mick Fanning이 상어와 싸우는 모습이 나왔을 때, 그의 몸이 완전히 활성화되었다activated는 것을 알 수 있었다. 상어가 그곳에 있다는 것을 의식하기 전에, 그의 뇌는 이미 스트레스 반응을 일으켰다. 더 많은 피가 근육으로 향했고, 정신은 집중하기 시작했고, 심장과 폐는 최대 용량으로 일하고 있었다. 또한 소화 및 생식 시스템은 정지되었고 시력과 청력은 자동적으로 향상되었다.

믹의 몸은 이미 활성화되어, 대회에서 서핑을 하고 있는 상태였다. 하지만 노련한 세계 챔피언으로서, 그는 이런 활성화에 대해 인식하지 못했을지도 모른다.

상어가 믹의 보드를 한 대 때리자, 그의 몸은 순식간에 스트레스 반응 활성화 수준을 높였다. 상어는 당시 그에게 어떤 것보다 훨씬 더 위협적인 스트레스 요인이었다. 그의 자율 반응은 전두엽의 느린 의식 과정이 할 수 있는 것보다 훨씬 더 효과적으로 그를 살아남게 했다.

이러한 활성화는 생존에 대한 높은 수준의 위협에 대응하기 위해 빠르고, 자동적으로 그리고 강력하게 일어났다. 1분 후, 무사히 구조 보트를 탔을 때, 믹은 아드레날린이 솟구치는 바람에 몸을 떨고 있었다. 생존에 대한 이런 종류의 위협은 인간을 즉시 활성화시키는데, 여기서 우리의 생리적인 기준선으로 돌아오는 데 몇 분에서 몇 시간까지 걸린다.

당신의 몸은 물속에 상어가 있는 것처럼 활성화되는 경우가 얼마나 있는가? 만약 몸이 계속해서 스트레스 반응을 유지하고 있다면, 균형감을 얻기가 어려울 것이고, 자신의 삶에서 주체성을 위한 에너지를 갖기 어려울 것이다. 이것은 지속 불가능한 상황이고 당신과 당신의 환자들을 위험에 빠뜨린다. 스트레스 반응의 만성적인 활성화는 당신을 망가뜨리고 명확한 사고를 불가능하게 한다.

우리들 대부분은 삶에서 스트레스를 받는 경험을 적절한 도구와 지원으로 성공적으로 통합할 수 있다. 감사하게도, 믹은 살아남았고 올바른 도구와 지원을 가진 사람이 스트레스를 받는 사건을 어떻게 삶에 통합할 수 있는지를 분명히 보여주었다. 스트레스를 받는 감정이 어떻게 다르게 발전할 수 있는지를 보여주는 명확한 예다. 스트레스를 해소하며 우리의 삶에 통합될 수도 있고, 아니면 만성적인 문제로서 계속될 수 있다. 스트레스 요인은 단지 당신이 스스로에게 하는 이야기 때문에 계속되는 문제일 뿐, 그것이 실제 존재하는 문제는 아니기 때문이다.

> 66
>
> 당신의 내적 환경(믿고, 가치 있게 생각하며, 관심을 기울이는)을 인지하는 것은 당신이 경험하는 것이 얼마나 스트레스가 될지에 영향을 미친다.

어떤 것이 당신의 스트레스 반응을 유발하는지 아닌지는 시간이 지남에 따라 바뀔 수 있으며, 그것은 맥락에 따라 다르다. 동일한 트리거가 동일한 사람에 대해 어떤 때에는 스트레스가 되나, 다른 때는 아닐 수 있다.

몸은 스트레스 요인에 대한 단 하나의 생리적 반응을 가지고 있다

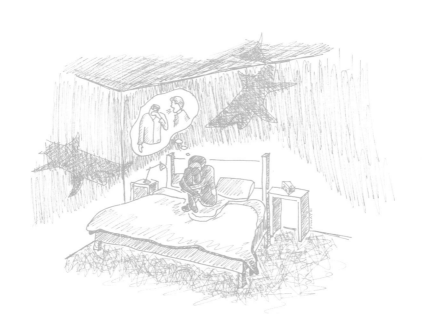

몸은 오직 하나의 스트레스 반응을 가지고 있다. 똑같은 일련의 신경 화학 물질, 호르몬 그리고 생리학적 변화가 당신에게 스트레스를 주는 모든 상황에서 일어난다. 만약 침대에 누워 상어가 당신을 공격하는 꿈을 꾸면, 몸은 그것이 실

190

제로 일어나는 것과 같은 방식으로 활동할 것이다. 또한 만약 직장에서 상사가 당신을 당황하게 만든다면, 당신의 몸은 똑같이 반응할 것이다. 마찬가지로 만약 당신이 전에 한 번도 해보지 않은 시술을 해야 한다면, 그것 역시 똑같은 스트레스 반응을 활성화시킬 것이다.

> 스트레스에 대한 생리 반응은 당신이 상상하든, 예상하든, 기억하든, 혹은 실제로 무서운 사건의 한가운데 있든 똑같다.

일단 삶에서 스트레스 요인을 알아내면, 당신은 그것에 대해 무언가를 할 수 있다. 스트레스 요인에 대해 구체적으로 말하는 것은 중요하다. 일반적으로 스트레스를 받는다고 말하는 것은 상황을 개선하기 위해 무엇을 할 수 있는지 알려주지 않는다. 빅터 프랭클은 아우슈비츠 수용소에서 언젠가 다시 아내를 만나겠다는 희망에 집중함으로써 스트레스를 해소했다. 믹 패닝은 상어에 대해 가능한 한 많이 배우면서 상어 공격에 대한 스트레스를 관리했다.

삶에서 스트레스 반응을 유발하는 특정한 스트레스 요인을 말할 수 있는가? 가능한 한 구체적으로 말해보라. 당신은 어떻게 대응하고 싶은가? 당신이 선택할 수 있다.

> 첫 번째 단계는 삶의 스트레스 요인과 스트레스를 받은 경험을 구별하는 것이다. 당신에게만 특별히 스트레스를 주는 것이 무엇인지 알아보자.

아마도 당신은 병원에서 봐야 할 환자의 수, 주눅 들게 하는 선배 의사, 당신이 쉽게 해결책을 내놓지 못할 때 불만스러워하는 간호사NUM-Nurse Unit Manage, 12시간 교대 후 저녁 메뉴 고민, 당신의 직업을 유지하기 위해 거쳐야 하는 면접 과정, 또는 어린아이에게 캐뉼라를 삽입하는 것 등으로 스트레스를 받고 있을 것이다. 혹은 응급실에서 스트레스를 받았거나 너무 환자가 많아서 잘못 진단하지는 않았는지 등에 스트레스를 받고 있을지로 모른다.

> 66
> 당신의 삶에는 수천 가지의 잠재적인 스트레스 요인이 있다. 구
> 체적으로 이름을 붙이는 연습을 하라.

스트레스를 인식하는 것
스스로에게 하는 이야기

스트레스에 대한 잘못된 반응은 치명적일 수 있다. 사실, 몇몇 연구원들은 웰빙의 관점에서 스트레스에 대한 우리의 믿음이 스트레스 요인보다 더 중요할 수 있다는 것을 발견했다. 켈러, 리젤만, 위스켓 등Keller, Litzelman, Wisket et al, 2012은 1998년과 2006년 사이에 미국 사람들의 대표적인 표본을 조사했다. 이들은 국민건강조사 인터뷰와 국민사망지수를 살펴 스트레스 양이 한 사람의 삶에 미치는 영향, 스트레스가 건강에 어떤 영향을 미치는지에 대한 인식을 재고하고 조기 사망자를 파악했다.

그들은 많은 양의 스트레스와 스트레스가 건강에 부정적인 영향을 미친다는

인식 자체가 조기 사망 위험을 43% 증가시킨다는 것을 발견했다. 중요한 것은, 삶에서 많은 스트레스를 받았지만 그것을 해롭다고 생각하지 않았던 사람들이 스트레스를 받은 사람들보다 더 일찍 죽을 가능성이 적다는 사실을 발견했다는 것이다. 특히 스트레스가 높지만 이에 대한 부정적인 인식이 없는 사람들은 조기 사망 위험이 가장 낮았다.

> 66
> 스트레스와 관련된 원인으로 조기 사망하는 가장 큰 위험 요인은 스트레스가 몸에 나쁘다는 인식을 갖는 것이다.

활동 ❽

1. 특정 스트레스 요인을 인식하는 방법을 배운다. 스스로 알아채고 이름을 지어주자.

2. 신체의 스트레스 반응을 활성화activation라고 표시하는 연습을 해보자. 표현하는 방식이 중요하다. 스스로에게 "스트레스를 받는다"는 말 대신 "나는 활성화된 상태"라고 말하는 동안 어떤 일이 일어나는가? 다른 감정이나 생각이 드는가?
당신은 희생자나 덫에 걸린 느낌보다 주체성과 자유 선택을 가진 느낌을 더 좋아하는가?

3. 다음 일주일 동안 스트레스에 대해 말하고 있는 스스로를 알아챌 때마다 '스트레스 받은stressed'을 '활성화된activated'으로 바꾸어 말해보라. 호기심을 가지고, 주의를 기울여, 뭐가 달라지는지 관찰해보자.

활성화의 최고점 찾기

여키스와 도드슨Yerkes and Dodson은 1908년 중압감과 성과의 관계를 설명하기 위해 스트레스 곡선을 처음 기술했으며, 각성arousal이 성과를 증가시키지만 일정 수준 이상에서는 오히려 감소시킨다는 것을 증명했다. 즉, 더 많이 각성된다고 더 좋은 것이 아니다. 과도한 스트레스는 당신의 내부 시스템에 부담을 준다. 물론 너무 스트레스가 없으면 에너지를 생성하고 집중하는 것을 어렵게 만들 것이다. 따라서 최고의 상황은 '적절한 스트레스 – 활성화 – 성취'이다.

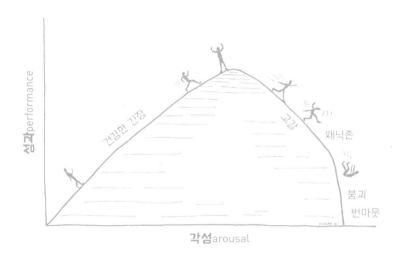

스트레스 곡선에서 당신의 위치는 활동에 따라 달라질 것이다. 만약 당신이 새로운 일을 하고 있다면, 오랫동안 스테미나가 필요한 일을 하고 있을 때만큼 많은 활성화(스트레스)가 생기지 않을 가능성이 높다.

예를 들어, 외과 수련의사로서 새로운 수술 기술을 배우는 데 많은 활성화가 필요하지 않을 것이다. 그 활동이 새롭고 아마도 환자 안전에 관련되어 있기 때문에 자연스럽게 집중할 수 있기 때문이다. 하지만 만약 당신이 상사에게 겁을 먹고 이것이 스트레스 반응을 촉발시킨다면, 쉽게 당황하고 압도되어 스트레스 곡선의 꼭대기까지 스스로를 밀어붙이고 성과를 떨어뜨릴 수 있다. 이것을 과한 스트레스를 받는다고 묘사할 수 있을 것이다.

반대로 일상적인 일을 하거나 시간이 충분한 일을 할 때는 동기부여를 위해서나 최고의 성과를 얻기 위해서 더 많은 자극이 필요할 수 있다. 스트레스의 경험은 다음 사항에 따라 달라진다.

- 활동 자체
- 환경
- 당신의 내부 반응(당신의 인식/이야기)

몸은 필요한 만큼의 충분한 자원을 가지고 있는지 아닌지에 대한 인식에 의해 자극된다. 우리는 적극적이고 의도적으로 스트레스 경험을 바꿀 수 있다. 사람들은 여키스-도드슨 곡선의 모든 지점에서 스트레스를 받는다고 표현한다. 사실, 활성화가 낮거나 각성이 낮은 왼쪽, 곡선의 하부에 위치한 사람들은 종종 높은 수준의 스트레스를 느낀다. 수년간의 내시경에 지루해하는 숙련된 외과 의사처럼 말이다. 그들은 수련의를 맡아 가르치거나, 내시경을 더 흥미롭고 도전적으로 만듦으로써 스스로를 커브 위로 밀어 올려서 그들의 활성화를 높일 수 있다. 주어진 상황과 그에 대응하는 방식을 바꿈으로써, 스스로 더 좋은 내부 반응을 만들 수 있다.

통제감은
스트레스의 느낌을 줄여준다 ☺ ☺ ☹

스트레스의 경험을 줄이는 한 가지 방법은 당신이 하는 일에 대한 통제감을 높이는 것이다. 리더들은 종종 더 많은 책임을 지더라도 스트레스를 덜 경험하는 편이다. 왜냐하면 그들은 활동에 대한 통제감을 더 많이 가지고 있기 때문이다. 반면에 후배 의사는 스트레스 반응을 활성화하고 활성화 상태를 유지시키는 환경에 대한 통제감이 떨어진다. 여기에서 인식이 중요하다. 당신이 어디에 집중할지 선택해보라.

절차와 일상의 루틴은 통제감을 느끼도록 해준다. 어떤 의사는 그들이 선호하는 장소에 차를 주차할 수 있다면, 통제감이 느껴진다고 말했다. 또 다른 의사는 근무 일정을 3개월 전에 알게 된 것이 더 삶에 대한 통제감을 주었고, 일할 때 혼란을 참을 수 있게 해준다고 했다. 이 의사들은 스스로 어디에 집중할지를 선택하고 있었고, 이것은 그들이 스트레스를 덜 느끼도록 도와주었다.

일의 작은 부분이라도 통제할 수 있는 방법을 찾고, 할 수 있는 곳에서 자신의 자율성과 주체성을 인식하고, 가치에 충실할 수 있는 방법을 찾는 것을 통해 스트레스를 받는 기분을 줄일 수 있다.

적당한 스트레스는 집중하고, 활성화하고, 성취하도록 돕는다. 성취도가 높은 사람들과 최고의 성과를 내는 사람들은 스트레스를 받으며 효과적으로 일하는 방법을 알고 있다. 그들은 최적의 성능을 위해 여키스-도드슨의 스트레스 곡선의 상단에서 활동한다.

그들은 다음 사항을 알고 있다.

- 각성과 성과가 어디에 위치하는지
- 도전 수준을 줄이거나 높이기 위해 어떻게 환경을 조정해야 할지
- 휴식과 회복의 가치
- 휴식이 필요할 때 행동을 취할 책임감

휴식을 취하기로 결정하는 것은 삶에서 작은 통제감을 이끌어내는 또 다른 방법이다.

비록 심지어 끔찍한 상황에서도, 당신은 자신을 안정시키기 위해 당신의 자유의지를 이용할 수 있다. 잘나가는 의사Thriving doctor는 의미, 성취, 관계, 그리고 참여 능력에 초점을 맞춘다. 다른 PERMA 요인으로부터 긍정적인 감정을 만들어내고, 효과가 있는 것에 대해 감사하는 것을 생활화한다.

> 66
>
> 잘나가는 의사는 스트레스가 없는 것이 아니며, 그들은 단지 그것을 자신에게 유리하게 사용하는 방법을 알고 있을 뿐이다.

더 많은 스트레스가 더 높은 생산성이나 효율과 같지 않다는 것을 이해해야 한다. 오히려 그들은 체계적으로 생각하고 휴식, 회복, 그리고 그 경계의 균형감을 인식한다. 너무 많은 활성화(스트레스)가 그들을 압도하고 무관심, 절망, 감소된 성과와 질병으로 이어질 수 있다는 것을 잘 알고 있다. 주의를 기울이고 시간을 들여 인식을 높임으로써 과도한 활성화가 그들에게 얼마나 좋지 않을 수 있는지를 알아차린다. 이것이 그들의 신념과 가치와 일치할 때, 무엇을 위해 활동하고 언제 경계를 새롭게 만들어야 할지 관리할 수 있다.

스트레스 반응과
이완 반응의 균형 맞추기 ☺ ☺ ☹

몸이 스트레스 반응을 활성화시켰을 때는 레드존교감신경 활성화으로 들어가는 것으로 생각할 수 있다. 여기서 레드존은 싸움이나 도피 상태fight or flight로 묘사할 수도 있다. 반대되는 상태는 이완 반응으로 사람의 몸은 대부분의 시간 동안 이완 상태. 당신의 부교감 신경계는 이 상태(휴식과 소화라고도 한다)에서 좀 더 활성화된다. 몸의 이완 반응은 그린존이라고 생각하면 된다.

레드존

생물학을 간단히 상기해보자. 생존의 중요한 부분은 몸의 균형, 항상성을 유지하는 것이다. 뇌가 위협을 감지하면, 편도체는 즉시 일련의 생리학 변화를 활성화하면서 경보를 울린다. 이때 혈류는 신경 화학 물질들로 넘쳐난다. 주로 코르티솔, 아드레날린, 노르아드레날린, 그리고 테스토스테론이다. 교감신경계는 당신의 모든 시스템을 지배하고 전전두엽 피질을 누르고, 이성적인 사고가 되지 않게 하며, 성찰적인 생각을 제한하고, 다른 사람들과 효과적으로 관계를 맺는 능력을 감소시킨다. 이것은 당신을 불안하게 하거나 혹은 상황을 피하고 싶어 하게 만든다. 당신은 고도의 경계 태세를 갖추고 있고, 싸우거나 도망칠 준비가 되어 있으며, 통제력을 유지하거나 되찾기 위해 필사적으로 노력하고 있다.

레드존에 있는 동안, 당신은 다른 사람들과 유대감을 형성하거나 결속력을 갖도록 돕는 옥시토신, 침착함을 느끼도록 돕는 세로토닌, 그리고 24시간마다 수면 주기를 시작하는 멜라토닌과 같은 호르몬이 부족해진다. 레드존에서는 코르티솔과 아드레날린이 쌓이고 면역체계가 약화되며 소화, 생식, 심혈관 건강에 지장을 주며 수면을 방해받게 되는데, 이는 결국 두통, 고혈압, 성기능 장애, 과민반응을 일으킨다. 장기적으로 레드존에 머무는 것은 우울증과 불안감, 심리적 고통, 질병, 그리고 최악의 경우 자살의 조건을 조성한다.

그런데 이것이 의사인 당신이 살아가는 방식인가? 많은 의사들은 이 상태를 '정상'이라고 말한다. 만약 당신이 대부분의 시간을 레드존에 산다면, 균형을 잡기가 어려워질 것이다. 물론 당신의 삶에서 뭔가 다른 것을 창조하는 것은 변화를 의미할 수도 있다. 주변에 도움을 줄 지지자가 있으면 좋다. 때때로 당신이 개발해야 할 첫 번째 기술은 당신을 아끼는 누군가와 경험을 공유하는 것이다. 신뢰하는 누군가에게 하고 있는 일에 대해 말하고 실행할 작은 변화 하나를 고르라. 아마도 그것은 15분 일찍 잠자리에 든다든가 내 삶에 중요하지 않고 기쁨도 주지 않는 모임을 거절하는 것일 수 있다.

레드존에서 뇌와 신체 시스템은 매우 효율적이다. 불행하게도 그것은 때때로 우리를 엉망으로 만들 수 있다. 뇌와 신체 시스템은 좋음/나쁨 및 옳음/틀림 같은 짧고 빠른 평가를 사용한다. 이것은 훨씬 더 편향되기 쉽고, 사고는 오래된 패턴과 기존의 인지 틀로 돌아가 경직되게 만든다. 여기에서는 전전두엽 피질의 고차원적인 생각은 일어나지 않는다.

이것이 쉽게 기억할 수 있는 암기법 및 합의된 프로토콜로 이뤄진 체크리스트인데, 비상사태 훈련방식이 작동하는 방식이다. 모두 레드존의 효율성을 이용한다. 계속된 연습을 통해 내재된 패턴을 따르면서 비상시에 자연스럽게 대응하도록 반사적으로 활용하고 있다. 응급 서비스, 군대, 항공, 그리고 의학에서 심폐소생술이 필요할 때와 같은 상황을 위해 사람들에게 이러한 패턴을 훈련시킨다. 당신의 몸은 레드존에서 스파이크처럼 빠르고 효과적으로 반응하도록 적응이 되어 있다.

그린존

이완 반응은 그린존으로 레드존과 반대되는 신체 상태다. 우리의 몸은 대부분의 시간 동안 이완 반응 속에 존재하도록 정교하게 설계되었다. 그린 존은 배우고, 먹고, 번식할 수 있는 영역이다. 그린 존에서의 우리의 사고는 전전두엽 피질에 의해 통제되어 더 사색적이다. 도전하고, 바로잡고, 창의적인 상태를 유지하며, 새로운 아이디어와 연결고리를 만들어낼 수 있다. 이완 상태에서는 심리적으로 안전하다고 생각하고 느끼기 때문에 통찰력이 있고 유연한 사고를 한다. 그린 존 상태에 있을 때 밀접한 관계를 유지하고 서로 의지할 수 있다. 이 모든 것이 그린존의 효율성이다.

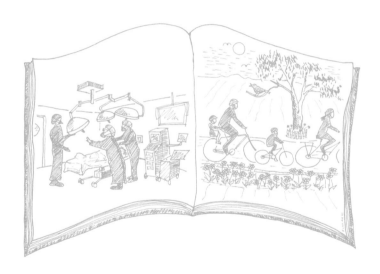

수십만 년 동안, 사람들은 가끔씩 위협에 대응한 레드존의 급격한 활성화를 제외하곤 대부분 그린존에서 살아왔다. 이제 너무 많은 의사들이 너무 많은 시간을 레드존에 살면서 경직된 사고를 하고, 시스템을 탓하고, 상황을 어떻게 변화시킬지 생각하지 못하고 있다.

당신은 의료 영역에서 일하지만, 인식수준을 향상시키고 그린존에서 더 많이 머무르는 방법을 배울 수 있다. 간단한 단계부터 시작해 발전해보라. 스트레스 요인이 무엇인지 알아채고 스트레스 요인을 명명하는 것이 시작이다. 내가 레드존, 그린존 중 어디에 있는지부터 관찰해보자.

> " 스트레스는 목표를 달성하는 데 도움을 준다. 활성화된 몸의 에너지를 활용하는 방법을 배우는 것이 의사로서 당신의 성공과 실패를 결정할 수 있다.

삶의 스트레스 요인을 관리해보자. 변화를 만들기 위해서 더 이상 나에게 도움이 되지 않는 일부 활동이 있음을 알아차리는 데서 시작한다. 삶의 스트레스 요인을 알아차리면서 레드존을 촉발하는 것이 무엇이고, 삶에서 변화시켜야 할 것은 또 무엇인지 알게 되었을 것이다. 변화가 필요한 부분을 파악한 후에는 이를 정확하게 설명할 수 있어야 한다. 3장과 4장을 통해 나에게 중요한 것이 무엇인지 말하는 데 도움을 주었고 삶에서 중요한 스트레스 요인들 중 일부가 제시되었을 것이다. 스트레스 요인을 알아차리면, 이제 우리는 이것을 길들일 수 있다.

> " '스트레스'라는 용어는 너무 일반적이다. 당신을 레드존으로 몰아넣는 특정한 스트레스 요인을 분명하게 이름 지어보자. 보다 더 유용하게 반응할 수 있다.

레드존을 벗어나 그린존을 향해 나아가는 법을 배울 수 있고 자신을 안정시킬 수 있다. 마음챙김은 당신이 어느 영역에 있는지 알아채고, 웰빙과 더 나은 성과를 위해 필요한 인식을 갖추게 한다. 무의식적, 습관적으로 레드존 상태의 반응을 하기보다는 의식적으로 조절함으로써, 당신은 자신과 환자들을 더 잘 돌볼 수 있다.

아래 예시를 통해 이 작업이 어떻게 이루어지는지 확인해보자.

당신이 응급실에서 일하고 있다고 상상해보자. 토요일 밤 11시다. 지금은 한겨울인데 두 명의 의사가 병가를 냈다. 모든 것이 너무 느린 것 같다. 환자들은 너무 오래 기다리고 있고, 랩 결과는 너무 늦게 나오고, 병상은 꽉 차 있으며, 구급차가 붐비고 있다. 간호사들은 동요하고 있고, 대기실에 있는 누군가가 비명을 지르기 시작했다. 더군다나 당신은 4시간 전에 일을 시작한 이후로 아무것도 먹지도 마시지도 못했다. 그 순간에 알아차리든 말든 스트레스 반응은 활성화된다. 당신은 점점 더 레드존으로 빠져들고 있다.

환자들 사이를 이동하며 일을 할 때 당신의 에너지가 떨어지고 있다는 것을 깨닫게 된다. 물을 몇 모금 마시기 위해 잠시 멈춘 채 정수기 쪽으로 간다. 어떻게 하면 두 명의 의사의 공백을 감당할 수 있을지에 대한 생각으로 머릿속이 가득 차 있다. 실수를 할까 봐 걱정하고 기다리고 있는 수많은 랩 결과에 좌절감을 느낀다. 이때, 당신은 불안함을 느끼고 있다는 것을 알아차리고, 혼자 그 감정에 이름 붙인다("불안하구나."). 오늘 출근할 때 의도한 것은 인지도를 높이는 연습이었다는 것을 기억하라. 당신은 자신의 경험에 다시 라벨을 붙인다. "불안이 여기 있고 내 스트레스 반응이 활성화되었구나." 이것을 눈치채고 말하는 것만으로도 감정을 처리하는 데 도움이 된다. 좀 더 안정적으로 느껴진다.

당신은 전전두엽 피질을 다시 연결하고 신경계의 균형을 맞추기 위해 길고 느린 호흡을 해보기로 한다. 이렇게 하면 마음속에 모여 있던 비판적, 비난적 판단을 떨쳐버리고 몸에 긴장감을 조성할 수 있다. 당신은 지금 당신의 몸에 더 주의를 기울이며 물을 조금 더 마신다. 안정감을 느끼면서 다음 환자한테 간다. 걸을 때, 바닥을 느끼면서 발에 집중한다. 이 간단한 마음챙김 연습은 기초 연습이며, 당신을 현재의 상황에 머무르게 해준다. 당신은 깊은 레드존 영역으로 들어서는 것을 중단하고, 맑아진 기분을 느끼며 다음 환자의 침대에 도착한다.

내면의 목소리
당신이 자신에게 하는 이야기 또한
스트레스 요인이다

외부 환경은 밤낮으로 여러분에게 화살을 쏠 수 있는 stressors 잠재력이 있다. 까다로운 환자, 무례한 선배, 에너지를 빨아먹는 동료, 벅찬 공부 과정, 복잡한 자금 상황, 가족과 친구, 더 많은 정보와 자원을 필요로 하는 정부, 선동적인 미디어 등이다. 환경이 스트레스를 줄 수 있는 방법들은 당신의 상상력에 의해서만 제한된다. 이러한 외부 스트레스 요인이 첫 번째 화살이다.

이러한 현실에 대한 반응, 즉 그것들에 대한 당신의 생각은 자신을 향해 쏘는 두 번째 화살과 같다. 이것들은 삶에서 스트레스에 대한 당신의 인식이고, 당신이 스스로에게 말하는 이야기다. 켈러의 연구에서 종종 일찍 죽는 사람들은 스트레스가 그들에게 나쁘다고 생각하는 사람들이라는 것을 기억하라. 이 사람들은 자신에게 쏘기 위한 두 번째 화살을 만들고 있었다. 심리학자들은 이것들을 증폭기amplifier라고 부른다. 아마도 한밤중이나 가족 혹은 커뮤니티로부터 고립되었을 때 느껴봤을 것이다. 반추와 악순환과 같은 사고 패턴은 두 번째 화살인 증폭기의 예다.

두 번째 화살인 생각은 이런 식으로 나타난다. '나는 이 일에 대처할 능력이 없다. 나는 충분한 기술을 가지고 있지 않다. 나는 충분한 경험이 없다. 나는 그런 일이 일어날 줄 알았어야 했다. 다른 사람들이 재정관리를 나보다 더 잘한다. 나는 시간을 더 효과적으로 관리할 필요가 있다. 누군가가 곧 내가 얼마나 별것이 아닌지imposter 알게 될 것이다. 나는 그 선배가 두렵다. 만약 내가 수련 프로그램에 합격하지 못한다면 나는 어떤 종류의 미래도 갖지 못할 것이다.' 두 번째 화살은 당신의 생각에 의해 만들어지고, 두려움, 불안, 괴로움으로 나타난다.

> "
> 당신은 세상이 당신에게 던지는 스트레스 요인인 첫 번째 화살은 바꿀 수 없다. 하지만 자신의 가치와 자기 조절 기술을 사용해 두 번째 화살을 만들지 않을 수는 있다. 당신은 내부 반응을 관리하고 삶에서 스트레스 요인을 증폭시키는 것을 멈출 수 있다.

여기 삶에 적용하는 데 도움이 될 이중 화살 개념의 예가 나와 있다. 어렵고 중요한 시험을 위해 공부할 때를 기억하라. 아래와 같은 첫 번째 화살이 시험 준비중에 있었을 것이다.

- 라틴어를 포함한 복잡하고 기억하기 어려운 내용

- 지원 부족: 집에서 멀리 떨어져서 친구와 가족들과 떨어져 있음
- 시간 부족: 스스로 요리, 청소, 장보기도 해야 함
- 오랫동안 즐거운 사회생활이 없고, 쉽게 쉴 수 있는 방법이 없음
- 지쳐 있음: 풀타임으로 일하고 지친 상태에서 공부해야 함
- 무례하고 참을성이 없고 까다로운 병원 동료들
- 작년에 50%만 이 시험에 합격했다는 사실

이제 가능한 두 번째 화살을 살펴보겠다.

- 나는 이 많은 것을 결코 기억하지 못할 거야. 난 너무 피곤하고 충분히 똑똑하지 않아.
- 내가 이걸 할 수 있을 것이라 생각했다니 미쳤군. 엄마가 보고 싶어. 하, 얼마나 아기 같은지.
- 요리하는 것 너무 싫어. 또 마카 가게에 가겠지. 아 한심해. 내가 먹는 것들 좀 봐. 얼마나 나쁜지. 제발, 나는 의사야!
- 내가 원하는 건 자는 거야. 정신 차려야 하는데 내가 왜 이러지?
- 내가 실패할 것이 뻔한데 왜 시도를 해야 할까?
- 내가 누구지? 그냥 포기해야겠다. 가족들이 어떻게 나에게 그런 희생을 했을까?

인식을 두 번째 화살로 끌어올린다. 앞의 예시를 반성하고 다음 7가지 질문에 답함으로써 자기 인식을 넓히기 시작할 수 있다.

1. 지난 시험에 합격하기 위해 무엇을 했고, 무엇을 하지 않았는가?
2. 외부 환경의 요구 사항을 어떻게 충족했나? 실제로 유용했던 방법은 무엇이었는가?
3. 당신의 내부 환경에 어떻게 대응했나? 실제로 유용했던 방법은 무엇이었는가?
4. 더 효과적으로 앞으로 나아가기 위해 필요한 방법은 무엇이 있는가?
5. 당신을 잡아주는 가치관은 무엇인가?
6. 무엇을 인식하고 있는가?
7. 어떻게 하면 이런 인식을 더 키울 수 있는가?

이러한 질문을 사용하여 첫 번째 화살에 대한 대응 방법에 대한 인식도 높일 수 있다.

시련은 주어진 것이고, 고통은 선택 사항이다

문제problem나 시련pain은 첫 번째 화살이다. 이것들은 삶에서 대부분 피할 수 없는 것이다. 코로나19는 첫 번째 화살인데 그것에 대해 어떻게 생각하느냐가 두 번째 화살이 될 수 있다. 두 번째 화살은 첫 번째 화살의 충격을 증폭시켜 고통suffering을 유발한다. 고통은 선택 사항이다. 시련을 고통으로 바꾸는 역할을 살펴보는 데 도움이 될 수 있는 방정식을 보여드리겠다. 만약 필요하다면 시련이라는 단어를 문제로 바꿔보라.

어떤 일이 잘못되어 시련(문제)이 생길 때 새로운 상황에 적응하고 반응의 시작으로 사람은 우선 저항하기 시작한다. 차가 고장 나서 누군가가 도와줄 때까지 기다려야 한다고 상상해보자. 그것은 시련(문제)을 유발한다. 짜증나는 것은 당연하다. 만약 괜찮은 정신상태에 있다면, 당신은 곧 초점을 옮기고 상황을 해결하기 시작할 것이다.

예상치 못하고 원치 않았던 일이 생겼을 때 감정을 표현하고, 불평하고, 애태우고, 곱씹고, 안 좋은 상황만 생각하는 것은 정상이다. 이것은 짧은 시간 동안 당신의 기분을 나아지게 할 수도 있는데, 특히 믿는 누군가에게 소리 내어 이것을 이야기할 때 특히 도움이 된다. 이 과정은 공감이 될 수 있으며 신뢰 관계에서 유대감을 조성하는 이점이 있다. 그러나 대부분의 경우, 불평하는 사람들은 비참하다. 이러한 불평, 곱씹음, 계속되는 투덜거림은 저항으로 나타난다.

시련(문제)은 저항에 의해 증폭되고, 고통으로 변한다. 문제 해결, 행동 또는 수용으로 더 쉽게 전환할 수 있는 사람들은 고통을 덜 경험한다. 그들은 여전히 삶에 시련과 문제를 가지고 있지만, 부정적인 방향으로 경험을 악화시키지 않고 두 번째 화살에 시달리지 않는다. 인생에서 어떤 문제를 만났을 때, 이 방정식을 적용하고 그것이 당신의 사고를 완화시키고 결국 내부 저항을 줄이거나 분리하는 데 도움이 되는지 보라. 그러고 나서 문제와 고통이 어떻게 관련이 있는지 관찰하라. 다음 방정식을 사용해 첫 번째 화살과 두 번째 화살을 생각할 수 있다.

시련×저항=고통

10×10=100

10×0=0 고통

이 방정식을 어떻게 사용할 수 있는지 살펴보자.

당신이 직장에서 불리한 일을 당했다고 상상해보자. 누군가가 죽었고 무슨 일이 일어났는지에 대한 검시관의 조사가 있다. 당신이 그 상황의 결정권자였다. 시련(문제)은 10점으로 최대치다. 당신은 완전히 쓸쓸하고 힘든 기분으로 집에 간다. 당신의 동료들은 사건을 누구도 예상할 수 없었을 것이라고 말하면서 위로해주었다. 당신이 퇴근하기 전에 의무과장이 찾아와서 과정을 설명하면서 내일 다시 얘기하자고 했다. 그는 당신을 지지하기 위해 최선을 다해 따뜻한 격려를 해주었다.

지금 당신은 집에서 울고 있지만, 무슨 일이 일어났는지 가족에게 말할 엄두가 나지 않는다. 결국, 한밤중에 당신은 잠을 잘 수 없어서 당신의 파트너(아내, 남편)에게 말한다. 환자가 죽기 몇 시간 전에 이미 당신의 몸은 스트레스 상태로 활성화되었다. 그리고 그러한 심각한 위협 조건하에서, 아마도 실제 즉각적인 위협은 없음에도 불구하고 고도의 경계 태세를 유지하고 있었다.

무슨 일이 일어났는지 머릿속에 계속 맴돌고 있다. 의무기록 외에는, 당신은 누군가가 그것을 읽고 당신이 잘못한 것이 들통날까 봐 다른 것은 아무것도 기록하지 않았다. 어쨌든 정확한 일련의 사건이나 당시 사용한 정확한 단어를 기억하는 것은 어렵다. 당신의 마음은 다음과 같은 모순된 이야기를 들려주고 있다. 나는 직장을 잃을 것이고, 동료들은 나를 싫어할 것이야. 다른 의사들은 그들도 그 상황에서 똑같이 했을 것이라고 말했지만 그저 친절한 표현 아닐까? 환자 가족들은 절대 날 용서하지 않을 거야. 난 차라리 전기 기술자가 되었어야 했어. 다음에 이런 환자를 만나면 난 얼어버릴 거야. 난 다른 도시로 가야 해, 정말 부끄럽다. 선배는 내가 옳은 일을 했다고 말했지만 그들은 거기 없었어…. 나는 그들이 내 상황이었다면 제대로 했을 것이라고 확신해. *당신은 엄청난 고통을 겪고 있다.*

이러한 생각의 대부분은 저항, 즉 두 번째 화살표이다. 저항력도 10으로 시련을 증폭시키고 있다. 그것들은 정당한 이유로 발생한다. 당신의 뇌는 스스로 보호할 수 있도록 다음에 무슨 일이 일어날지 예측하려고 노력한다. 또한 당신의 자아는 다른 사람들을 비난하거나 방어기제를 일으켜 탈출 방법을 모색하기도 한다. 이것들이 잘못된 것이 아니지만, 이 모든 것들은 고통스럽게 하는 시련을 증폭시킨다.

마음챙김, 자기 연민, 감성 지능에 매우 숙련된 사람은 이 시련을 더 효과적으로 관리할 수 있는 기술을 가지고 있으며, 시련을 증폭시키지 않고 대응한다. 만약 위의 방정식으로 생각한다면, 그들은 10단위가 아니라 3, 4단위의 저항을 경험한다. 어떤 일도 의사로서 당신의 역할에 도전이 될 수 있다. 일이 잘못되었을 때, 당신은 자신이 실수하기 쉬운 인간이고 그것 때문에 고통 받는 것이 당연하다고 생각한다. 올바른 기술과 주변의 올바른 지원으로 고통에 대해 좀 더 효과적으로 대응할 수 있다. 이는 시련을 증폭시키지 않고 대응하면서 당신의 에너지, 노력, 그리고 시간을 더 유용하게 사용한다는 것을 의미한다. 당신은 명료함과 자유의지를 지키면서 균형을 유지할 수 있다.

현재 삶에서 가지고 있는 스트레스 요인에 대한 반응으로 이 방정식을 실험해보라. 아마도 당신이 현재 가지고 있는 문제에 대해 생각하는 것에 도움이 될 것이다. 일기장에 글을 쓰거나 신뢰하는 사람과 문제를 이야기하는 것은 당신의 저항을 알아내는 데 도움이 될 수 있다. 이것들은 우리가 통제할 수 있는 요소들이고, 대부분 생각이기 때문에, 일단 식별하면 우리는 다르게 반응할 수 있는 기회를 갖게 된다.

앞선 예에서는 파트너와 이야기를 나누면서 동료와 의료 책임자로부터 받은 조언과 격려를 생각해볼 수 있다. 자신의 잘못이라고 속단하기보다는, 사건이 불분명하고 이전에 일어난 적이 없기 때문에 검토 중이라고 말할 수 있다. 정의로운 세계 가설 또한 도움이 될 수 있다. 세상이 항상 정의롭거나 공정하지 않고, 행운의 요소가 있으며, 나쁜 일이 일어나는 것은 당신이 '나쁘다'고 해서 생기는 것이 아니며, 세상은 통제할 수 없는 많은 요소들로 인해 예측할 수 없다.

> 66
> 스트레스에 대한 당신의 믿음과 이야기는 스트레스 자체보다 더 해롭다. 대부분의 스트레스 요인은 당신을 죽이지 않지만, 그것에 대한 당신의 반응은 당신을 죽일지도 모른다. 스트레스가 반드시 고통이 될 필요는 없다.

심리적 욕구

성인의 세 가지 기본적인 심리적 욕구는 안전(생존), 소속, 성취(자율성)이다. 우리가 안전하지 않고, 고립되고, 발전할 수 없다고 느낄 때, 우리는 큰 위협을 느낀다. 안전하다고 느낄 때, 소속되어 있고, 자신의 진로를 정할 수 있는 기회와 자원이 있을 때, 우리는 삶에서 많은 스트레스 요인을 이겨낼 수 있다.

성찰

- 당신은 직장에서 당신의 역할이 안전하다고 느끼는가?
- 당신이 안전하다고 느끼거나 그렇지 않다고 느끼게 하는 것은 어떤 요소들인가?
- 당신은 의료 커뮤니티에 소속감을 느끼는가? 직장에서는?
- 당신은 당신에게 자율감을 주는 일을 할 수 있는가?
- 당신은 당신의 일에서 뭔가 의미 있는 것을 성취하고 있다고 느끼는가?

일에 스트레스를 받고 해야 할 일이 내 능력보다 많을 때, 당신은 다른 사람들이 필요하다. 이것은 사람의 기본 조건이다. 단기간은 스스로 관리할 수 있지만, 장기적으로는 예외가 없다. 사람은 연결되었다고 느끼고 싶은 뿌리 깊은 욕구를 가지고 있다. 당신은 의사가 되기 훨씬 전부터 좋은 사람이었다. 당신은 연결되어 있다고 느끼는 공동체(들)를 구축함으로써 스트레스를 완화시킬 수 있다. 당신이 의사로서의 역할뿐만 아니라 자신을 돌볼 수 있도록 의료계와 그 밖에서 의미 있는 연결고리를 만들기를 권한다. PERMA는 몰입감, 긍정적인 관계, 의미 그리고 성취감을 포함한다는 것을 기억하라.

심리적으로 더 안전하다고 느낄수록 그룹에 대한 신뢰도가 높아진다. 실수를 많이 할수록 더 많이 배우고 성장할 수 있다.

자율성(성취)에 관해 가장 만족스러운 것은 무엇인가? 당신은 그 활동에 최고의 에너지와 노력을 기울이고 있는가? 자유시간을 행복하게 해주는 취미를 가진 적이 있는가? 너무 재밌고 내가 잘할 수 있는 일이기 때문에 밤늦게까지 깨어 있던 적이 있었는가? 직장에서 일처럼 느껴지지 않는 일에 관여한 적이 있는가? 그때 아마 당신은 "나는 공짜로라도 그것을 할 거야. 돈을 받지 않더라도 별로 신경 쓰지 않아."라고 생각했을 것이다. 이것들은 자율성의 예들이다. 당신은 그저 그 일을 잘하기에 한다. 또 그 일이 하고 싶어서 한다. 이런 환경에서 성취하는 것은 쉽고, 스트레스나 활성화는 자연스러운 것처럼 느껴지기에 당신은 에너지, 노력, 심지어 시간에 대해 생각하지 않는다. 선택할 수 없을 때 우리는 저항한다.

우리는 팬데믹 상황에서 이것을 보았다. 봉쇄로 인해 심지어 동네 안에서도 이동이 제한되었다. 비록 어디에도 가고 싶지 않았을지라도, 다른 누군가가 규칙을 부과했다는 사실은 많은 사람들을 화나게 했고, 선택권은 박탈당했다. 자율성이나 성취에 대한 심리적 필요성에 대해 내가 선호하는 단어는 선택이다. 사람들은 그들의 삶에서 자신의 자유의지를 느끼고 싶어 한다. 그들은 '그들의 방식대로' 할 수 있기를 원한다.

작은 클리닉에서 일하다가 큰 병원에서 일하는 많은 의사들은 독립심과 자율성을 잃는 느낌이라고 종종 이야기한다. 당신은 독립적으로 사고하는 전문가라기보다 하나의 자원처럼 느껴진 적이 있는가? 지위와 통제의 이러한 변화는 스트레스의 한 요인이다. 대부분의 환자와 병은 그대로이고, 일은 똑같아 보이지만, 의사의 경험은 다르다. 이런 상황에서 자율성과 독립성에 변화가 생기고 스스로 선택을 할 수 없다고 느껴지면 더 많은 스트레스를 야기할 수 있다.

의사들의 번아웃을 방지하기 위해 업무 활동 중 20%를 선택할 수 있어야 한다는 섀너펠트와 동료들의 연구를 기억하라. 이 선택은 자율성의 필요를 충족시키는 것이다.

자신의 심리적 요구를 충족시킬 때 더 큰 힘을 발휘하고 환경과 삶의 요구를 더 잘 충족시킬 있는 긍정적인 감정을 불러일으키기 때문에, 이것은 성취의 한 형태로 나타난다. 스트레스 요인은 같을 수 있지만, 당신은 다르다. 더 유능하고, 더 효과적이며, 더 지속가능할 수 있다.

자신을 돌보는 방법
스스로에게 들려주는 이야기

선배 의사나 간호사NUM-nursing unitmanager가 지켜보는 동안 첫 카테터나 캐뉼라를 삽입했을 때를 기억하는가? 당신이 두렵고 불안했든, 흥분하고 동기 부여 되었든 간에, 스트레스 반응은 활성화되었고 당신의 몸은 아드레날린을 방출했다. 만약 불안했다면, 그것을 피하려고 노력했거나, 그 불안에 부끄러움이나 당황함을 느꼈을지도 모른다. 만약 흥분했다면, 집중력과 에너지를 느꼈을 수도 있다. 불안했다면 이런 생각들을 했을 수 있다. 혹시라도 내가 망치거나 환자를 다치게 하거나 도움을 청해야 한다면 토할 것 같다, 혹은 기절하거나 울면 너무 창피할 것 같다 등 말이다. 만약 흥분했다면, 지금 나는 진짜 의사가 될 수 있을 것 같다, 나는 이 사람을 돌보는 데 기여하게 될지도 모른다, 새로운 기술을 실제로 연습하는 것은 흥분된다, 같은 생각을 했을 수도 있다. 스트레스 반응이 일어났고, 마음은 무슨 일이 일어나고 있는지 설명하기 위한 이야기를 만들어냈고, 감정은 마음이 결과를 예측하는 방식의 결과로 생겨났다. 그리고 당신의 마음은 무슨 일이 일어나고 있는지 묘사하기 위해 몇 가지 이야기를 더 만들어냈다. 이 순환은 끊임없이 일어나고 있다.

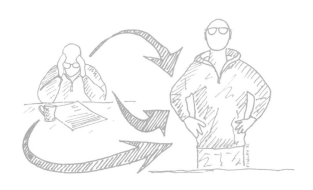

불안이나 흥분을 경험하든 간에, 스트레스 반응은 당신을 활성화시킨다. 일단 무슨 일이 일어나고 있는지 의식적으로 인식하게 되면, 어떻게 반응할지 선택할 수 있는 기회를 만든다. 만약 당신이 이전 장의 활동을 했고 스스로의 가치에 대해 명확하다면, 당신은 두려움, 불안, 걱정, 또는 자동 조종에 의해 움직이는 대신 주도적으로 행동할 수 있다. 즉, 당신은 반응react하기보다는 대응respond할 수 있다. 스트레스 반응을 인식하고 자신이 경험하고 있는 감정의 이름을 붙이고 자신의 반응을 선택하는 것이 다음 장에서 살펴볼 감성 지능emotional intelligence이다.

당신의 해석, 자신에게 하는 이야기는 당신의 감정과 얼마나 많은
스트레스를 느끼는지에 매우 중요하다.

마음챙김, 스트레스 반응, 그리고
불편함을 견디는 것

마음챙김 기술은 다음과 같은 이점을 제공한다.

- 스트레스 요인을 인식함
- 스트레스 반응이 활성화되었을 때 알아차림
- 스스로 통증을 증폭시키고 고통을 만들고 있을 때 알아챔
- 감정, 가치관, 신념, 그리고 의미에 이름을 붙임
- 좀 더 도움이 되는 다른 선택을 함

지금 이 순간에 주의를 기울이는 능력은 불편함을 포함해 무엇을 경험하고
있는지 알아차리도록 도와준다. 마음챙김은 당신이 어떤 것을 겪고 있든 항상
현재에 머물러 달라고 요청한다. 스트레스 요인에 더 효과적으로 대응하기 위
해서는 불편함을 참는 법을 배울 필요가 있다. 불편함을 피하거나 억제하기보
다는 불편함을 느끼도록 해보자.

당신은 의사가 되면서 이미 어느 정도 사람의 고통 앞에서 기꺼이 행동하기
로 결정했을 것이다. 스트레스 요인은 당신이 하는 일에 내재되어 있다. 당신은

다른 사람들의 고통과 함께하면서도 자신의 고통은 무시하지는 않았는가? 당신의 스트레스 반응이 활성화되면, 당신의 본능은 스스로를 안전하게 하기 위해 저항하거나 도망치게 할 것이다. 이렇듯 자신의 불편함 속에 머무르는 것은 직관에 반하는 것처럼 보인다. 자신의 내적 경험에 머물기 위해 무엇이 필요할까?

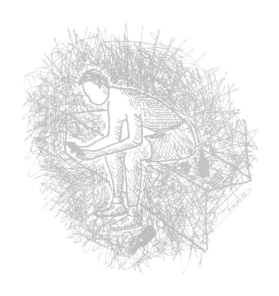

　사람은 불편함을 참기보다는 마약, 술, 운동, 음식, 게임, 포르노, 소셜 미디어를 통한 끝없는 스크롤, 바쁘게 지내는 등으로 자신의 주의를 돌리거나 무감각하게 만든다. 이러한 주의산만과 회피 전술은 단기적으로 효과가 있는 것으로 보인다. 그러나 이러한 행동들은 당신이 가장 소중하게 여기는 것에서 멀어지게 한다. 당신을 레드존에 있게 하고, 교감 신경 우위에 갇히게 하고, 분리시키고, 단절시키고, 고립시키고, 정말로 중요한 것들로부터 지쳐 떨어지게 하는 악순환에 빠지게 한다. 나는 하루를 시작하기 위해 아침에 커피를 마시며, 밤에 잠을 잘 수 있도록 와인을 마시고, 쉬는 날의 여가시간을 머리 쓸 필요가 없는 일로 채워 내면의 비평가를 익사시키는 많은 의사들을 만났다.

코비의 이야기 | 코비는 빠르게 발전하는 성공한 외과 전문의다. 그는 큰 도시에 있는 세 개의 병원에서 매우 오랜 시간 일했다. 그는 여러 위원회에 참석했고 자신의 분야에서

외과의사로 잘 자리 잡은 것을 즐기고 있었다. 코비는 더 나은 시간 관리 기술이 필요하다며 코칭을 신청했다. 그의 아이는 생후 6개월밖에 되지 않았기 때문에, 중간에 깨지 않고 자는 것은 요원한 일이었다. 코비는 자신, 가족, 그리고 환자들에 대해 헌신적이며 야망이 있었다. 그는 자신이 할 수 있는 최선을 다하는 데 완전히 몰두했다.

그는 일을 하지 않을 때는 소셜 미디어를 했다. 특히 그는 SNS에서 정치적 의견을 내는 것을 좋아했다. 어느 날 코칭을 하면서, 그는 어린 아들을 돌볼 때도 항상 핸드폰을 하고 있다는 것을 인지했다. 그는 산책하는 것을 좋아했고 젊은 시절처럼 다시 달리기를 시작하고 싶다고 말했다. 그리고 잠시 이야기를 멈추었고, 거의 1년동안 그 어떤 활동도 하지 않았다는 것을 깨달았다.

코칭은 코비가 자신의 행동을 알아차릴 수 있는 충분한 공간을 만들었다. 물론, 그는 이미 그의 습관에 대해 알고 있었지만, 정말로 멈추고 습관들의 영향을 알아차릴 충분한 공간을 확보하지 못했다. 집중하는 것을 피해왔기 때문이다. 코치로서 그의 이야기를 얼버무리지 않고 그가 알아차리고 있는 것에 대해 이야기하도록 요구해 그에게 책임을 지도록 했다. 코비가 자신과 아들을 실망시키는 것에 대한 자신의 불편함을 느꼈을 때 우리는 함께 그 순간에 머물렀다.

이것은 쉬운 일이 아니다. 그는 이 모든 것들이 불편했다. 다음 몇 주 동

안 그가 결정한 변화를 만드는 것 또한 불편했지만, 그 결과로 이룰 것은 값을 매길 수 없는 것, 즉 그가 가장 원했던 아들과 아내와의 특별한 관계였다. 불편함을 느끼고 자신의 가치에 대해 명확히 한 결과, 코비는 삶을 재조율 할 수 있었고 더 지속 가능한 균형을 찾을 수 있었다. 그는 시간보다 에너지에 대해 생각하기 시작했고, 에너지의 일부를 가족과 건강의 가치로 돌렸다. 그는 코칭이라는 안전한 컨테이너 안에서 자신의 불편함 속으로 발을 들여놓을 수 있었다.

마음챙김을 통해, 느끼고 생각하는 현재에 머무르면서 불편함과 고통을 견디는 법을 배울 수 있다. 또한 호기심과 수용으로 경험을 관찰하고, 동정심, 인내심, 그리고 친절로 당신의 감정을 허용하는 연습을 한다. 모든 내적 경험을 환영하는 법을 배우면서, 몸을 조율하여 스트레스를 받는 시간에도 자신을 잘 돌볼 수 있는 능력을 기를 수 있다.

> 66
> 불편함에 머물면서 편안함을 얻으라.

7장에서 연민compassion에 대해 더 살펴보겠지만, 나는 구체적으로 그것을 스트레스에 효과적으로 대응하는 중요한 부분이라고 말하고 싶다. 몸이 스트레스 반응을 활성화시킬 때는 타당한 이유가 있다. 주로 싸우거나 도망치는 상황에 대해 인식하고, 대응할 준비가 되어 있어야 할 위협이 있다고 믿기 때문이다. 문제는 이 같은 생리적 반응이 실제 위협 없이 생각하는 것만으로도 같은 방식으로 활성화돼 몸을 불필요한 각성 상태로 유지한다는 점이다.

비판적인 혼잣말, 조바심, 부정적 성향으로 레드존 상태에 반응하면 코티솔과 아드레날린이 더 높게 유지되고 두 번째 화살이 던져지면서 고통이 증폭된다. 이러한 행동에 대한 신경학 경로를 강화할 때마다, 결국 지치고, 힘이 빠지고, 환멸을 느끼게 된다. 이런 패턴은 하향 나선형이고 에너지 낭비다.

자기 연민은 이 패턴에 대한 해독제antidote다. 크리스틴 네프와 크리스 거버는 자기 연민은 세 가지 요소를 가지고 있다고 설명한다.

1. 마음챙김: 무슨 일이 일어나고 있는지 알아채기
2. 다른 사람들도 다 느끼는 것임을 인식하기(보편적인 경험)
3. 자신에게 친절을 보이고, 가장 친한 친구처럼 자신에게 말하기

거버와 너프Germer, Neff, 2019에 따르면, 이러한 자기 연민의 반대는 자기 판단, 고립, 그리고 당신이 삶에서 가지고 있는 문제나 고통에 대한 과잉 동일시다. 이 상태에 있는 의사는 쉽게 번아웃 상태가 될 수 있다.

코비를 기억하는가? 코비와 나는 그가 어린 아들과 함께 시간을 보낼 때도 끊임없이 소셜 미디어를 스크롤하는 것에 인식하고, 함께 마음챙김을 실천했다. 나는 그의 행동을 판단하거나 평가하지 않았다. 오히려 진실한 호기심으로 핸드폰으로 무엇을 보는지, 또 어떤 것을 좋아하는지 물었다. 소통을 하면서 코비가 의지할 공간이 생겼다. 그가 알아차린 것은 지금 그의 현재 모습과 아버지로서 되고 싶은 모습 사이의 차이었다. 코비는 불편함을 느꼈고 고통처럼 다가왔다. 우리는 함께 이 상황이 얼마나 불편한지, 원하는 대로 사는 것이 얼마나 어려운지를 인식했다. 우리는 자신의 기준에 맞춰 사는 것의 어려움을 알아차렸다. 비로소 코비는 스스로를 느끼고 관찰했다. 그는 자기 연민에 기반을 둔 변화 방법을 생각했지만 그것은 좀 어려울 것이라 생각한 결과 아내의 지원이 필요할 것이라

는 것을 알아챘다. 재미있게도, 일단 그가 가치에 근거한 결정을 내리자, 그 다음 과정들이 너무 수월해졌다. 한 달 후, 그는 자신의 아들에 대한 많은 행복한 이야기들을 들려주었고 동시에 트위터도 놓치지 않고 잘하고 있다 했다.

자기 연민은 부드럽기만 한 것이 아니라 배우기 위해서는 연습이 필요하다. 이는 스스로를 가엾게 여긴다거나 방종하거나 이기적이게 굴라는 것이 아니다. 존슨Johnson과 오브라이언O'Brien은 자기 연민이 스트레스, 우울증, 불안, 수치심을 포함한 부정적인 감정의 감소와 관련이 있다고 했다. 연구 결과에 따르면 자기 연민을 실천하는 사람들은 다음과 같다.

• 이혼이나 만성적인 고통과 같은 힘든 상황에 더 잘 대처할 수 있다.
• 타인에 대해 공감능력이 좋다.
• 운동 같은 건강한 습관에 열심이다.

때때로 의사들은 자신을 다른 사람들과 다르다고 생각한다. 그러나 당신이 고통을 느끼는 것은 다른 사람과 다르지 않다. 의식적으로든 무의식적으로든 남들과 다르다는 생각은 웰빙의 위험요소이며, 쉽게 되는 일만 기대하게 하고, 자신의 잠재력과 세상의 현실을 부정하거나 다른 사람들과 당신을 단절시킨다. 자신의 잠재력을 받아들이는 것은 심지어 해방감을 느끼게 될 수도 있다.

> 66
> 어떤 것이든 무조건 오래 버틸 수 있다고 믿는 것은 사람이 아니라고 말하는 것과 같다.

당신은 로봇이 아니다. 의사로서 일을 계속하기 위해서는, 당신은 자신을 돌보는 법을 알아야 한다. 열린 마음과 맑은 정신으로 스스로를 지지할 수 있을 때 무슨 일이 일어나든 당신의 길을 갈 수 있다. 이런 모습일 때 당신을 포함한 누구에게도 해를 끼치지 않고 일을 할 수 있다. 그리고 가족을 포함한 다른 사람들과도 더 잘 지낼 수 있다.

자기 연민은 오래 걸리고 대단한 습관은 아니다. 다른 웰빙 습관처럼 스스로 보살핌과 사랑을 받고 있다고 느끼도록 연습해서 억압과 회피로 가는 기본 경로 대신 새로운 경로로 갈 수 있게 하는 것이다. 자기 연민 속에서, 일상의 것들에 감사하고 당신의 노력, 잠재력, 필요를 인정하고 존중하는 시간을 가져보자.

> 66
> 자기 연민은 스트레스 반응과 이완 반응 사이의 균형을 회복하고 신경 화학, 자기 대화, 생각, 감정을 변화시키는 데 도움을 줄 수 있는 균형 잡힌 습관이다.

그린존에 좀 더 머물도록 돕는 여섯 가지 습관

습관은 뇌가 에너지를 보존하도록 돕는 패턴이다. 규칙적으로 반복하는 작은 일상은 웰빙을 돕거나 방해할 수 있다. 예를 들어, 불규칙한 수면과 흡연은 웰빙과 성과를 방해한다. 규칙적으로 물을 마시고 매일 20분씩 산책을 하는 것은 웰빙과 성과를 높인다.

여기서 내 목표는 당신의 건강한 습관을 만드는 것이 아니라 당신이 하는 모든 작은 일들이 당신의 내적, 외적 세계와 어떻게 관계를 맺는지에 따라 차이를 만든다는 것을 알게 하는 것이다. 특정 행동을 반복할 때마다 습관을 위한 신경학적 경로가 강화된다. 시간이 지남에 따라 반복하기가 쉬워진다. 뇌는 그것을 위해 만들어졌고, 우리는 무의식적으로 혹은 의식적으로 길을 만든다. 어느 쪽이든 행동, 생각, 감정, 그리고 삶을 결정하는 신경학적 경로를 우리가 만들어가고 있다.

> 66
> 당신이 만드는 것을 주의하라. 그것이 바로 당신의 삶이 된다.

자기 인식과 주의력, 조절력을 기르면 가치에서 멀어지거나, 신념이 방해받을 때 알아차리는 능력이 높아진다. 당신이 이것을 할 수 있을 때, 스트레스 요인에 더 잘 적응하고 개입할 수 있고, 더 많은 시간을 그린존에서 보내고 레드존에서 덜 보내도록 도울 수 있다. 만약 당신이 배우고, 성장하고, 변화하고, 발전하거나, 다른 사람들을 돕고 싶다면, 훨씬 더 자주 그린 존에서 머물길 바랄 것이다. 여기 당신이 더 나은 균형을 기르도록 돕는 여섯 가지 의식적인 연습방법이 있다.

1. 충분한 숙면을 취하라
온콜이나 교대 근무 의사로서, 당신의 수면은 양과 질 모두에서 심각한 타격을 입을 수 있다. 연구에 따르면 성인은 매일 7시간에서 9시간 사이의 수면을 필요로 하며, 웰빙을 지지하는 가장 좋은 방법은 매일 밤 같은 시간에 규칙적으로 수면을 취하는 것이다. 잠을 잘 자는 사람들은 수명이 더 길고 더 건강하다.

이것이 불가능하면 10분에서 20분 정도의 낮잠을 고려해보자. 존 홉킨스의 연구에 따르면 오후 1시에서 4시 사이의 낮잠은 인지적으로 도움이 된다고 한다. 수면을 보충할 필요가 있는 경우, 90분 동안 낮잠을 자면 완전한 수면 주기를 지나게 된다. 수면 학회는 이러한 방식의 낮잠이 학습을 개선하고 기억 형성을 돕고 감정을 조절할 수 있다고 제안한다. 수면에 대한 자세한 내용은 3장을 참조하라.

2. 당신은 당신의 생각 자체가 아니다

사람은 세상을 설명하기 위해 이야기를 사용하며 의미를 만드는 존재다. 당신의 이야기는 중요한 것으로 가득 차 있고 많은 세부 내용은 편견에 따라 무시하기도 한다. 생존을 위해 진화적으로 뇌는 부정적인 쪽으로 치우쳐 있다.

만약 애매한 상황이 생긴다면, 혹시 당신의 선배가 '좀 더 온정적으로 환자를 대하라' 또는 '전문가처럼 행동하라'라고 말했다고 하면, 당신은 뭘 어떻게 해야 할지 모를 수도 있다. 이 경우에는 피드백이 충분히 구체적이지 않기 때문에, 스스로의 안전을 보장하기 위해 당신의 뇌는 지나칠 정도로 부정적인 해석을 한다. 그 결과 선배가 그냥 지나가는 말이었고, 다음 날 잊어버렸다고 해도 당신의 뇌는 부정적인 해석으로 기울어져 있기 때문에 자신감은 타격을 받게 되기 마련이다. 뇌가 그것을 위험하다고 여길지는 불확실하지만 여기에는 실제일 수도 있고 아닐 수도 있는 위험이 인식되어 있다.

> 66
> 스스로에게 하는 이야기는 당신을 돕거나 방해할 수 있다.

만약 스스로의 부족함에 대한 이야기를 하고 있다면, 의료계가 완벽하고, 굴하지 않고, 어떤 대가를 치르더라도 성취하는 것에 대한 문화적 믿음을 키워왔다는 것을 기억해보자. 이런 내용들이 항상 꼭 도움이 되는 것은 아니다. 때론 엄청난 양의 고통을 유발하고, 증폭시키며, 스트레스 반응을 활성화시켜, 당신이 필요한 것보다 훨씬 더 많은 레드존에 머무르게 할 수도 있다. 그러니 쓸데없는 이야기는 그만두자. 당신은 생각할 수 있는 사람이다. 가볍게 여기고 더 도움이 되는 생각을 찾으라.

다른 이야기를 생각해보자. 단지 뇌가 제공한다고 해서 어떤 생각에 사로잡힐 필요는 없다. 스스로에게 이렇게 말해보자. "재미있는 이야기군요. 다른 이야기들도 있는지 궁금하네요. 이야기를 해줘서 고맙지만 오늘은 그 이야기대로 생각하지 않겠어요."라고 스스로 말하는 연습을 하라. 그리고 당신의 이야기에 좀 더 신중해보자. 그것은 사실일 수도 있고 아닐 수도 있다. 그게 사실이라고 해도, "이게 나한테 도움이 되는 건가?" 하고 질문해보라. 당신의 생각에서 벗어나 더 넓은 렌즈를 사용하는 것을 배워보는 것도 좋다. 이런 방법은 당신이 훨씬 더 쉽게 배우고, 성장하고, 치유할 수 있는 그린존에 더 머물도록 도와줄 것이다.

활동 ⑩

펜을 최대한 꽉 잡아보자. 1~2분 동안 계속 잡고 있자. 당신의 손이 피곤해지고 있는가? 힘을 주느라 정신이 없나? 아마도 당신은 온통 펜이나 힘주는 것에 대해 생각하고 있을 것이다. 혹시 이것을 왜 하는지 궁금해질 수도 있다. 마음이 방황할 때, 근육이 긴장하거나 짜증이 날지도 모른다. 아마도 당신은 스트레스 반응이 활성화되었다는 것을 알아차릴 수도 있다.

잠시 쉬자. 꽉 쥐었던 펜을 그냥 손바닥에 올려놓아보자. 좀 편한가? 당신은 아마 꽤 오랫동안 이렇게 앉아 있을 수 있을 것이다. 펜을 가볍게 쥐는 것처럼, 당신의 이야기를 편안하게 대할 수 있는지 살펴보라. 그 이야기들은 사실일 수도 있고, 아닐 수도 있다. 이러한 신중한 접근은 명확하게 볼 수 있게 해주고 더 많은 심리적 유연성을 연습할 수 있게 해준다. 당신은 여기서 더 창의적이게 반응을 선택할 수 있다. 스트레스에 대한 당신의 이야기에 호기심을 가지고 접근하는 연습을 하고, 여기에 다른 가능한 설명이 있다는 것을 받아들이고 당신의 모든 이야기를 가볍게 받아들이라.

3. 시간을 재구성하기

내가 만나는 의사들 중 절반 이상이 시간을 더 잘 관리하는 방법을 배워야 한다고 말한다. 아마 당신도 이런 말을 했을지도 모른다.

> 66
> 유한한 시간에 집중하지 말고 에너지에 집중하기 시작하라.

시간과 달리 에너지는 우리가 영향을 줄 수 있다. 어떤 활동은 고갈되게 하고, 어떤 활동은 에너지를 준다. 어떤 활동과 사람들이 당신에게 활력을 불어넣는지 알아채고 어떻게 시간을 보내고 싶은지 선택해보라.

'시간'이라는 단어를 '에너지'로 바꾸는 실험을 해보자.

→ 나는 그 회의에 갈 시간이 충분하지 않다… 나는 그 회의에 갈 충분한 에너지가 없다.

→ 오늘 아침에 파일노트를 끝낼 시간이 없었어… 나는 오늘 아침에 파일 노트를 끝내기 위한 에너지가 없었어.

→ 병동에서 환자와 더 이상 얘기할 시간이 없었어… 병동에서 환자와 더 이상 대화할 에너지가 없었다.

> 66
>
> 스스로 시간이 부족하다고 말할 때마다, 그 단어를 에너지로 바꾸고 영향이 무엇인지 지켜보자.

우리는 능력이 한계에 도달했을 때 스트레스를 느낀다. 불충분한 시간, 약속, 붕대, 간호사, 수술 목록, 하루 일과. 이는 내면의 능력에도 적용된다.

단어를 의식할 때마다 새로운 것을 알아차리고, 기존 생각에서 조금 물러나 그것을 선명하게 볼 수 있을 만큼 충분한 공간을 만든다. 여전히 당신은 이전과 똑같이 유지하기로 결정할지도 모른다. 하지만 당신은 반사적으로 반응하고, 레드존에 있으며, 통제 불능으로 느끼거나 스트레스를 받는 대신 지금 주체적으로 선택하고 있다. 적어도 당신 스스로 책임을 지고 있다. 만약 당신의 시간을 생산적으로 쓰는 것이 아닌 것 같아 회의에 가지 않기로 결정했다면 스스로에게 솔직하게 말해보자. 에너지와 시간, 당신의 유한한 자원을 사용하는 우선순위를 선택했다는 사실을 인식하라. 이것은 당신이 믿고 가치 있는 것을 위해 일하는 것이다. 당신은 잘 살기 위해 필요한 환경을 만들어내며, 의도적으로 살고 있다.

4. 주도적으로 행동하기

스티븐 코비Stephen R. Covey는 1989년에 《성공한 사람들의 7가지 습관》이라는 베스트셀러 책을 썼다. 그는 첫 번째 습관을 '주도적이 되라.'라고 했는데, 이는 자기 인식에 관한 것이다. 그는 빅터 프랭클의 지혜를 반영해 자극과 반응 사이의 갭을 알아차렸고, 그 갭에 선택의 자유가 있음을 알았다. 또한 주도적인 사람들이 그가 책임감이라고 부르는 것을 받아들이고 가치에 기반한 결정을 내린다는 것을 알아챘다.

코비가 그의 주도적인 습관에서 우리에게 상기시키는 두 가지 중요한 아이디어가 있다. 첫 번째는 자신의 언어를 듣는 것이다. 당신의 언어는 능동적인가 아니면 수동적인가? 당신은 상황에 책임을 지고 통제할 수 있고 영향을 미칠 수 있는 것에 집중하나, 아니면 비난하고, 모멸하고, 산만해지는 습관을 가지고 있나?

스트레스를 받는 대신 '활성화됐다activated'로 묘사하도록 설명한 것은 언어의 영향을 실험하는 한 예다. 이전에 '해야 한다should'를 '할 수 있다could'로 대체할 것을 설명했고, 반응적인 의무 단어에서 주도적인 가치를 바탕으로 한 단어로 바꿀 것을 제안했다. 시간과 에너지를 고려할 때 우선순위에 대해 생각하도록 이끌었다. 이러한 의식적인 변화는 노력에 대한 인식을 높이는 데 도움을 주고 있다.

스트레스에 더 효과적으로 반응하도록 도울 수 있는 코비의 두 번째 아이디어는 당신의 마음과 몸을 차지하고 있는 것이 관심의 범위 안에 있는지 아니면 영향력의 범위 안에 있는지 스스로에게 물어보는 것이다. 당신의 관심사가 이루는 서클(원)은 아마 클 것이다. 그것은 환경, 정치, 의료, 교육, 그리고 다른 많은 것들에 대한 관심을 포함하고 있다. 그 큰 서클 안에서, 당신은 실제 환자, 자녀 교육, 은행 잔고 같은 몇 가지 더 구체적인 관심사를 가지고 있을 것이다. 이 작은 원은 영향력의 원circle of influence이다. 이것들은 실제로 무엇을 할 수 있고 당신의 에너지와 시간의 대부분을 어디에 써야 하는지에 관한 것이라 중요하다.

수동적인reactive 사람들은 다른 사람들의 행동을 알아차리고 시스템적인 약점을 비난하면서 관심의 원circle of concern에만 주의를 집중한다. 이것은 영향력을 감소시키고, 무력감을 느끼게 한다. 주도적인proactive 사람들은 그들의 영향력이 어디에 있는지 알고 그곳에서 그들의 노력을 사용한다. 왜냐하면 그렇게 할 때, 영향력을 확대하고 확장시켜 시간이 지남에 따라 영향력의 원circle of influence을 증가시킬 수 있기 때문이다.

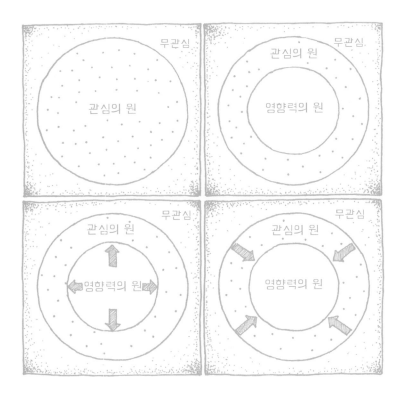

캐서린 크록Catherine Crock 교수는 20년 전 허시 재단Hush Foundation을 시작했을 때 이것을 알아차렸다. 그 당시, 그녀는 멜버른의 왕립 어린이 병원에서 함께 일했던 가족들이 더 나은 경험을 할 수 있도록 돕고 싶었다. 캐서린은 혈액종양과 의사로 일하는데 그녀의 환자는 암에 걸린 어린이다. 요추 천자를 위해 수술실에 오는 아이들의 경험이 어떻게 하면 덜 무서울 수 있는지 알고 싶었다. 그녀는 자신의 영향권 내에서 변화를 시작했다. 동료와 어린이 환자들과 함께 말이다.

현재 허시 재단의 활동은 그들의 예술 프로그램을 통해 전 세계에서 활약하고 있으며, 병원을 위해 제작된 아름다운 음악을 공유하고 의료 종사자들을 위한 더 친절한 일터를 가꾸는 것을 목표로 하는 '친절의 모임' 운동을 하고 있다. 캐서린과 허시 재단은 그들이 영향력을 행사할 수 있는 것에 초점을 두면서 코비의 모델의 왼쪽 아래 그림과 같이 지속적으로 영향력을 확대했다.

영향권에 집중하고 그 안에서 적극적이고 책임감 있게 참여하면 장기적으로 당신의 영향력과 자유의지agency, 주체성이 성장해 자신의 삶에 힘을 실어주고 스트레스 요인에 더 효과적으로 대응할 수 있도록 돕게 된다.

> 66
> 실제로 영향을 미칠 수 있는 것들에 당신의 정신적, 육체적 에너지, 시간, 노력을 사용하라. 더 많은 영향력이 생기고 부정적인 스트레스가 줄어들 것이다.

5. 자기 연민을 연습하기

의사들이 스트레스에 대한 해독제로서 자기 연민에 대해 들으면 그것을 무시한다. 아마도 너무 부드럽고 폭신폭신하게 들려서 단호하고, 경쟁적이며, 완벽하게 해내는 의료 문화에 완전히 반하는 것처럼 느껴져서일 것이다.

> ❝
> 의사들은 종종 자기 연민에 알레르기가 있는 것처럼 행동한다.

많은 의사들은 직장에서 연민을 다 써버리고 집에 돌아오면 그들 자신이나 가족을 위해 남는 게 별로 없다고 내게 말한다.

당신이 가장 중요하게 생각하는 것은 무엇인가? 4장에서 활동 4를 할 때 가장 중요한 것으로 꼽은 것은 무엇인가? 만약 건강이나 가족이라고 말했다면, 대부분의 시간을 레드존에서 살면서 자기 연민에 저항하는 모습이 뭔가 잘못되지 않았는가?

당신의 스트레스 중 일부는 가치에 충실한 방식으로 살지 않는 데서 오는 것이다. 만약 당신이 진정으로 건강과 가족을 소중히 여긴다면, 오늘 이러한 가치를 존중하기 위해 무엇을 할 수 있는가? 다음 질문에 대답해보라.

- <u>스스로</u>에게 좀 더 연민을 보이고 싶은가?
- 당신의 가족은 어떤가?
- 10점 만점에, 이것은 당신에게 얼마나 중요한가?

준비가 되는 대로 연습을 시작할 수 있다. 자신에게 연민을 보이기 위해 오늘 어떤 행동을 취할 수 있는지에 대해 작은 결정을 내려보라.

이것은 자기 연민을 위한 마음챙김 연습이다.

- 발을 바닥에 대고 눈을 감고 의자에 편안하게 앉아라.
- 몸에 주목하고, 1, 2분 동안 몸을 부드럽게 위아래로 스캔하라.
- 비판이나 판단 없이, 그저 당신의 몸을 체크하고, 부드러운 호기심으로 질문한다. 당신은 어떤가how are you?
- 이제 호흡에 주의를 기울이면서, 인식을 지금 여기에 고정시키고 중립적인 관찰자로서 몇 번의 호흡 동안 들숨과 날숨을 관찰하라.
- 잠시 동안, 저항하고 있는 현재 상황을 떠올려보자. 진정으로 원하지 않는 것을 바라고 있지는 않았는가?
- 이 상황을 떠올릴 때, 당신의 몸에서 무엇을 느끼는가? 긴장감이나 불편함을 느끼는가?
- 몇 분 동안 불편함이나 긴장감을 알아차리고 판단이나 비판 없이 내버려두라.
- 이제 당신은 도전에 반응하고 있다는 것을 인정해보자. 당신의 몸이 적절하게 활성화되는 것을 알아차리고 싶을지도 모른다.
- 이제 자신에게 친절하게, 사랑하는 친구에게 말하는 것처럼 부드럽게 말해본다. "좋아. 잘하고 있어", 아니면 이것을 조금 더 이해하기 위해 몇 분 동안 앉아 있어도 좋다.
- 준비가 되면, 눈을 뜨고, 몸을 쭉 펴고, 자신을 알아보는 시간을 가진 스스로에게 미소를 지어라.

6. 감사하기

감사하는 마음을 규칙적으로 실천하는 것은 시소의 한쪽 끝에 가졌을 무거운 짐과의 균형을 잡는 좋은 방법이다. 이러한 실천이 우리의 웰빙에 미치는 영향을 알려주는 연구가 있다. 당신은 인생에서 스트레스 요인이 미치는 영향을 알게 되었을 것이다. 하지만 그게 당신이 집중하는 전부라면, 당신은 시소 한쪽 끝에 당신의 모든 체중을 싣고 있는 것과 같다. 정신건강에 균형을 맞추기 위해, 한 달 동안 매일 간단한 감사 연습을 하고 경험하는 것을 관찰해보라.

활동 ⑫

하루 중 적절한 시간을 선택해보자. 일어날 때, 혹은 잠자리에 들 때, 가족과 함께 저녁 식사를 할 때, 매일 집에 도착하거나 일기를 쓸 때일 수 있다. 잠시 앉아 조용히 몸을 느끼고, 스스로 체크해보라. 이제 오늘 감사한 것을 하나에서 세 가지를 적거나 큰 소리로 말해보자.

"나는 당신이 자신을 돌보는 것을 우선시하는 시간을 가져준 것에 감사합니다. 정말 감사합니다."

요약

스트레스 요인을 구체화하는 것은 상황을 더 좋게 변화시키게 도울 것이다.

만성 스트레스의 레드존 지역에 사는 것은 신체적, 정신적 건강을 손상시키고 당신이 진정으로 훌륭한 의사가 되는 것을 방해한다. 스트레스 요인에 대해 생각하는 방식은 그것을 증폭시킬 수 있고 원래의 유발 요인보다 더 많은 피해를 줄 수 있다.

의사로서 더 효과적으로 스트레스 요인에 대응할 수 있는 정확한 방법은 없다. 여기 그린존에서 좀 더 사는 데 도움이 될 몇 가지 주요 행동들이 있다. 먼저 시작하고 연습할 것을 하나 고르라. 몇 주 후에, 의식적으로 연습할 다른 습관을 추가해보자.

스트레스를 줄이는 방법

- 수면에 주의를 기울이고, 밤에 적어도 7시간은 양질의 수면을 취하는 일상에 우선순위를 두라. 교대 근무를 하지 않는다면, 매일 같은 시간에 일어나라.
- 스트레스를 다르게 받아들여보자. 특정 스트레스 요인을 인식하는 방법을 배워보자. 대부분의 스트레스 요인이 단기 활성화를 유발한다는 점을 인식하고 이를 연장할지 선택한다.
- 스트레스를 받는다고 말하는 대신 '내 몸이 활성화되었다'고 말해보라. 이때 활성화시키는 대상을 구체적으로 지정한다.
- 레드존에 있을 때와 그린존에 있을 때를 이름을 붙이고 알아차린다. 그린존으로 돌아오는 것을 돕기 위한 한 가지 습관을 선택하고 그것을 규칙적으로 연습하는 데 전념하라.
- 마음챙김과 자기 연민의 기술을 배워라. 주도적으로, 연습을 유지하고 도움이 되는 습관을 몸에 익힐 수 있도록 도와줄 코치나 동료를 찾아보자.
- 당신의 영향권 안에서 일하라. 당신이 당신의 진짜 필요를 충족시키도록,

경험을 재구성하고, 통제할 수 있는 것에만 에너지를 사용해보자.

• 불편함을 편안하게 느껴보자.

• 감사하는 마음을 매일 실천하라.

감성 지능과 민첩성

사람은 마음을 붙잡아야 한다. 그것을 놓치면, 머지않아 머리도 통제력을 잃게 되기 때문이다.

⏤ 프리드리히 니체Fredrich Nietzche

이 장에서는 감정을 이해하는 시간을 가질 것이다. 그런 다음 이 책에 있는 지식과 실천을 의사들이 코칭에 정기적으로 가져오는 세 가지 감정(불안, 죄책감, 수치심)에 적용할 수 있는 방법에 대해 설명하겠다. 잘 산다는 것Thriving은 인생의 모든 것에 대응할 수 있고, 늘 자신만만하며 쉽기만 한 삶을 의미하지 않는다.

의학교육은 적극적으로 감정표현을 하지 말라고 가르쳐왔다. 감정은 좋은 의사가 되기 위해서는 피해야 할 취약점으로 취급되어왔다. 본질적으로, 감정은 아이가 까꿍 놀이를 하는 것과 같다. 만약 감정을 표현하지 않는다면, 볼 수 없고 존재하지 않는 것처럼 느껴진다. 직장에서의 감정 표현은 환영받지 못하지만, 우리 모두가 알다시피, 감정은 확실히 존재한다.

수많은 의사들이 병으로 일을 쉬었을 때 단 한 명의 동료도 전화를 걸어 괜찮냐고 물어보지 않았다고 했다. 그들이 직장에 복귀했을 때도 마찬가지였다. 아무도 안부를 묻지 않았다. 사람으로서, 우리는 보고 듣고자 하는 뿌리 깊은 욕구를 가지고 있다. 인지하지 않더라도 우리는 감정을 느낀다. 4장에서 보았듯이, 의사로서의 역할을 자신으로부터 억지로 분리하는 것은 지속하기 어렵고 비현실적이다.

무시당하는 것보다 더 나쁜 것은, 어떤 의사들은 서로를 '감정적'이라고 비난하는 것이다. 이에 대한 놀라운 예는 유미코 카도타Yumiko Kadota 박사가 그녀의 회고록에서 설명한 새벽 3시에 남자 전문의에게 비난받았던 것에서 찾아볼 수 있다. '그는 자신의 잘못을 사과하는 대신에 그녀에게 "진정해, 너는 감정적인 여성이야."라고 말했다.' 이것은 전 세계의 여성 의사들이 공감하는 이야기다.

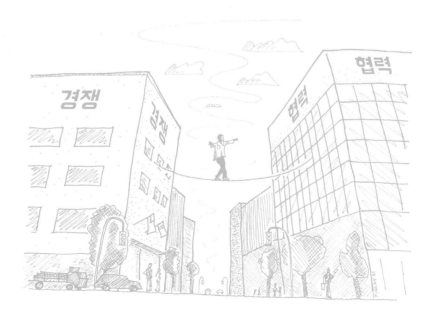

의사들은 수련과정, 커리어, 연구 보조금, 승진, 추천을 위해 경쟁을 함과 동시에 또 서로를 지원하고 협력하기도 한다. 이런 줄타기 자체가 여러 감정을 만들어낸다. 존재하는 감정이 없는 척하기보다는 이름을 짓고 함께 일하는 방법을 배워보자.

의사들과 이성적인 생각

감정이 이성적 사고와 좋은 의술을 방해한다는 게 의학계의 지배적인 생각이다. 이성적 사고와 감정을 인위적으로 분리하는 것은 사람을 이해하는 데 도움이 되지 않고, 부정확하며, 시대에 뒤떨어진다.

심리학자들과 신경학자들은 감정이란 복잡하며, 우리 삶의 모든 경험과 결정에 관여한다는 것을 보여주었다. 연구가 정교해지면서 이성적 사고와 직관적 또는 감정적 사고가 분리된다는 생각은 문제가 있는 것으로 나타났다. 뇌는 감정적인 데이터를 포함하여 수집할 수 있는 모든 데이터를 사용해 생존을 위해 설계된 복잡한 회로를 만들 충분한 능력이 있다.

제롬 그로프만Jerome Groopman MD는 그의 책《닥터스 씽킹》에서 "대부분의 오류는 생각의 실수이다. 그리고 이러한 인지적 오류의 원인 중 일부는 우리의 내적 감정, 즉 우리가 쉽게 인정하지 않고 종종 인식하지 못하는 감정에 있다."라고 하면서 또한 "감정feeling은 환자의 영혼을 보지 못하게 막고 그것의 위험risk은 환자에게 어떤 잘못이 일어나는지를 보지 못하게 막는다."라고 역설적으로 말했다. 자신의 감정을 알아차리고 지능적으로 사용할 수 있는 능력이 없다면, 세상을 이해하기 위해 고정관념과 귀인 오류attribution error를 사용하기 쉽다. 그로프만은 일이 자연스럽게 불러일으키는 감정에 무뎌지는 것은 의사에서 기술자로 스스로의 역할을 축소시키는 것이라고 말한다.

감정을 능숙하게 다루는 것은 의사로서 잘 살고, 효과적인 관계를 맺으며, 웰빙을 달성하며 동시에 최고의 성과를 낼 수 있는 강력한 방법이다. 감정을 억압하거나 부인하거나 힘들어하지 말고, 배우고 이해하며 함께 일해보는 방법을 찾아보자.

감성 지능

자신의 인생 경험을 위해 또 다른 사람을 설득하고 영향을 주고자 할 때 감정의 에너지를 잘 사용하는 것이 감성지능Emotional Intelligence이다. 이러한 기술들이 없다면, 감정들은 당신의 에너지를 파괴하고, 목적을 방해하고, 갈등을 일으킬 수 있다.

자기 인식, 효과적인 스트레스 관리, 생각을 조절하는 능력, 편견을 이해하는 능력, 그리고 현재에 머무는 것은 더 나은 의료 생활을 위해 장기적으로 큰 도움이 되지만 감성 지능이 없다면 방향키가 느슨한 배와 같다.

PERMA를 기억하는가? 첫 번째는 긍정적인 감정이다. 희망, 흥미, 기쁨, 사랑, 동정심, 자부심, 감사, 즐거움. 이러한 감정들은 웰빙을 증진시키고 부정적인 감정의 좋지 않은 영향을 되돌릴 수 있다. 시소 반대편에 이런 것들이 많이 있을수록, 우리의 삶에서 더 많은 균형을 이룰 수 있기 마련이다. 다음과 같은 방법으로 긍정적인 감정을 형성할 수 있다.

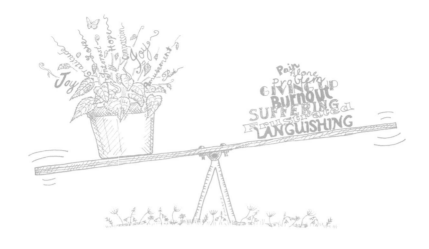

- 소중한 사람들과 함께 보내는 시간
- 당신이 좋아하는 활동을 하는 것
- 신나는 음악 듣기
- 자연 밖에 있는 것
- 감사하는 것들에 대해 생각하기
- 운동
- 사색 연습

PERMA의 다른 요소인 몰입, 좋은 관계, 의미, 성취는 긍정적인 감정적 내용을 가지고 있다. 잘나가는 의사들은 자신의 감정에 반하기보다는 함께한다. 당신이 진정으로 잘나가고 자신의 삶에 주체성을 가지기 위해서는, 나의 감정, 그리고 다른 사람들의 감정과 함께 일할 수 있어야 한다.

자신의 감정 데이터를 이해하면, 보다 일찍 스스로의 요구를 충족시키면서 예방적 조치를 취할 수 있다. 다른 사람들로부터 오는 감정 데이터를 더 자주 정확하게 이해한다는 것은 당신이 그들과 더 강한 관계를 쌓을 수 있고, 갈등을 더 잘 조절할 수 있다는 것을 의미한다. 다시 말해, 당신은 자신과 다른 사람들을 더 잘 돌볼 수 있다.

핵심은 실시간으로 자신과 타인의 필요를 이해하기 위해 자신의 감정을 지능적으로 사용하는 방법을 배우는 것이다. 감정은 인간이 우리의 생존을 위해 연결하고 유대감을 형성하도록 돕는 수단으로 진화해왔다. 감정은 훌륭한 의료를 제공하는 데 필요한 기술인 공감과 연민의 중심이기도 하다. 우리는 다음 장에서 공감과 연민을 살펴볼 것이다.

> 66
>
> 연구자들은 우리가 자신의 감정을 더 정확하게 알수록, 다른 사람들의 감정을 더 잘 해석하고 이해한다는 것을 발견했다.

감정에 관해 두 가지 연습이 필요하다. 삶에서 긍정적인 감정을 더 자주 만들어내는 활동에 의식적으로 전념하고, 부정적인 감정들에 더 효과적으로 반응하는 방법을 배워보자. 그것이 이 챕터에서 목표로 하는 것이다.

정서적 민첩성

정서적(감정적) 민첩성은 자극과 반응 사이의 간격을 이용해 어떻게 반응할지 선택함으로써 감정을 실시간으로 인식할 수 있는 것이다. 감정적으로 민첩하다는 것은 부정적인 반응을 가져오거나 도움이 되지 않는 방식으로 반응하기보다는 상황이 변할 때 더 유용한 반응으로 방향을 잡을 수 있다는 것을 의미한다. 감정적으로 민첩한 사람들은 심리적으로 유연하고 복잡성과 불확실성에 더 쉽게 반응할 수 있다. 그들은 기존의 인지 템플릿(습관)에 갇힐 가능성이 적다. 의료 환경에서 이러한 기술은 효율성과 웰빙에 큰 변화를 가져올 수 있다.

아야의
이야기

아야는 산부인과 의사다. 그녀는 많은 수련의들을 가르치며 그들의 발전에 많은 투자를 하고 있다. 그녀는 나에게 외과 영역은 본질적으로 위험하고 리스크가 높은 영역이라고 말했다. 따라서 '집중'이 가장 필수적인데, 수술실 환경이 안전하고 서로를 신뢰할 때 집중하기가 훨씬 더 쉬웠다고 이야기한다. 아야는 5년 전 동료들과 특히 후배 의사들과의 의사소통에 너무 무뚝뚝하다는 피드백을 받고 코칭을 받기로 했다. 그녀는 무뚝뚝하다고 들은 피드백이 고통스러웠다. 그러나 배우고자 하는 의지로 그 피드백을 마주했다. 시간이 지남에 따라 지속적인 노력이 필요했지만, 그녀는 자신의 감성 지능을 가지고 일하는 것을 배웠고, 그 결과 직장에서의 경험이 바뀌었다.

코칭을 하는 동안 아야는 스스로 일에서 더 감정적으로 민첩해질 수 있도록 정서적 문해력을 키우는 데 특히 초점을 맞추었다. 그녀는 의료계에서는 환자의 감정에 대해 말하는 것은 괜찮지만, 특히 여성 외과의사로서 자신의 감정에 대해 말하는 것은 쉽게 용납되지 않는다고 말했다. 하지만 스스로의 감정에 이름 붙이고, 다른 사람의 감정에 공감과 호기심으로 반응할수록, 동료들과 더 잘 연결된다고 느끼기 시작했다.

집중적인 장기간 노력의 결과로, 그녀는 피드백 이전과는 완전히 다른 평판을 쌓았다. 이제 수술에 집중하는 것이 그 어느 때보다도 쉬웠으며, 심리적으로 안전하다고 느끼고 팀도 그렇게 느낀다고 믿는다. 또한 여러 예시와 교훈을 통해 팀원들도 감정에 대해 배우도록 했다. 그녀는 코칭을 받으면서, 기꺼이 취약함을 드러내고 도전하며 스스로를 지지했다. 감정에 대해 배우는 것은 아야에게 큰 차이를 만들었고, 그녀 자신을 넘어 팀에게도 긍정적인 영향을 미쳤다. 그녀는 의료계가 의사들에게 감정의 영향에 대해 잘못된 믿음을 주고 있다고 생각한다.

그래서 감정이란 무엇인가?

> ❝
> 감정은 이유가 있어서 존재하고, 이는 생존의 필수 사항이다.

심리학자 폴 에크먼Paul Ekman 박사는 1954년부터 감정을 연구해왔으며, 인간의 주된 감정이 무엇인지 이해하고자 했고, 문화 전반에 걸쳐 인식되는 보편적인 얼굴 표정이 있는지 알아내려고 노력했다. 그는 전 세계 모든 사람들이 공유하는 여섯 가지 주요 감정이 있다고 했다. 분노, 놀라움, 혐오, 즐거움, 두려움, 그리고 슬픔. 그리고 일곱 번째 감정, 경멸까지 말이다.

우리는 행복이나 흥분과 같은 감정을 긍정적인 것으로 분류하고, 슬픔이나 분노를 부정적인 것으로 분류한다. 이러한 이원적 사고는 우리의 정서 웰빙에 도움이 되지 않는다. 왜냐하면 이는 많은 감정들에게 무언가 잘못되거나 나쁜 점이 있다는 것을 의미하기 때문이다. 에크만의 보편적인 기본 감정 중 오직 한 가지, 즐거움만 긍정적인 것으로 분류될 것이다. 놀라움은 양쪽에 해당될 수 있고, 나머지 다섯 감정은 부정적으로 여겨진다. 하지만 각각의 감정은 이유가 있어서 우리 안에서 진화해왔다. 진화는 생존에 도움이 되는 요소들을 선택했기 때문이다.

두려움, 불안, 혐오감은 매우 불편하게 느낄 수 있는 강력한 감정이지만, 이들은 동시에 우리를 안전하게 해주는 명백한 보호자다. 가장 불편한 감정인 수치심과 죄책감 또한 우리를 안전하게 하기 위해 존재한다. 왜냐하면 이런 감정들은 우리가 사회에 받아들여질 수 있는 방식으로 행동하도록 도와주기 때문이다. 또한 우리가 사회적 규범을 준수하도록 격려한다.

> 66
> 모든 감정은 핵심 생존 전술의 중심이며, 이들은 우리가 사회에서
> 잘 지내도록 돕기 위해 존재한다.

모든 감정이 중립적이라고 생각하면, 무슨 생각이 드는가? 만약 당신이 모든 감정을 삶에 꼭 필요한 것으로 환영할 수 있다면, 이런 감정들이 더 나은 성과를 내고 내 삶에 도움이 된다고 생각하면 어떤 일이 일어날까? 내가 말하고 싶은 것은 모든 감정에는 이유가 있고, 그 이유는 우리의 생존을 위한 것이라는 생각을 해보자는 것이다. 모든 감정을 환영하고, 호기심을 갖고 감정들에서 배우려고 노력해보자.

> 66
> 당신의 감정을 환영하고 호기심과 연민으로 가볍게 안아주자. 자

의학적 기술에만 초점을 맞추고 소위 이성적 두뇌로만 일하는 것, 전문성을 이유로 직장에 도착해서 문 앞에 감정을 두고 오는 것은 한 손을 뒤로 묶고 일하는 것과 같다. 물론, 당신은 한 손으로도 꽤 능숙하게 일할 수 있지만, 어째서 두 손을 가지고 있는데 그렇게 하는가? 두 손을 사용하면 하나보다 훨씬 더 효율적이고 효과적이다.

우리는 쉬지 않고 24시간 365일 내내 세상을 예측하고 가능한 모든 데이터를 해석하고 있지만, 우리의 뇌는 그보다 많은 다양한 마음을 만든다. 당신의 뇌와 다른 모든 사람들의 뇌가 하는 한 가지 보편적인 일은 우리가 이를 인지하든 않든 여러 영향을 끼친다는 점이다. 당신이 주변에 미치는 영향은 당신이 어떻게 지내는지 알게 하는 바로미터와 같다. 신경과학자들은 이런 영향을 보면 몸이 생물학적으로 마음의 일부라는 것을 보여준다고 말한다. 다만 무엇이 우리를 기분 좋게, 불쾌하게, 침착하게 또는 동요하게 만드는지는 잘 모른다. 왜 우리는 각자 다르게 느끼는가? 지금까지 알려진 바로는 뇌가 개개인의 사회적 현실을 만들어내는데 모두가 같지 않다는 점이다.

> ❝
> 당신이 느끼는 감정은 생리적 반응을 일으키고, 당신의 생각으로 설명하려고 한다.

처음부터 마음에 들지 않거나 믿기 어려운 사람을 만난 적이 있는가? 이는 무의식 안의 뇌가 의식 밖에서 예측을 하고, 몸과 감정을 통해 조심하라고 말하는 것이다. 그를 좋아해야 하는지를 판단할 모든 장단점을 알 필요가 없다. 몸은 몇 초 안에 말해준다. 만약 당신이 귀를 기울이고 있다면, 행동을 조절하거나 조심하게 된다.

얼마 후, 의식적인 생각이 개입되지만, 별로 쓸모가 없을지도 모른다. 아마 당신의 생각은 이럴 것이다. '모르겠어, 그냥 그(그녀)에게 흥미가 생기지 않았어.' 무슨 일이 일어났는지 뒤늦게 인지적으로 설명하려고 시도하려고 하지만 몸-마음은 이미 감정으로 '결정했다 did.'

> "
> 몸과 감정은 세상을 이해하는 표지판 역할을 하며, 의식적인 생각
> 없이 순간적으로 활성화된다.

당신이 진료실에 있는 상황으로, 매우 바쁘고, 이중 예약이 되어 있다고 상상해보라. 지금 함께 있는 환자는 방금 울음을 터뜨렸고, 그들의 파트너가 학대했다고 밝혔다. 환자를 만난 것은 이번이 두 번째이다.

지금 이 순간 당신의 몸에서 무슨 일이 일어나는가?
당신은 이 질문에 곰곰이 생각해서 대답했는가? 예를 들어 다음과 같다.

- 이런, 오늘은 안 돼, 시간이 없어, 벌써 늦었어.
- 왜 나야? 난 사회복지사가 아니야!
- 망했다. 제 시간에 집에 갈 수 있는 기회가 없어졌다.
- 그녀가 말해서 다행이야. 자존감이 낮은 이유가 있었네.

이 모든 생각들은 당연하다. 처음 세 가지는 5장에서 이야기한 사람들이 항상

경험하는 저항을 반영하는 생각들이다. 그런데 이들은 모두 생각이다. 여기서 질문을 다시 한 번 살펴보자. 당신 '몸'에서 무슨 일이 일어났는가?

무슨 말인지 잘 모르겠다면 지금이 이를 알아보기에 적절한 기회다. 당신의 몸을 알아차림으로써 정서적 문해력을 기르는 것이다. 당신이 느끼고 있는 것을 감각적 단어(예: 뜨겁다)로 이름 붙이고, 이와 동반되는 감정이 있는지 알아본다(항상 있지는 않을 것이고, 때로는 그냥 더운 날일 수도 있다). 호기심이 많은 것은 자신에 대한 내적 인식을 높인다.

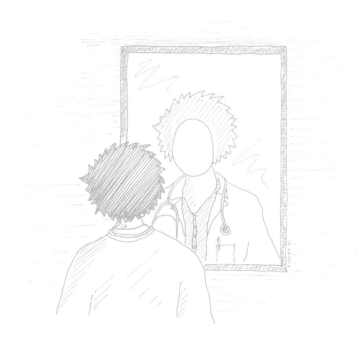

만약 당신의 자세가 더 똑바로 혹은 더 구부러지는 것을 알아차렸다면, 그것은 당신의 감정 반응에 대해서도 말해줄 것이다. 턱, 배 또는 어깨가 조이는 것을 알아차렸을지도 모른다. 이러한 몸의 변화는 다양한 감정들의 징표다. 몸의 변화는 분노, 걱정, 방어, 피곤함 또는 그 외 다른 것을 나타낼 수 있다. 감정을 실시간으로 알아차리는 것은 시간이 지남에 따라 지금까지와는 다른 선택, 더 나은 선택을 할 수 있게 해준다.

덤불에서 독이 있는 뱀을 혼자 만났다고 상상해보자. 뱀은 덤불에서 세 걸음 떨어져 있고 빠르게 움직이면서 공격하려는 것처럼 일어선다. 두려움에 대한 감정적인 반응은 당신이 가능한 한 빨리 몸을 돌리고 다른 방향으로 도망치도록 유도한다. 몸과 감정은 무의식적 사고를 사용하여 이러한 반응을 일으킨다. 그리고 이는 상황을 고려했을 때 완전히 합리적인 반응이다.

이 두려움의 감정은 상승된 심박수, 더 빠른 호흡, 그리고 강력한 다리와 같은 생리적 변화를 촉발시킨다. 이렇듯 당신은 감정을 느낀다. 이런 감정은 당신을 둘러싼 사회적 실재social reality와 인지 템플릿에서 비롯된 예측성 뇌에 의해 생긴다.

뱀이 당신을 놀라게 했다. 두려움을 느끼는 것뿐만 아니라, 뱀을 근접한 거리에서 보았기 때문에 놀라움을 경험했을지도 모른다. 만약 당신이 야생에서 뱀을 본 적이 없다면, 덤불에서 많은 뱀들을 만났던 경우와는 다르게 반응할 것이다. 각자의 독특한 경험과 지식에 따라, 집에 안전하게 도착했을 때 그것이 행운이었다고 생각할 수도 있고, 울음을 터뜨리고 다시는 덤불 속에서 뛰지 않기로 결정할 수도 있다. 우리의 생각과 감정은 우리를 둘러싼 특정한 사회적 실재

social reality에서 비롯되며, 이는 각자의 고유한 조합이다. 만약 당신이 운이 좋다고 생각한다면, 다시는 가지 않겠다고 맹세하는 사람을 이해하지 못할 수도 있고, 그 반대의 경우도 마찬가지일 수 있다.

이 사건 후에, 당신의 마음은 세상을 예측하기 위해 덤불에서 뱀을 만난 경험을 사용한다. 경험은 감정과 생리적 감각을 유발하는 생각들, 즉 세계에 대한 미래 예측의 기초가 된다.

> 66
> 감정은 온몸에 있다.

감정은 세상에 대한 반응, 자연스러운 가이드 체계다. 이를 표지판이라고 생각할 수 있지만, 항상 신뢰할 수 있는 것은 아니기 때문에, 스스로와 다른 사람들에게 혼란을 일으킬 수 있다.

좋은 소식은, 자극과 반응 사이의 공간을 넓히는 방법을 배움으로써 어떻게 반응할지 선택할 수 있다는 것이다. 리사 펠드먼 배럿Lisa Feldman Barrett가 그녀의 책《이토록 뜻밖의 뇌과학》에서 말했듯이, 순간의 열기를 통제할 수 없을 때조차도, 어떤 행동들을 더 가능성 높게 만듦으로써 반응을 바꿀 수 있다.

> 66
> 당신이 가꾸는 것이 당신의 삶이 된다.

감정을 해소하는 방법

감정의 해법

만약 이 모든 것을 알아차리고 이름을 붙이는 것이 너무 불편하다면, 감정을 해소하고 명료함을 얻기 위해 이 작은 활동부터 해보자. 내 몸이 어떻게 느끼는지 주목하고, 감각에 감정의 이름을 붙이고, 감정을 내가 믿는 누군가, 반려견, 혹은 스스로에게 큰 소리로 말해보자. '느긋하다'고 말하는 대신, '내가 느긋하다는 것을 알아차리고 있다'고 말하라. '불안하다'는 말 대신 '불안이 왔다'고 말하자.

이제 당신은 감정 속에 있는 대신 감정을 바라볼 수 있다. 약간의 거리를 만들어냈기 때문이다. 느끼고 생각하는 방식에 차이가 있는가? 연습한 것을 기억하라. 무언가를 알아차리고 있다고 말하는 것, 혹은 무언가가 여기 있다고 말하는 것은 자극과 반응 사이의 공간gap에 대해 더 많은 인식을 만들어낸다. 이는 경험하고 있는 것과 구별된다. 같은 방법으로 생각을 해소할 수도 있다. '나는 내가 부족하다는 생각을 하고 있다.' '나는 내 뇌가 '가면증후군'에 대한 이야기를 만들고 있다는 것을 알아차렸다.'

> 66
> 당신의 생각이 곧 당신이 아니다. 당신은 생각이나 감정을 가지고 있을 뿐이다.

자극과 반응 사이에
공간을 이용하기

'뜨거운' 뇌는 스트레스 반응을 묘사하는 또 다른 방법이고, 보통 분노와 같은 높은 에너지를 가진 부정적인 감정을 반영한다. 직장 동료와의 곤란한 관계처럼 싸움이나 도피fight or flight 반응을 촉발하는 상황이 있다면 이에 따른 정서적 동요를 예상할 수 있다. 이런 상황에서는 생각을 똑바로 할 수 없기 마련이다. 전전두엽 피질은 작동하지 않고, 뇌의 경보 중추는 몸과 마음을 활성화시킨다. 이는 뇌의 의사결정 부분이 일시적으로 멈췄다는 것을 의미한다. 이 상태로 계획을 세우는 것은 불가능하다. 이미 시도하고 실천해봤던 미리 결정된 계획이 필요하다.

미리 결정된 계획은 간단하며 자동으로 반응하지 않고 응답할 수 있도록 속도를 늦추는 것을 목표로 한다.

1. 숨을 쉬어라, 긴 숨을 내쉬어라.
2. 당신 안에서 무슨 일이 일어나고 있는지 알아보자. 제3자가 하는 반응처럼 감정에 이름 붙여본다. '나는 화가 난다'가 아니라 '화가 났구나'.
3. 제3자의 시선으로 감정에 이름을 붙이는 것은 작은 공간, 즉 자극과 반응 사이의 거리감을 만든다. 지금 당신은 상황을 바라보고 있다.
4. 당신은 반응을 선택할 수 있다는 것을 스스로에게 상기시킨다. 좀 진정될 수 있다.
5. 당신의 몸을 움직여 조절감을 느껴보라. 바닥에 있는 발을 움직이거나 조

금 더 똑바로 서보자.

경험에 이름 붙인다. - '화가 났구나.' 호흡에 집중한다. 바로 긴 숨을 내쉬지 못할 수도 있고, 격분해서 한숨을 쉬고 있는 것처럼 보일 수도 있다(좋은 움직임은 아니다). 하지만, 단지 2, 3초 동안만이라도 호흡을 관찰하는 것은 마음과 몸의 모든 것을 느리게 하고, 전전두엽 피질에 다시 관여할 수 있는 기회를 준다. 만약 그동안 어떤 식으로든 마음챙김을 연습했다면, 전전두엽 피질 뉴런과 경보 중추인 편도체 사이의 연결이 강해질 것이다. 시간이 지남에 따라 조절을 더 잘하게 될 것이다. 자꾸 하다 보면, 당신의 신경 경로는 흙길에서 고속도로로 발전하게 될 것이고, 그 길에서 메시지는 더 쉽고 부드럽게 전달될 것이기 때문이다.

그렉의 이야기 | 그렉은 이비인후과 의사로 일하고 있고, 동료들과의 관계에 대해 도움을 청하러 내게 왔다. 동료 외과의사와 회의를 할 때 또는 복도에서 대화를 할 때 공개적으로 그의 결정에 의문을 제기하는 경우가 지난 6개월 동안 여러 번 있었다. 그럴 때마다 그렉은 방어 반응을 느꼈고, 동료와 말다툼을 하며 분노를 표출했다. 그는 자신이 불쾌해 보인다는 것을 알았고, 사람들이 자신을 피하기 시작했다고 걱정했다. 그렉은 다른 의사로 인해 이런 문제가 생긴 것에 화가 났고, 부당하게 손상된 자신의 평판에 대해 걱정을 했다. 나는 그렉에게 동료의 행동 변화에 의존하기보다는 미래의 갈등을 완화시키기 위해 그가 할 수 있는 일에 집중하라고 요구했다. 그렉은 다음에 비슷한 상황에 맞닥뜨리기 전에 이러한 상황에 대한 자신의 반응을 연습할 필요가 있었고, 그렇게 되면 분노의 순간에 다르게 반응할 수 있을 것이다. 자동화된 반응이 그가 깨닫기 전에 시작될 것이기 때문에, 동료와

의 다음 대결까지 기다리는 것보다 다르게 반응하기 위해 그는 연습을 하기로 했다.

그가 연습한 핵심 기술은 자신의 몸을 느끼고, 멈추는 것이었다. 속도를 늦추는 몇 초 동안, 그는 스스로 자신의 자동화된 반응을 볼 수 있었다. 그는 말을 하기 전에, 호흡을 하면서 자극과 반응 사이의 공간을 늘리는 법을 배웠다. 멈춘 순간에 드럼의 비트를 생각했고, 자신의 몸을 확인하며 감정을 알아차렸다. 몸에서 긴장감과 열기가 느껴진다면, 그는 다른 사람들 앞에서 말하지 않기로 결심했다. 그러자 외과동료에게 나중에 이야기 하자고 요청할 수 있게 되었다. 또 진짜 문제가 무엇인지 해결하기 위해 동료와 따로 나중에 통화를 시도할 수 있었다.

하루 종일, 모든 상호 작용에 대해 이런 의식적인 처리를 할 필요는 없지만, 이렇게 더 자주 할수록, 감정에 반응할 수 있는 기회가 더 많이 생긴다. 화나는 순간에 잘 대응하기 위해 기술을 향상시킬 수 있다. 감정을 완화하고, 관리하고, 조절하기 위해 배우고 연습하는 것이다. 감정을 억누르고 부정하는 것은 더 많은 짐을 모으는 것과 비슷하다. 감정을 억누르는 것은 감정노동이다.

> "
> 감정마다 다른 생리반응을 일으킨다. 당신은 선택할 수 있다.

감정을 이해하고, 감정과 함께 일하기 위해서는, 우리는 몸의 신호를 해석하고 언어로 설명할 수 있어야 한다. 제3장에서 이 정서적 문해력에 대한 작업을 시작했다. 자기조절을 통해서 말이다. 연습을 위해, 지금 이 순간 당신의 몸을 주목하라. 길고 느린 호흡을 하고 생리적 감각과 그것이 나타내는 감정의 이름을 댈 수 있는지 살펴보자.

온도, 긴장 또는 기분을 알아차릴지도 모른다. 아마도 당신은 핀과 바늘 때문에 발가락이 얼얼할 수도 있고, 정원 가꾸기, 하키, 또는 하루 종일 극장에 서 있던 것 때문에 등이 아플 수도 있다. 또한 당신은 인상을 쓰고 있다는 것을 알아챌 수도 있다. 우리의 몸은 현재 경험하고 있는 감정을 파악하도록 도울 수 있다. 등이 아픈 것은 피곤함, 스트레스, 좌절감 등을 나타낼 것이다. 아마도 집중하고 있거나 읽고 있는 것에 혼란스러워서 얼굴을 찡그리고 있을지도 모른다.

> 66
>
> 감정 반응은 당신의 모든 경험에서 비롯되어 있고, 당신의 몸은
> 이들의 이름을 짓는 데 도움을 줄 수 있다.

리사 펠드먼배럿Lisa Feldman-Barratt는 우리가 어떻게 감정을 창조하는지에 대한 세계 최고 연구자들 중 한 명이다. 그녀와 그녀의 동료들은 아기들에게 존재하는 아주 간단한 감정 반응들 말고도 감정은 뇌가 우리에게 의미 있는 환경에 대한 추측과 예측을 하는 방법 때문에 생긴다는 것을 발견했다. 이런 예측과 추측이 감정을 만들어낸다. 우리는 서로 다르게 해석하기 때문에 같은 상황에서 다른 감정을 발생시킨다. 그런 다음 우리는 이러한 경험들, 즉 감정과 기억들을 기억하고 미래의 예측을 위해 이를 다시 사용한다.

사람들의 감정은 자극(실제하는, 받아들인, 상상한)에 반응해 발생한다. 비록 감정은 고유의 생리적 지표이지만, 모든 사람들에서 똑같지는 않다. 예를 들어, 당신은 학회에서 동료들에게 말하는 것에 대해 불안을 느끼고 불안과 함께 복통을 경험할 수 있다. 불안을 느끼는 다른 동료는 그것이 목이 붉어지는 것으로 나타날 수도 있다.

매일 우리는 크고 작은 수천 개의 판단을 한다. 그 모든 것들은 감정과 인지의 조합을 포함하고 있는데, 대부분은 잊고 있는 것이다. 두뇌의 1,280억 개의 뉴런은 끊임없이 감각 데이터의 의미를 만들면서 소통하며, 이 복잡성은 우리가 반응할 때 매우 유연할 수 있는 잠재력을 제공한다.

> ❝
> 몸에서 느끼는 감정이나 가지고 있는 에너지에 대해 알고, 이름을 붙이고, 유발하는 요인을 이해하는 것은 우리에게 더 많은 반응의 선택지를 줄 것이다.

감정을 나타내는 신체감각은 때로 묘사하기 어려울 수 있다. 이것을 묘사하는 한 가지 방법은 은유다. 좌절감이 드는 느린 진행은 진흙탕 속에서 발을 질질 끄는 것으로 묘사될 수 있다. 행복은 햇빛 위를 걷는 것일 수 있다. 어떤 경우에는, 은유가 감정을 명명하는 것보다 더 유용하다. 왜냐하면 은유는 이미 의료 영역에서 사용하고 있기 때문이다. 하지만 은유는 문화적으로 차이가 있고, 다른 사람들에게는 의미가 없을 수 있다는 것을 기억해야 한다.

> ❝
> 감정을 효과적으로 이해하고 사용하는 방법을 알게 될 때, 당신은 집에서도, 환자나 동료들과 함께 일할 때도, 그리고 더 넓은 세상에서도 더 성공할 것이다.

인생에서 무언가가 공정하지 않다고 생각하던 때가 있었는가? 만약 동료들과 비교해서 더 많은 야간 근무를 했다고 알게 되었을 때, 이렇게 말할 수 있다.

"단지 내가 아이가 없다는 이유만으로 나의 착한 성격을 이용하다니." 그런데 만약 지금 외롭고 고갈되었다고 느낀다면, 이 짧은 인지 단계에서 이렇게 생각이 흐를 수 있다. "왜 항상 나에게만 이런 일이 일어날까?", "말을 하지 않은 것은 내 잘못이야. 난 부족해." 또는 "동료들은 나를 전혀 신경 쓰지 않아."

이러한 생각은 슬픔, 수치심 또는 좌절과 같은 감정들을 동반할 수 있다. 이러한 자동화된 생각과 감정을 알아차릴 능력이 없다면, 당신은 전에 가봤던 것과 같은 오래된 신경학적 경로를 미끄러져 내려가고 있을 것이다. 삶에서 다른 경험을 하기 위해서는, 당신은 먼저 알아차리고 나서 그것에서 벗어날 수 있어야 한다.

의사로서 당신은 누군가가 가르쳐주었기 때문에 진단 도구를 잘 사용할 수 있다. 당신은 연습과 실수를 통해 배웠다. 아마도 진단 도구를 사용하는 데 진정으로 능숙해지기 위해 다른 사람들에게 지도나 조언을 구해야만 했을 것이다. 때로는 감별 진단이 복잡하기도 했을 것이다. 명확히 진단을 하기 어려운 증상들이 있었을 것다.

이 모든 것을 감정 학습에 적용시켜보자. 실수할 수도 있고 도움이 필요할 수도 있다. 그것은 당신이 익힌 다른 기술과 같다. 다른 뉘앙스와 복잡성이 있을 수 있다. 때로는 상반된 감정들이 동시에 존재해 혼란을 일으키기도 한다. 예를 들어, 우리는 종종 행복하지만 슬픈 순간을 겪는다. 학업을 마치고 학교를 떠나는 것이나 죽은 사람에 대한 애틋한 기억을 공유하는 것, 나는 시험을 통과했으나 친구는 그렇지 않았을 때, 동료가 더 나은 직장에 가는 것을 보면서 그들이 더 이상 함께 있지 않을 거라고 받아들이는 것 등이 그러한 순간들이다.

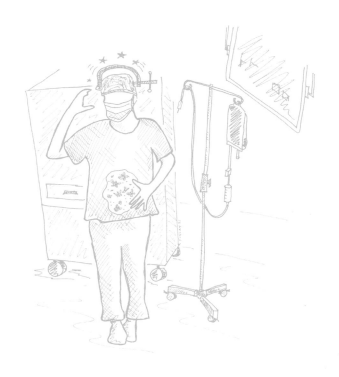

　감정은 분류하고 해석하는데 까다로울 수 있지만 쉽게 단념하지는 마라. 당신이 더 나은 환자 치료와 결과를 제공할 수 있도록 꾸준히 배워왔던 것처럼, 감정의 뉘앙스를 배우는 것 또한 스스로와 환자들을 잘 돌보는 데 도움이 될 수 있다. 자신의 감정을 가지고 지능적으로 일하는 것을 배울수록, 자신을 더 잘 돌보고 다른 사람들과의 관계에서 더 효과적으로 상호작용할 수 있는 능력을 높이게 된다. 이것은 당신이 더 영향력 있고 높은 신뢰관계를 형성하며 심리적 안전을 가질 수 있다는 것을 의미한다.

> 신뢰도가 높은 팀들은 서로의 감정을 공유한다. 신뢰도가 높은 팀
> 의 가장 큰 이점 중 하나는 대부분의 의사들이 원하는 효율이 높
> 아져서 궁극적으로 모든 사람의 시간을 절약할 수 있다는 것이다.

우리의 몸에서 어떤 감정을 알아차릴 때마다, 그것에 이름을 붙이는 연습을 하라. 내가 경험한 것을 알아차리고 무엇인지 알기 위해 오래 멈추는 바로 그 행동이 앞으로 나아가는 데에 도움이 될 것이다. 어떤 경험에 효과적으로 대응하기 위해서는, 우리는 그것을 인식하고, 이름을 붙일 필요가 있다. 감정은 역동적이므로, 이름을 붙이고 그 역동이 계속되도록 두자.

감정과 기억, 뇌의 부정적인 편견

우리의 뇌는 생존을 위해 효과적이고 효율적이도록 복잡하게 연결되어 있기 때문에, 신경학적으로 감정 네트워크와 기억 네트워크는 밀접하게 연결되어 있다. 몸은 생존에 가장 큰 위협을 주거나 미래의 예측을 위한 기억에 쉽게 접근하도록 하는 강렬한 감정과 연결되어 있는 것이다.

만약 당신이 주니어의사로서 질문을 하는 것이 위험하다는 것을 배웠다면, 당신은 꼭 필요하지 않는 한, 선배들에게 질문하는 것을 멈췄을 것이다. 교수(상급의사)가 환자 옆에서 굴욕감을 주었거나 당황스럽게 했다면, 그 느낌은 아마도 여전히 남아 있을 것이다. 어쩌면 지금도 몸에서 느껴질 수도 있다.

감정은 행동을 지시하고, 학습을 제한하며, 지금 교수에게 질문하는 것은 위

험하다고 뇌가 예상하게 한다. 다시 말해, 당신은 어떤 특정한 경험을 했고 세상을 이해하기 위해 그것을 일반화했다. 세상을 받아들이는 방식은 축적된 경험, 관련된 감정, 그리고 이 상황에서 당신의 좁혀진 관심에 의해 결정된다. 이것이 바로 뇌가 우리를 안전하게 지키는 방법이다.

우리는 자연스럽게 생존을 위협하는 경험들에 적응하고, 이를 주목하고, 뇌는 지금까지 배우고 기억하는 것에 기초하여 우리를 안전하게 지키기 위해 무슨 일이 일어날 수 있는지 예측한다. 이런 경험들은 빠르게 작용하는 화학작용과 전기적인 충동에 의해 당신의 뇌와 몸에 저장되어 있다. 가장 위험하다고 느낀 경험들은 강렬한 느낌도 같이 가지고 있다. 감정은 이들을 기억하는 데 중심이 되고, 미래를 예측하는 데 필수다. 몸에서 비슷한 감각을 경험할 때, 당신은 학습된 방법으로 무의식적으로 반응을 예측할 것이다.

감정 습관

> 감정은 생각처럼 인식 밖에서 자동으로 작동하며, 도움이 되지 않는 습관에 갇혀 있다.

우리가 행동과 생각에서 반복하는 신경학적 패턴은 뇌에서 강력한 네트워크로 변환된다. 뉴런 시퀀스의 반복적인 발화는 그 네트워크를 더 강력하게 만든다. 우리는 무의식적으로 그리고 쉽게 이러한 신경계 고속도로를 타는 셈이다. 이것이 감정 습관이다. 우리는 감정에 대한 많은 습관을 가지고 있다.

오토파일럿은 빠르고 강력한 매커니즘이다. 내가 "반짝반짝, 작은 _____"이라고 말한다면 뭐가 떠오르는가? 아마도 어떻게 할지 알기도 전에 '별'이라고 말하거나 생각했을 것이다. 어떤 노력도 없이 자동적으로 말이다.

내가 이렇게 말하면 어떤 반응이 있는가?

검정과 _____

소년과 _____

밤과 _____

아마도 당신은 하양, 소녀, 그리고 낮이라고 대답했을 것이다. 아마도 대부분 그렇게 대답하기 마련이다. 살면서 많은 상황이 이렇게 답을 알려주었고 이는 우리의 디폴트값이며 따라서 대답이 자동으로 나오게 되기 때문이다.

다른 대답을 생각하기 위해서는, 속도를 늦추고 어떤 의식적인 생각에 참여해야 한다. 자극과 반응 사이의 공간을 더 의도적으로 사용해야 한다.

여기 또 다른 예시가 있다.

"어떻게 지내How are you?"

자동적으로 "좋아, 괜찮아fine, good, okay, or well thanks."라고 말하거나 생각하지 않았는가?

이것들은 모두 적당한 대답이며, 내 상태가 어떤지 잘 요약한 말일 수 있다.

260

만약 모든 질문에 "괜찮아I'm fine." 라고 말하는 것을 연습했다면, 심지어 당신이 매우 괴로워했을 때조차도, 의심할 여지없이 자동패턴, 기본적인 네트워크의 습관대로 했을 것이다. 그 결과 정서적 문해력이나 자기 관리 등에 관한 도움을 요청할 방법을 개발하지 못했을 것이 분명하다. 감정적인 웰빙은 괜찮다고 말하는 습관적인 기본 패턴에 의해 방해받을 수 있다.

신경학적으로 유연하게 맥락에 반응하기보다는 경직된 인지 고리를 작동시키고 있다. 당신은 무의식적으로 오토파일럿 안에 살고 있으며, 심리, 행동 모두에서 스스로를 좁은 범위로 가두는 경직된 사고를 갖고 있다. 이러한 오토파일럿과 산만한 상태에서, 감정은 미스터리로 남아 있고 많은 정보는 당신의 인식 밖에 있기 쉽다. 감정적으로 경직되어 있고, 똑같은 반복된 생각에 사로잡혀 있게 된다.

성찰

- 왜 직장에서 "괜찮아"라고 말하는 것인가? 심지어 그렇지 않을 때도?
- 어떤 감정이 작용하는가?
- 약해 보이는 것에 대한 두려움인가?
- 완벽하고, 강인하고, 낙관적이고, 탄력적인 것으로 보일 필요가 있는가?
- 인생의 이정표를 놓쳤는가?

이 질문들을 읽고 대답하면서 방금 어떤 생각이 들었는가? 만약 어떤 생각이
들었다면 잠깐 멈춰보자. 당신의 마음이 뭐라고 말하고 있는가?

다음번에 누군가가 어떻게 지내냐고 묻는다면, 감성 지능을 키우기 위해 잠
시 시간을 가져보라. 몸을 확인하고, 어떤 느낌이 드는지 살펴보고, 그냥 좋거나
괜찮다는 것을 넘어 지금 상태에 감정 이름을 붙일 수 있는지 알아보자. 시간이
지남에 따라 당신은 더 넓은 범위의 경험에 더 편안해질 것이고, 스스로의 정서
적 문해력과 정확성을 기르게 될 것이다.

의식적으로 감정을 관리하기

우리는 감정에 관해 두 가지 선택을 할 수 있다. 멀어져서 피하는 것, 아니
면 다가가는 것. 만약 우리가 그것들을 능숙하게 사용한다면 두 전략 모두 유
용하다.

화난 환자를 피하는 것은 유용하고 안전하지만 그로 인한 내면의 정서적 불
편함을 피하는 것은 성장과 변화에 방해가 될 수 있다. 발전하기 위해서는 때때

로 취약하고 불편함을 느낄 수 있어야 한다. 용기, 연민, 호기심으로 삶의 감정적 경험에 기대어 경계를 넓히면서 학습의 지평을 넓혀 나갈 때면, 불편함을 동반하게 된다.

감정은 취약성을 불러일으킨다

브레네 브라운Brené Brown 교수는 사회 연구원이자 여러 베스트셀러들의 저자다. 브라운은 감정, 특히 용기, 연약함, 수치심, 공감을 연구한다. 그녀는 취약성을 "불확실성, 위험성 그리고 감정 노출"이라고 표현하며, 우리가 취약성을 겪어야만 용기를 얻을 수 있다고 말한다.

환자에게 유방조영술의 결과에 대해 나쁜 소식을 전해야 하거나, 교수가 평가하고 있는 중에 수술을 하거나, 외진 곳에서 아기를 분만하거나, 심하게 화상을 입은 사람을 돕기 위해 비행기를 타고 수송하거나, 아들이 학습 장애를 진단받은 환자와 함께 앉아 있는 경우, 당신은 취약성을 느낄 수 있다. 심지어 새로운 사람을 만날 때도 어느 정도는 그럴 수 있다.

> 66
> 당신은 의사로서 불확실성, 위험성, 정서적 취약성에 끊임없이 노출된다.

의사들은 취약성을 약점으로 간주하도록 길러지며, 많은 경우 동료들에게 취약성을 보여주지 않기로 결정한다. 심지어 우리가 친절의 경험에 대해 이야기해보라 해도 의사들은 두려워하며 취약함을 느낀다.

우리의 시그니처 프로그램인 〈리칼리브레이트Recalibrate〉에서, 우리는 의사들이 그들의 감정과 몸에서 어떻게 경험하는지 재설정하고 연습한다. 이 프로그램 동안, 의사들은 최대 10명으로 구성된 소규모 그룹으로 활동한다. 우리는 그들에게 누군가 직장에서 친절을 베풀었던 시절에 대한 이야기를 써달라고 부탁한다. 놀랍게도, 많은 의사들은 이 일을 시작하는 것을 어려워한다. 약 5분 후에, 우리는 그룹의 의사 동료들에게 그들의 이야기를 읽어달라고 부탁한다. 대다수의 사람들은 이 연습을 하는 동안 그룹에게 글을 읽어주면서 감정이 올라오고, 많은 사람들이 울기도 한다.

우리가 이 그룹 작업을 시작했을 때는 친절함을 알아차리는 것이 이런 반응을 일으킬지 몰랐다. 의사들은 친절을 받은 이야기를 하는 것이 너무 낯설어서 오히려 취약감이 느껴진다고 말한다. 낯선 경험은 위험하게 느껴지기 때문이다.

의료 문화는 취약성은 부족한 것이고 당신이 그 일을 감당할 수 없다는 증거라고 생각하게 했다. 많은 의사들은 더 많은 선배, 동료들로부터 그들이 일에 적합하지 않을 수도 있다는 말을 들어왔다. 당신이 가진 모든 것을 의학에 바치고 있을 때조차 따가운 질책으로 말이다.

사람의 용기에 대한 연구는 반대로 말한다. 취약성은 강점이다. 용기를 보여준 사람이 생각나는가? 누가 떠오르는가? 두려웠지만 자신의 목표대로 행동한 사람을 떠올렸는가?

브라운의 연구는 취약성을 드러내는 것이 용기의 가장 정확한 척도라는 것을 보여주었다. 그녀는 의지란 결과가 불확실할 때라도 기꺼이 해보는 것을 말한다. 이것이 용기이며, 이는 취약성을 어떻게 드러내느냐로 측정된다. 하버드 심리학자 수잔 데이비드Susan David는 정서적 민첩성을 연구하는데 그녀는 이렇게 말한다.

"용기는 두려움이 없는 것이 아니라 두려움에 깨어 있는 것이다."

수잔 데이비드에 따르면, 취약성을 외면하는 것은 죽은 사람과 같다고 한다. 성취하고 노력하는 것, 현재에 머무르는 것, 호기심, 그리고 용기 있는 것은 위험을 감수하는 것을 의미한다. 또한 사람들과 연결되고 취약성과 함께하는 것은 감정적인 위험을 감수한다는 것을 말한다.

아프고, 무섭고, 길을 잃은 사람들과 함께 있고, 친밀한 관계를 맺고, 효과적인 팀을 만들고, 사랑을 받고, 학습의 장까지 뻗어나가는 것은 모두 취약성을 드러내는 것을 필요로 한다. 편안한 상황에만 머무르는 것은 기쁨, 소속감, 그리고 사랑에 대한 기회를 제한하기 때문이다. 취약성을 드러내지 않는 것은 오히려 더 사실상 두려움 속에 살고 있는 것이다. 두려움 속에서 살아가는 의사로서 일하는 것은 지속 가능하거나, 성취감을 주거나, 안전하지 않다.

> 66
> 모든 감정을 능숙하게 환영하는 삶을 선택할 수 있는가?

브라운은 가장 회복력이 있는 사람들이 취약성을 드러낸다는 것을 발견했다. 그들은 필요하다는 것을 알았고, 보장이 없는 상황에서도 기꺼이 그렇게 했다. 그녀는 그들이 가치 의식과 온전한 마음을 가지고 있다고 묘사한다. 그녀는 "취약성을 드러내는 것은 혁신, 창의성 및 변화의 시작이다." 라고 말한다.

취약하다는 것은 살아 있다는 것이다. 삶은 확실하지 않다. 우리는 감정을 영원히 무감각하게 할 수 없고 일부 감정들을 선택적으로 무감각하게 할 수 없다. 의사로서 번창하고 균형과 기쁨을 찾기 위해 계속 노력하기 위해서는 두려움, 불안, 죄책감, 수치심, 그리고 다른 모든 감정들에 계속 직면할 필요가 있다.

나는 다른 사람들의 감정을 알고 싶지 않다

환자들이 너무 많은 사생활을 공유해 감당하지 못할까 봐 감정과 함께 일하는 것을 피할 수도 있다. 아니면 스스로 고갈되었는데 동료들이 너무 많은 것을 요구할 수도 있다. 예를 들어, 환자가 수술에 대해 두려움을 느끼거나, 당신이 그들을 실망시켰다고 말한다면? 어쩌면 당신은 어떻게 반응해야 할지 모를 수도 있다. 그래서 만약 그것을 털어버리거나 외면하면 성장할 기회를 놓칠 수 있다. 두려움 때문에 성과, 관계, 웰빙을 제한할 수 있다.

> 당신이 자신과 타인의 감정을 능숙하고 정확하게 이해할 수 있을 때, 당신은 사람들을 더 잘 연결하고, 영향을 끼치고, 공감할 수 있다.

환자 및 동료와의 효과적인 연결 및 커뮤니케이션을 강화할 수 있다고 상상해볼까? 무슨 일이 일어날까? 더 잘 대응하고 보다 덜 반사적으로 반응할 수 있다.

스스로와 다른 사람들의 감정에 다가갈 수 있을 때, 더 깊게 연결된다. 사람들은 이를 느끼고 당신을 더 쉽게 신뢰한다. '사람들'은 지능적이며, 다른 이들과 연결하기 위해 가능한 모든 정보를 사용한다. 이를 안다면 더 많은 이해가 생길 수 있다. 환자들이 정말로 소중하게 여기는 것, 그리고 그들이 의사들이 추천한 치료 방법을 따를지 말지와 같은 것들을 당신에게 말함으로써 더 많은 신뢰가 생길 수 있다.

불안, 죄책감, 수치심에 대응하는 방법

나는 의사들이 고군분투하는 세 가지 감정을 조명하고 싶다. 왜 그런 감정들이 생기는지 생각해볼 수 있도록 돕고, 이들을 풍요로운 삶의 일부로 맞이할 수 있게 돕도록 말이다. 불안, 죄책감, 그리고 수치심은 경험의 일부이며 흔하다. 모든 감정과 마찬가지로, 집단 내에서 안전하게 지내도록 해주는 사회적 연결의 한 가지다. 우리를 둘러싼 사회적 현실은 뇌로 하여금 얼마나 자주 이러한 감정이 나타나는지 예측을 하도록 한다.

불안, 죄책감, 그리고 수치심은 다루기 어려운 감정들이다. 애초에 감정이 왜 생겨났는지에 대해 모든 것을 알 필요는 없지만, 만약 당신이 이러한 감정들을 특히 불쾌sticky한 것으로 경험한다면, 당신의 목표가 삶에서 더 많은 주체성과 균형을 갖는 것이라면, 전문가의 도움을 받는 것이 중요하다. 어떤 감정으로부터 완전히 자유롭기를 기대해서는 안 되지만, 그들과 함께 잘 지내는 것을 배울 수는 있다.

아래 구체적으로 각 감정을 다루는 방법에 대해 이야기하겠지만 공통되는 방법은 다음과 같다.

1. 호흡하라.
2. 감정을 인식하고 이름을 붙이라(최고의 상상력을 발휘해보자). 감정을 길들이기 위해 이름을 붙인다.
3. 앉아라. 모든 감정은 일시적이기 때문에 흘러가는 것을 볼 수 있을 것이다.
4. 신뢰할 수 있는 사람과 경험을 공유하거나 반려견과 함께 연습하거나 일기를 써라.
5. 나의 반응을 선택하라(받아들이거나 또는 행동을 취하기).
6. 자기 연민self-compassion 연습을 해보자.

불안Anxiety

불안은 경고 신호다. 이 감정은 예측하고 조심하라고 말한다. 불안은 우리를 안전하게 지켜주는 믿을 수 없을 정도로 유용한 보호 장치다. 하지만 극단적으로 나타나면 우리를 꼼짝달싹 못하게 할 수 있다. 불안을 대하는 가장 좋은 대응은 마주하는 것이다. 불안을 일으키는 어떤 것이든 피하는 것은 보통 불안을 더 악화시키고 죄책감이나 수치심과 같은 다른 압도적인 감정으로 이끈다.

상황을 수용하고 가치에 맞는 결정으로 삶에 접근함으로써 불안에 잘 대응할 수 있다. 수용은 무관심이 아니다. 이는 우리가 가진 에너지로 무엇을 하는지에 대한 적극적인 선택이다. 우리는 삶의 모든 것을 통제할 수 없다. 어떤 것들은 어렵고 불공평하다는 것을 받아들여야 한다. 때로는 실수를 할 수도 있다는 것도 말이다. 우리는 완벽하지 않고, 완벽하다는 것은 오히려 도움이 되지 않는다는 것을 받아들인다.

불안을 느끼도록 놔두자. 나에게 중요한 것이 무엇인지, 의지와 호기심으로 마주할 때 우리는 불안의 감각이 바뀌거나 심지어 조금 가라앉는 것을 발견할지도 모른다. 할 수 있는 한 많이, 자주 불안을 야기하는 것을 떠올려보라. 휴식이 필요할 때는 불안을 유발하는 것을 피하는 것도 괜찮다. 하지만 불안에 대해서는 피하는 것보다 더 많이 마주하도록 노력해보자.

수용의 논리는 다음과 같다. 만약 내가 할 수 있는 일이 있다면, 해결을 하고 걱정을 멈추라. 하지만 할 수 있는 일이 없다면, 받아들이는 연습을 하자. 어느 쪽이든, 걱정은 도움이 되지 않는다.

만약 당신이 어떤 것에 대해 불안하다면, 여기서 무엇이 중요하고, 무엇을 소중히 여기는지 스스로에게 물어보라. 예를 들어, 시험에 대해 불안감을 느낄 수 있지만, 여전히 시험을 보고 싶어 한다. 시험은 당신에게 가치가 있기 때문에, 불안감을 느끼지만 어쨌든 그것을 해야 한다.

만약 걱정하는 것이 통제할 수 있는 범위를 넘어선다면 수용을 연습해보자. 반추Rumination는 어떤 일의 진행 방향을 바꾸지 않을 것이고, 그것은 단순히 당신의 에너지만 고갈시킬 것이다. 걱정을 믿는 누군가와 공유하고 불안이 생길 때마다 이름을 붙이는 연습을 계속하면 도움이 된다.

회피는 불안을 낳고, 생각은 걱정하는 것을 증폭시킨다. 불안을 마주하는 것을 피함에 따라, 마음은 근거 없이 진실일 수도 있고 아닐 수도 있는 이야기를 만들어낸다. 당신은 당신의 사고 이론을 시험하고 있지 않다. 가능한 한, 당신에게 중요한 일을 그만하고 싶은 유혹을 뿌리치자.

> **❝**
> 가치에 집중하고, 불안을 말하고, 도움을 요청하고, 마주하라.

회피 능력보다는 마주하는 능력을 키우다 보면 불안을 효과적으로 관리하는 법을 배우게 된다. 불안을 없애기보다는 불안을 가지고 잘 일하는 것이 목표다.

행동 계획

불안을 말하고, 신뢰하는 누군가와 대화하고, 당신이 헌신적이고 가치 중심적인 행동을 하면서 최고의 삶을 설계할 때 그들이 당신을 지지하도록 하라. 바꿀 수 없는 것을 받아들이고 할 수 있는 것에 집중하자.

> "
> 자신감에는 기술과 경험이 필요하다. 자신감을 쌓는 동안 주변의 지지를 얻으라.

죄책감 Guilt

죄책감은 행동에 초점을 맞추고 잘못했다는 것을 말해주고, 조치를 취하도록 동기를 부여한다. 죄책감을 느낄 때, 무엇을 했는지 생각해보자. 바로 잡아야 할 것이 있는가?

가치, 목표가 행동과 일치하지 않을 때 우리는 죄책감을 느낀다. 만약 잘못한 것이 있다면, 행동을 취하고, 사과하고, 가치에 맞추어 다음에 무엇을 할 수 있는지 반성하라. 죄책감은 적응의 감정이다. 죄책감의 불편함은 행동과 원하는 것 사이의 차이를 알아차리는 데 도움을 준다.

> "
> 죄책감은 다른 사람들이 어떻게 느끼는지 돌아보도록 하는 공감의 신호다.

예를 들어, 복잡한 수술에 집중하고 있을 때 사람들이 계속 들어와 얼마나 있을 거냐고 묻거나, 수술을 보기 위해 밀치거나, 다른 환자들에 대해 질문한다면, 당신은 결국 인내심을 잃고, 그들에게 다시는 들어오지 말라고 큰소리로 말하고 화를 낼 수 있다. 그러다 나중에 다른 사람들로부터 압박을 받고 있는 동료에게 공감을 느끼면서 내가 말하는 방식에 대해 죄책감을 느낄 수 있다. 또한 당신은 화를 냈던 동료를 찾아 사과할 수도 있다. 죄책감은 동료와의 관계를 회복하는 데 도움이 된다. 하지만 우리는 그들의 반응이나 감정에는 책임이 없다. 오직 자신의 것에만 책임이 있다는 것을 기억하라.

만약 당신이 일종의 죄책감을 느끼고 있고 그것이 전반적인 형태로 나타나고 있다면("나는 부모님을 실망시킬 것이기 때문에 의사를 그만둘 수 없다."와 같은 것) 이것을 당신이 신뢰하는 누군가, 친구, 코치 또는 심리학자와 공유하자.

의무는 죄책감을 만들 수 있다. 당신이 선택한 것의 감정적인 결과에 책임이 있다는 것을 인식하고 조치를 취하는 것은 죄책감으로부터 해방시킬 것이다. 죄책감은 다음과 같은 종류의 가치 충돌에서 발생할 수 있다. 나는 부모님을 자랑스럽게 해드리고 싶으면서 나만의 미래를 결정하고 싶다. 인내심과 용기를 갖고, 원하는 삶을 창조하기 위해 행동을 취하는 데 도움이 되는 지원을 구하라. 자신에게 진실해지는 것이야말로 자유를 주고 다른 사람들에게 존경받는 길이다.

우리는 생각하는 것보다 더 많은 선택권이 있다. 시야를 열고 세상 밖으로 나온 어른이 된 지금 무엇이 가능한지 스스로에게 물어보자. 감정에 책임을 지고, 개인의지를 찾아보라. 압도적인 죄책감과 같은 강한 감정은 터널 시야로 이어질 수 있다. 좁은 시야에서는 우리의 생각은 이분법적이 될 수 있다. 이 상태에서 우리는 둘 중 하나가 진실이라고 믿는다. 부모님께 충실한 아들이 되거나, 아니면 가족을 외면하거나, 둘 다일 수는 없다. 혹은 둘 다 사실일 수 있지만, 반드시 둘 중 하나일 필요는 없다. 당신이 당신 스스로의 삶을 살기로 결심했을 때,

부모님 또한 당신을 자랑스러워할 것이다. 흑백의 사고에 저항하라. 더 많은 관점이 생기도록 가능성의 문을 열어보자.

행동 계획

죄책감을 길들이기 위해 이름을 붙이고, 믿는 누군가와 그것에 대해 이야기하고, 자신의 가치를 위해 행동하라. 균형과 성취감을 느끼기 위해 삶에서 필요한 것에 집중해보자. 당신에게 가장 중요한 것은 무엇인가? 어떤 사람이 되고 싶은가? 뭘 위해서?

수치심Shame

수치심은 행동보다는 자기 자신에게 초점을 맞춘다는 점에서 죄책감과 구별된다. 수치심은 당신이 나쁘기 때문에 사랑할 수 없다고 믿게 만드는 매우 고통스러운 감정이다. 수치심은 소속감을 위협하며, 자신을 어떻게 보느냐에 따라 세상과 상호작용하는 방식을 바꿀 수 있는 어려운 심리적 도전이다. 브라운Brown(2006)에 따르면, 수치심을 느낄 때, 당신은 갇히고, 무력하고, 고립되었다고 느낀다. 죄책감은 내가 나쁜 짓을 했다고 말하고, 수치심은 내가 나쁘다고 말한다. 수치심은 불안처럼 보이고 느껴질 수 있지만 수치심이라는 이름이 붙기 전까지는 실제로 달라 보이지 않을 것이다.

일부 진화 이론가들은 수치심의 역할은 사람들이 집단의 사회적 규범을 준수하도록 하는 것이라고 주장한다. 모든 사람들은 인생에서 수치심을 경험하는데, 대부분 충분히 좋지 않다는 느낌으로 가면증후군으로 표현되기도 한다. 수치심에 이름을 붙이고 거리를 두는 것이 중요하다. 수치심을 볼 수 있도록 말이다. "수치심이 든다."라고 말하라. 무엇보다도, 큰 소리로 말하고 반응해보라. 당신과 함께 수치심을 풀 수 있는 믿을 만한 사람을 찾아보자.

불행하게도, 수치심은 의료사회에서 믿을 수 없을 정도로 흔하다. 많은 의사들이 그들의 수련 기간 동안 굴욕과 수치심을 겪었다. 경쟁과 완벽주의, 그리고 '약함을 보이지 않는' 문화는 잘못된 어떤 사소한 일이라도 의사 안에 수치심으로 묻힐 수 있다는 것을 의미한다. 매일 직장에 있을 때, 당신은 무언가 잘못될 위험을 무릅쓴다. 만약 그것을 끔찍한 비밀, 당신이 나쁘거나 틀렸다는 증거로 받아들인다면, 당신은 수치심을 느낄 것이다. 이 강력한 감정은 세상을 예측하는 방식에 영향을 줄 수 있고 당신의 주변 관계에 막대한 피해를 줄 수 있다.

수치심은 중독, 자살, 우울증, 폭력, 괴롭힘, 섭식 장애, 공격성과 높은 상관관계가 있다. 또한 수치심은 비밀, 침묵, 판단 속에 존재한다. 수치심은 남녀가 똑같이 느끼지만 그 원인은 성별에 따라 조금 다르다. 브라운의 연구에 따르면, 수치심은 여자들에겐 뒤처지지 않으려고 하고 모든 걸 하려고 할 때 생기고, 남자들에게는 어떠한 약점도 보여주지 않으려 할 때 생긴다.

수치심은 당신의 정체성 안에 존재하며, 당신을 고립시키고, 내면의 비판자를 자극하며, 스스로를 드러내는 능력에 영향을 미치는 부정적인 자기 평가다. 수치심에 깊이 빠진 사람은 '나는 나쁘다. 나는 실수다. 나는 충분하지 않다.'고 생각한다.

> "
> 당신이 수치심을 인식하고 믿을 만한 사람에게 수치심을 말하기 시작하면, 그것은 바뀌기 시작한다.

원하는 삶을 살고, 힘이 있다고 느끼기 위해서는, 연민을 가지고 스스로의 수치심을 돌볼 필요가 있다. 공감, 자기 연민, 지지는 수치심이 움직이도록 돕는 데 필수적이다. 브라운은 "수치감은 드러나고 공감을 받는 것에서 살아남을 수 없다."라고 말한다. 많은 의사들은 코칭에서 그들의 수치심을 공유했고 그 과정이 도움이 되었다고 묘사했다.

행동 계획

수치심을 명명하고 이 안의 취약성을 이해해보자. 자기 연민을 가지고 대하라.《러브 유얼셀프 Self compassion》의 저자 크리스틴 네프가 권장하듯이, 가장 친한 친구에게 말하는 것처럼 혼잣말을 해보자. 당신이 믿는 사람에게 다가가서, 당신의 이야기를 들려주자. 그러면 수치심을 밝은 곳에 드러내고 공감에 빠져들게 될 것이다.

요약

감정은 우리의 모든 결정과 상호작용의 자연스러운 부분이다. 긍정적인 감정에 보다 집중하고 머물러보라. 감정을 억압하거나 무시하려고 에너지를 낭비하기보다는 함께 일함으로써 내적, 외적 의사소통의 일부가 되게 해보자.

감정은 외부와 내부 세계를 이해하기 위해 다른 사람들과 연결되도록 도와준다. 감정이 우리를 연약하게 만드는 것처럼 느낄 수 있지만, 감정을 마주하는 것은 배우고, 연결하고, 발전하도록 도울 수 있다. 안전한 영역 밖에서 가능한 학습은 무한하다. 물론 때때로 취약하다고 느낄 수 있다! 하지만 감정을 다루며 일하는 것은 감정적인 짐을 축적하는 것보다 에너지를 더 효과적으로 사용하는 것이다.

감정마다 각각의 생리로 구체화된다. 뇌의 예측에서 벗어나 감정을 이해하도록 배우는 것은 호기심 많고, 용기 있고, 자신과 다른 사람들에 대해 공감을 갖도록 도울 수 있다. 정서적 문해력을 향상시키면 자기조절, 관계, 그리고 일상적인 에너지가 향상된다.

불안, 죄책감, 수치심을 포함한 어떤 감정을 갖는 것은 문제가 아니다. 감정에 어떻게 반응해야 하는지가 중요하다. 감정을 마주하면서 삶의 풍부한 질감을 경험할 수 있고 공감, 동정, 효과적인 의사소통 능력을 키울 수 있다. 자신의 감정에 능숙하게 접근해야 할 때와 피해야 할 때를 배우는 것은 인생에서 선택권을 부여해 반응보다는 대응할 수 있게 해준다.

감정에 관여하고 그것들을 정확하게 읽는 법을 배우는 것은 더 큰 관계 기술, 공감 그리고 연민을 위한 능력을 개발하는 데 도움이 될 것이다.

행동

- 감정에 대한 자신의 편견과 가정을 검토해보자.
- 경험하는 감정을 묘사하기 위해 더 넓은 어휘를 사용하는 연습을 함으로써 정서적 문해력을 적극적으로 향상시켜보자. 이를 다른 사람들과 공유해보자.
- 스스로에게 기쁨을 주는 더 많은 활동을 포함시키면서 더 긍정적인 감정을 만들어내자. 여기에는 다음이 포함될 수 있다.
  - 아끼는 사람들과 시간을 보내기
  - 좋아하는 활동을 하기
  - 희망을 주는 음악 듣기
  - 자연 속에 있기
  - 무엇에 감사하는지 알아차리기
  - 운동하기

- 사색하기

• 감정에 이름을 붙이는 연습을 하면서 어려운 감정을 마주하라. 감정에 이름을 붙이고, 약간의 공간을 허용하고, 받아들이는 것을 연습해보자.

• "불안해. 너무 죄책감을 느껴." 대신에 "불안하구나. 내가 죄책감을 느끼고 있다는 것을 알아챘어."라고 하도록 노력하자.

• 덜 강렬한 감정부터 믿는 누군가와 공유하기 시작하라. 이를 통해 감정과 함께하는 삶을 인정하는 연습을 하면서 취약성을 마주해보도록 한다. 주변 사람들과 감정에 대해 이야기하고, 감정의 가치를 알아차리고 인정해주자.

07

효과적인 의사소통

의사소통의 복잡성을 고려할 때, 혁신은 시간이 지남에 따라 계속되는 작은
변화를 통해 가장 쉽게 일어난다.

＊ 오렌 제이 소퍼Oren Jay Sofer

이 장에서 우리는 다음과 같은 내용을 다룰 것이다.

1. 효과적인 커뮤니케이션이란?
2. 공감empathy과 당신의 일에서 무엇보다 중요한 연민compassion의 역할
3. 자신감을 손상시키지 않으면서 유용하게 피드백을 주고받는 방법

환자, 가족, 동료 및 조직의 관리자와 효과적으로 소통하는 것은 업무를 즐길
수 있도록 하는 데 큰 영향을 미친다. 대개 의사의 의사소통 훈련은 환자의 건
강과 경험을 향상시키는 데 초점이 맞춰져 있다. 이 장의 의사소통 개선 전략은
흔한 내용처럼 들릴 수 있지만 효과적인 의사소통이 의사로서의 당신에게 변화

를 가져오는 데에 중점을 두고 있다.

이 장에서는 스스로를 위해 효과적인 의사소통의 자질과 기술을 키우는 방법에 초점을 맞춘다. 소통에서 공감과 연민의 역할을 살펴보고, 통찰력과 역량 개발에 도움이 되는 피드백을 주고받는 방법을 알아보겠다.

PERMA 요소 중 적어도 세 가지는 효과적인 의사소통에 필요하다. 강력한 지지 관계, 의미 있는 목적, 그리고 성취. 또한 긍정적인 감정과 참여는 다른 세 가지 요소에서 비롯되기 때문에, 우리는 번영의 모든 요소가 효과적인 의사소통에 필요하다고 주장할 수 있다.

의사들의 의사소통 능력은 실제보다 과대평가되고 있다. 의료계에서는 일반적으로 의사소통 향상을 위해 다른 산업에서 시행하는 성과 검토, 고객 서비스 교육 또는 근로자 복지와 같은 시스템과 프로세스를 사용하지 않는다. 자본과 시간의 구조적 문제 및 과학에 대한 과신으로 인해 대인관계의 기술보다는 과제 달성을 우선시하곤 했다. 또한 옳든 그르든, 부분적으로는 의사의 지능과 높은 수준의 교육 때문에, 당신이 의사소통을 잘 할 수 있을 거라고 추측한다.

대부분의 의료 기관에 의사의 성과를 관리하고 개발하는 시스템은 존재하지 않는다. 의사에게 대인관계 기술과 리더십 훈련이 제공된 적은 거의 없으며, 의료 시스템은 최근까지 웰빙에 관한 인식이 저조했다. 피드백은 형편없거나 존재하지 않고 괴롭힘이 만연했으며 주니어 의사들은 발언권이 없었다. 어떤 식으로든, 많은 의사들은 그들의 요구를 이야기하거나 스스로를 옹호할 수 없었고 이로 인해 완전한 무력감을 느꼈다.

편견과 선입견은 흔한 의사소통 오류의 근원이다. 불만을 제기하거나, 업무를 구분하거나, 업무흐름 또는 당직표와 같은 시스템 문제를 해결하려고 노력했다면, 당신에게 까다롭게 굴거나 분열을 일으키는 의사라는 꼬리표가 붙었을 수 있다. 만약 여성이라면, 감정적이라거나 그보다 훨씬 더 나쁜 꼬리표를 받았을지도 모른다. 만약 당신이 다른 나라에서 태어났거나 유색인종이라면, 아무리 경험이 많더라도 계속해서 평가절하될 수 있다. 이러한 경험과 꼬리표는 변화시키기 어려울 수 있고, 무엇보다 당신의 영향력과 자신감을 감소시킨다.

의사소통 기술은 의료 커리어를 좌우할 수 있다. 그렇다면 효과적인 의사소통을 위한 기술을 어떻게 익히고 성공적으로 구현할 수 있을까?

> 66
> 의사들은 의사소통 기술 개발에 도움을 받지 못했고, 피드백을 위한 시스템은 제대로 실행되지 않았다.

지금 일하는 곳에 대한 다른 세계를 상상해보라. 그곳에서 당신은 환자, 환자의 가족, 동료, 병원의 관리자, 보건부 관료 등 모든 사람들과 잘 소통한다. 그들 또한 효과적으로 의사소통한다. 당신은 의미하는 바를 전달할 수 있고 혼란이나 갈등 없이 이야기할 수 있다. 이곳에서의 관계는 신뢰와 수준이 높게 형성되어 당신은 심리적으로 안전하다고 느낀다. 정신적, 감정적 에너지는 명확한 사고, 호기심, 창의성, 연민, 그리고 합의를 위해 사용된다.

더 나은 상황을 상상해보는 것은 필요한 것을 찾기 위해 유용하다. 이 유토피아가 환상처럼 들릴 수도 있지만, 일단 목표로 하는 것이 무엇인지 알게 되면 적절한 기술로 삶에서 이것을 위한 여지를 남겨둘 수 있다.

> 66
> 효과적인 의사소통을 하게 되면, 관계는 더 매끄러워지고, 사람들에게 신뢰받고, 삶에서 갈등이 더 적어진다. 이것은 에너지, 기분, 그리고 자신감에 직접적인 영향을 미치며, 더 많은 번영의 기

회를 준다.

효과적인 의사소통이란
무엇인가?

의사소통의 목적은 구두, 서면 등으로 주고받는 정보와 이야기를 통해 자신과 다른 사람, 그리고 세상을 연결하고 이해하게 하는 것이다. 의사소통은 우리의 삶에서 어떤 일들을 실현하게 하는 방법이다. 우리의 생각, 인식, 감정, 그리고 경험을 공유하기 위한 활동들을 설명하는 포괄적인 단어다. 때때로 의사소통은 우리가 이야기하는 것뿐 아니라 말하지 않는 것에 관한 것이기도 하다.

> 66
>
> 가장 중요한 것은, 의사소통으로 우리가 어떻게 연결되고 유대를 맺느냐, 그렇지 않느냐 하는 것이다!

우리가 의사소통에서 보이는 몸짓은 내부적인 경험, 즉 믿음, 습관, 선택에 의해 이뤄진다. 그렇기 때문에 이전 장에서 내부 환경에 대해 수행한 작업은 다른 사람과 효과적으로 소통하도록 하는 데에 중요하다. 내면의 대화는 단어와 이야기, 목소리의 높낮이와 어조, 얼굴 표정, 신체 자세, 침묵을 통해 자신과 다른 사람들에게 전달된다. 의사소통의 대부분의 요소는 자각하기 어렵다.

메시지는 의식적이기도 무의식적이기도 하며, 말이 있든 없든 전달될 수 있다. 많은 메시지는 암시적이다. 때때로 다른 사람들은 당신이 의식하지도 못하는 메시지를 당신으로부터 받고 있다. 예를 들어, 무의식적으로 팔짱을 끼는 것 같은 것이다. 의미를 부여하는 존재로서, 우리는 고유의 현실로부터 세상을 해석하고 예측한다. 그리고 이 현실을 자신의 머릿속에, 다른 사람들에게 이야기로 설명한다.

효과적인 의사소통에서 중요한 것은 당신의 의도intention이다. 의사소통의 의도가 다른 사람에게 받아들여지고 이해되어야 효과적인 의사소통이라고 할 수 있다. 그때의 메시지는 명확하고, 간결하며, 일관성 있고, 이해하기 쉽다. 메시지를 보내는 사람은 의미하는 바를 말할 수 있고, 받는 사람은 그것을 정확하게 해석할 수 있다. 합의가 의사소통을 효과적으로 만드는 것이 아니며, 감정의 부재가 효과적인 의사소통을 나타내는 것도 아니다.

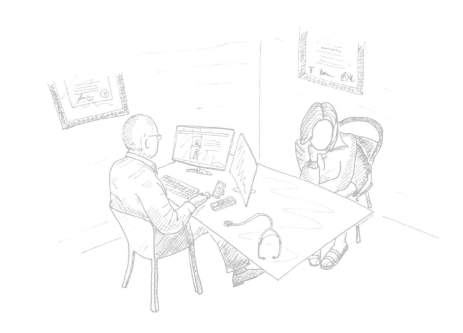

나는 당신의 환자로 종일 메스꺼움과 열감을 느꼈고, 구토도 했다고 이야기한다. 나는 당신이 나를 도울 수 있도록 내 경험을 이해해주길 바란다. 그리고 당신이 나를 돕고 싶도록 유대감을 갖기를 바란다. 나는 증상, 개인적인 경험을 전달하고 있다. 이 이야기에는 나의 감정이 포함되어 있다. 당신이 보고 들은 것에 대해 느끼고 생각하는 것은 내가 통제할 수 있는 것이 아니며, 당신을 둘러싼 현실에 의해 형성되는 인지 템플릿에 의해 결정된다.

만약 당신이 컴퓨터나 시계를 보면서 산만해 보인다면, 나는 당신이 듣고 있지 않거나, 신경 쓰지 않거나, 어떻게 해야 할지 모른다고 암시적인 메시지를 받을 수도 있다. 이런 추측이 사실일 수도 있고 아닐 수도 있다. 당신은 오히려 깊은 관심을 가지고 있을 수도 있지만 앞서 진료한 환자에 대해 걱정하는 내면의 목소리에 정신이 팔려 있을 수도 있다.

우리는 각자 자신의 맥락 안에서 메시지를 해석한다. 의사소통의 유효성은 서로의 해석을 확인하는 데 달려 있다. 내가 너무 많은 시간을 빼앗은 것에 대해 당신에게 사과하자 당신은 무관심이나 산만함을 몸으로 표현하고 있다는 것을 깨닫고 나를 향해 몸을 돌린다. 이제 당신의 관심과 주의가 내가 말하는 것에 집중되고 있다는 것을 전달하고 있다.

> 66
> 우리의 의사소통은 의도된 메시지가 수신될 때만 효과적이다.

의사소통을 효과적으로
만드는 것은 관심

의사소통은 양방향으로 이루어진다. 메시지의 발신자와 수신자 모두에게 의존한다. 서로를 이해하는 것은 공유하고 있는 것에 대해 신경을 쓰거나 공유하고 있는 사람에 대해 관심을 가질 때만 가능하다. 관심이나 주의가 중요하다는 것을 알아두자. 여기에는 반박의 여지가 없다.

효과적인 의사소통에는 메시지를 보내는 것뿐만 아니라, 메시지를 받는 능력도 포함된다. 메시지가 원하는 방식으로 받아들여지지 않는 경우 메시지를 새로 조정하고 다시 보내는 것은 당신에게 달려 있다. 당신이 메시지를 받은 경우 메시지를 의도한 대로 받아들였는지 확인하는 것도 당신의 몫이다.

당사자들이 의사소통의 더 많은 과정에 참여할수록, 격한 감정을 불러일으키거나 해결하기 어려운 경우에도 의사소통을 개선할 가능성이 더 높아진다. 이것이 높은 존경과 신뢰를 가진 인간관계에 투자하는 것이 일의 성과에 차이를 만들어내는 이유다. 비록 사람들이 내용에 대해 관심 가지지 않더라도, 그들은 여전히 서로를 신경 쓰고 이는 행동하는 방식에 차이를 만든다.

> 66
> 효과적인 의사소통의 기본은 관심이다.

| 링컨의 이야기 | 링컨은 큰 지역 병원의 책임자로 인사담당 관리자인 톰과 말다툼을 했다. 톰은 예산과 응급실을 유지하기 위해 고용해야 하는 의사의 수에 대해 매우 스트레스 |

를 받고 있다. 반면에 링컨은 응급실에서 일하는 선임 의사 부족에 좌절감을 느끼고 있다. 그는 환자들과 후배 의사들의 안전을 걱정하며 몇 일이라도 응급실을 폐쇄해야 한다고 말했다. 불행하게도, 링컨이 모르는 것은 이미 병원 대표가 톰에게 응급실을 폐쇄하는 것은 불가능하다고 말했다는 것이다. 톰과 링컨은 결국 서로에게 소리를 지르게 되고, 이 상황은 해결 불가능해 보인다. 그들은 둘 다 출구가 없다고 느낀다.

링컨은 신물이 나지만, 의사소통을 해결할 새로운 방법에 대해 고민한다. 그는 자신의 좌절과 상관없이 공동체가 안전하기를 원한다. 그에게는 병원의 명성과 직원, 환자의 안전이 중요하다. 링컨은 또한 자신의 스트레스가 해소될 수 있도록 이 문제를 해결하려고 주의를 기울인다. 그는 위험에 대해 끊임없이 생각하고 있다. 조금 전 둘 사이에 벌어진 무례한 상호작용을 생각하면 대화를 다시 시작하려는 것 자체가 불안을 야기하지만, 링컨은 톰에게 자신이 직접 병원 대표를 만나보는게 어떻겠는지 물어보기로 한다. 톰도 이 만남에 동의한다. 그 역시 이 문제에 대해서 신경을 쓰고 있다.

링컨과 톰 모두 이 문제에 깊은 관심을 가지고 있기에 이 문제가 그들에게 중요한 이유이며, 비록 불편할지라도 다시 만나는 것이 가치가 있다고 결정한 이유다. 각 개인은 자신에게 중요한 것이 무엇인지에 따라 결정을 내린다. 현실은 늘 쉽지 않다. 문제는 복잡하고, 의사소통은 어렵고, 감정은 강렬하다.

메시지를 주고받는 것이 이해와 유대로 이어지기 위해서는 관심을 기울여야 한다. 당신이 관심이 없다면, 의사소통은 아무런 의미가 없다. 그럴 바에는 차라리 벽과 이야기하는 것이 낫다.

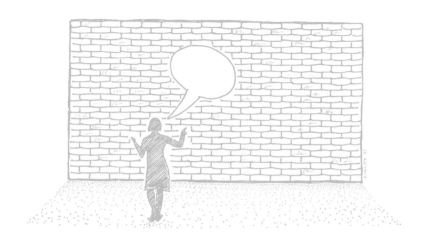

　이것은 또한 당신이 받는 많은 참조 이메일의 문제이기도 하다. 그 중 몇 개나 호기심을 가지고 열어서 읽는가? 당신은 왜 이 이메일들을 열어보지 않나? 아마 내가 알 필요가 없다거나, 그들이 내 의견에 관심이 없다거나, 나는 신경 쓰지 않는 문제라고 대답할 것이다. 만약 시간이 충분하지 않다고 대답했다면, 그것은 그 이메일이 중요하지 않은 문제라는 의미다. 다시 말해, 그것을 열어볼 만큼 충분히 신경 쓰지 않거나, 그보다 더 중요하게 생각하는 것들이 존재한다는 뜻이다.

　하지만 메시지를 보내는 사람은 왜 당신이 관심을 가지지 않는지 궁금해할 수 있기 때문에 상황은 복잡해질 수 있다. 물론, 관심은 있지만 몸이 좋지 않거나 외국에 있을 수도 있고, 컴퓨터로 전송된 메시지라면 애초에 받지 못했을 수도 있다. 이런 것들에 대해 확인하고 명확하게 하는 것은 효과적인 의사소통의 기본이다. 우리가 보았듯이, 가정과 편견은 효과적인 의사소통을 방해한다.

메시지를 보내든 받든 호기심을 가지고 확인을 하고 질문을 하면
서 편견을 버리는 것이 좋다.

**림의
이야기**

림은 분주한 교외 클리닉에서 일을 한다. 그녀는 아침
진료의 첫 번째 환자부터 밀리기 시작했기 때문에 아
침 내내 스트레스 상태였다. 모든 환자들이 대기실에
서 오래 기다려 얼마나 화가 났는지 이야기했다. 그녀는 이로 인해 스트
레스를 받는다. 하지만 진찰하고 있는 환자에게 온전히 집중하고 좋은 치
료를 제공하도록 좀 더 주의를 기울이려고 노력한다. 그 결과 모든 환자
는 기다린 만큼 보상을 받게 된다. "환자들은 긴 상담이 필요할 때 받을
수 있다는 것을 알고 있다." 림은 환자의 불만족을 수용하는 것도 좋은
치료의 하나의 과정이라는 것을 알게 되었다.

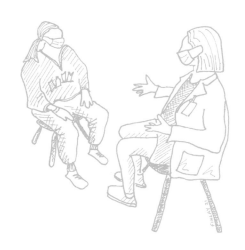

림은 우선순위를 정한다. 그녀는 기다리고 있는 사람들보다 진료 중인 환자들과 충분한 시간을 갖는 것에 더 신경을 쓴다. 림을 만나러 올 때마다 이런 일이 생길 것을 알고도 그녀에게 계속 예약을 하는 환자들은 암묵적으로 기다릴 용의가 있다고 말하고 있는 것이다. 반드시 환자들이 행복하다는 것을 의미하는 것은 아니다. 다른 의사가 없기 때문에 선택의 여지가 없어서 올 수도 있고, 병원의 응급실보다 림의 대기실에서 기다리는 것을 더 선호할 수도 있다. 맥락 context은 우리의 결정과 감정 상태에 따라 달라진다.

더 효과적인 의사소통을 위해서는 무슨 일이 일어나고 있는지 환자들에게 적시에 알려주는 것이 포함된다. 예를 들어, 환자들은 제 시간에 진료가 이뤄지고 있는지 병원에 전화해서 물어볼 수 있다. 아니면 환자들이 예상되는 대기 시간이 얼마인지를 집에서 확인할 수 있는 온라인 시스템이 사용될 수도 있다.

> 66
> 이해, 관심 및 유대는 효과적인 의사소통의 특징이며 맥락이 중요하다.

당신의 의사소통 습관에 관해 알아가는 방법

활동 ⑮

나의 의사소통 습관

여기에 답해보라. 당신이 아는 사람 중 가장 지루한 사람을 생각해보자. 그 사람이 말하기 시작하면 당신 마음에 무슨 일이 일어나는가?

이제 당신이 최근에 경험했던 가장 매혹적인 대화를 생각해보자. 어떤 점이 관심을 끌었고 그것을 유지하게 했는가? 마음에 무슨 일이 일어났는가?

당신이 더 주의를 기울이면 의사소통이 달라지는가? 어떤 면에서 달라지는가?

의사소통에 대해 더 많이 배우려면, 당신의 실제 의사소통에 대한 자신의 반응을 살펴볼 필요가 있다. 무엇이 효과가 있고 무엇이 효과가 없는지 알고 의사소통 하는 방법을 수정해보자. 만약 당신이 정말 의사소통을 잘하고 싶다면 원래 하던 대로autopilot에만 맡기지 마라.

성찰

의사소통할 때 자신에 대해 알기 위해 다음과 같은 질문들을 던질 수 있다. 의사소통 도중에 또는 그 이후에 다른 이들에게 물어볼 수도 있다. 어느 쪽이든, 더 효과적인 의사소통을 하기 위해 관찰한 것을 바탕으로 결정을 내려보자.

1. 이 의사소통이 나에게 중요한가?
2. 이 주제가 나에게 중요한가?
3. 의사소통하는 상대방이 나에게 중요한가?
4. 우리 관계가 나에게 중요한가?
5. 이 순간에 정확한 내용이 더 중요한가, 아니면 연결이 더 중요한가?

자신과 하는 내면 대화에도 같은 질문이 적용된다. 인생에서 무언가를 곱씹고 있거나, 갇혀 있거나, 인생의 무언가가 감정적으로 느껴질 때, 스스로에게 물어보자.

1. 내가 이 주제에 정말로 신경이 쓰이는가, 그리고 나에게 의미가 있는 주제인가?
2. 나에게 중요한 것은 구체적으로 무엇인가?
3. 이제 의식적으로 당신이 하고 싶은 것을 선택하라. 에너지와 관심을 현명하게 사용하라. 이게 정말 중요한 것인가?
   예yes 주의를 기울이고 어떻게 할지 결정한다(action). 특별히 무언가를 할

290

수 없다면 받아들이는 연습을 하자(accept).

아니오no 내버려둘 수 있는가(park it)? 있는 그대로 받아들이고 다른 관심 있는 것에 에너지를 쏟자. 관심 있는 것에 당신의 에너지를 쏟자.

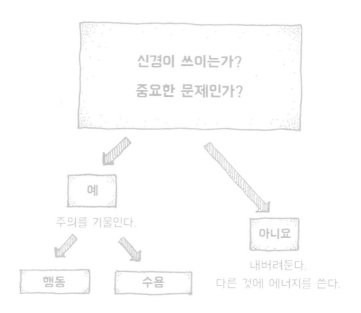

이러한 질문들에 대한 답변은 상황에 따라 달라진다. 날짜에 따라 반응이 달라질 수도 있다. 당연하고 정상이다. 예를 들어, 만약 당신이 피곤한 하루를 보내고 잠을 자려고 할 때 배우자가 직장에서 보낸 하루에 대해 이야기한다면, 그 순간엔 별로 집중이 안될 수 있다. 만약 저녁 식사를 하면서 똑같은 이야기를 듣는다면, 그 때는 완전히 몰두할 수 있을 것이다.

자신에게 무엇이 중요한지 묻는 것은 가치와 소통하는 것을 의미한다. 잠을 잘 때, 휴식이 배우자의 말을 듣는 것보다 더 가치 있다고 여겨질 수 있다. 저녁 식사를 하면서 이야기를 들을 때는, 상대방과의 관계가 가장 중요한 가치일 수도 있다. 만약 배우자가 한밤중에 아들을 병원에 데려간다고 말한다면, 이 의사소통은 아마도 당신이 무엇을 하고 있던지, 깊은 잠에 빠져 있었는지에 관계없이 매우 중요하게 생각될 것이다.

어떤 경우에는 내용이, 또 다른 경우에는 관계나 상대방이 중요하게 여겨진다. 어느 쪽이든, 간단한 질문들은 내면 대화를 할 때나 다른 사람들에게 더 효과적으로 대응하는 데 도움을 줄 수 있다. 또한 자신의 의사소통 습관에 대해 알아보기 위해 다른 사람들에게 이런 질문들을 하도록 부탁할 수 있다.

왜 의료에서 효율적인 의사소통이 중요한가?

환자와 그들의 가족

환자로서 의료 시스템을 사용하는 사람들은 모두 고쳐야 하는 문제를 가지고 있다. 단순히 의사에게 심리적 확신이나 안정을 원하는 것일지라도, 그들은 환자이기 때문에 상처받기 쉽다. 의사로서의 당신의 역할은 그들을 돕는 것이다. 하지만 당신도 알다시피, 항상 그들이 원하는 대로 도울 수 있는 것은 아니다.

환자와의 모든 상호작용은 정서적인 면이 포함된다. 의사들은 질병 상황, 가능한 치료법, 그리고 건강 시스템에 대해 알고 있는 지식과 역할 때문에 결정권을 쥐고 있다. 환자의 이야기와 문제를 이해하고, 정보를 공유하고, 그들의 질문과 감정에 반응하고, 이런 과정을 통해 환자들을 안내하는 당신의 능력은 모두 당신의 의사소통 능력에 달려 있다. 그리고 의사소통 능력은 언제든지 당신의 상태에 따라 좌우될 수도 있다.

상황이 좋지 않을 때 의사로서 당신의 역할은 정확한 정보를 전달하면서 동시에 그에 대한 환자와 가족의 반응을 살피는 것이다. 다른 사람들이 격렬한 감정과 혼란을 느끼는 상황에서 효과적으로 의사소통하는 능력은 의학적 치료과정의 일부다. 그렇게 할 수 없다면, 오히려 당신은 그들에게 해를 끼칠 위험이 있다.

이것은 매우 힘든 일이며, 의사로서의 당신에게 매일 요구되는 일이다. 또한 당신이 힘들 때조차 스스로에게 기대하는 기준이기도 하다. 어떻게 소통하고 반응하는지는 당신의 웰빙에 영향을 미칠 것이고, 이 과정은 매우 역동적이다.

동료

의료 서비스는 여러 사람들로 구성된 팀 혹은 사일로(원통형의 곡물이나 시멘트 저장 창고) 형태로 환자에게 제공된다. 최상의 치료를 제공하려면 동료와 의사소통이 필요하다. 이기심, 위계, 그리고 압박은 팀 내의 효과적인 의사소통을 방해할 수 있다.

의학은 도제 시스템을 이용해 의사들을 훈련시키는데, 여기에는 명확한 서열이 존재한다. 더 많은 경험이 있는 의사들이 후배 의사에게 일을 하는 방법을 보여준다. 하나를 보여주고, 하나를 하게 하고, 하나를 가르친다. 당신이 병동에서 다른 의사들을 따르면서 학생으로서 다른 의사들이 환자들, 다른 건강 전문가들과 의사소통하는 것을 지켜보는 동안, 당신은 무엇을 해야 하는지, 그리고 그만큼 무엇을 하지 말아야 하는지에 대해 배웠을 것이다. 운이 좋다면, 선배 의사들 중 일부는 당신이 목격한 것에 대해 함께 검토하고 훌륭한 의사소통의 섬세한 기술을 익히는 데 도움을 주었을지도 모른다.

당신은 위원회나 연구팀에 참여할 수도 있다. 여기에서 당신이 관심 가지고 있는 것을 진행시키려면 효과적인 의사소통 기술이 필요하다. 관심 있는 분야에 영향력을 발휘하려면, 목소리를 낼 수 있어야 하고, 반대에 부딪혔을 때 집중력을 유지할 수 있어야 하며, 불확실성을 견뎌내고, 요령이 있어야 하며, 일을 진행시키기 위해 다른 사람들과 유대감을 형성할 수 있어야 한다.

모든 사람을 좋아하거나 모든 사람의 의견에 동의할 필요는 없다. 당신은 일하는 분야에서 유대감을 형성하고, 아이디어를 공유하고, 영향력을 가지기를 원한다. 그로 인해 더 많은 사람들과 효과적으로 소통할 수 있고, 더 많은 권한을 가질 수도 있고, 삶에 의미 있는 것을 더 발전시킬 수 있다. 의미 있는 삶과 목표를 달성하기 위해 행동하는 능력은 만족감과 추진력, 긍정적인 에너지를 형성한다. 이것이 잘나가는 의사의 모습이고 의미다. 생존, 소속감, 자율성에 대한 심리적 욕구를 충족시킬 수 있다. 삶에서 PERMA의 다섯 가지 요소가 활성화된다.

> 66
> 정확성, 관심, 유대를 통해 소통할 때 자신과 다른 사람을 위해서
> 세상을 긍정적으로 변화시킬 수 있다.

효과적인 의사소통 방법

> **활동 ⑯**

의사소통 롤모델

지금까지 본 의사 중 가장 효과적인 의사소통을 하는 의사를 생각해보자(의사를 생각할 수 없다면, 당신이 아는 가장 효과적인 의사소통을 하는 사람을 생각해보라)

- 그들의 본보기가 되는 주요 특성은 무엇인가?
- 그들은 어떤 태도로 살아가는 것 같은가?
- 의사소통에 효과적이라는 것을 알 수 있는 행동은 무엇인가?

당신이 떠올린 의사에게서 어떤 자질, 태도 및 행동을 발견했는가? 그것들을 적어보고 당신의 의사소통에 이러한 자질, 태도, 그리고 행동을 반영해보자.

당신은 같은 것들에 우선순위를 두는가? 다른 사람들과 소통할 때 당신의 관심과 에너지는 어디에 사용되는가?

당신이 떠올린 사람에게서 프레젠스presense*의 우수함을 알아차렸는가? 그 사람과 대화를 할 때 당신이 방에 있는 유일한 사람이라고 느낀 적이 있는가? 마치 내가 하고 있는 말이 인류에게 알려진 가장 중요한 통찰인 것처럼 말이다. 그는 당신에게 완전히 몰입했고, 당신은 그가 당신을 아끼는 것처럼 느꼈다.

---

* 코칭에서 사용하는 용어로 '지금 여기'에 집중하여 존재 자체로 함께해준다는 의미

아마도 당신이 가장 효과적인 의사소통을 하는 사람을 생각했을 때, 그들이 개방적인 마음과 호기심을 가지고 어떻게 상호작용하는지 알아차렸을 것이다. 그들은 배우고 싶어하고, 이해하고 싶어한다. 아마도 그들은 진심으로 궁금하거나 다시 생각해보려는 것처럼 보였을 것이다. 당신은 그들이 다양한 가능성에 열려 있다는 것을 알아차렸을 것이고, 판단하지 않고 원래 생각(인지적 경직성)을 고집하지 않으려고 하는 것을 느꼈을 것이다.

효과적인 의사소통을 하는 사람들은 먼저 상대방을 이해하려 하고, 호기심과 배우려는 마음을 가지고 듣는다. 자신의 인지적 경직성에 대한 새로운 관점의 도전을 가치 있게 여긴다. 당신은 그들이 자주 끼어들지 않고, 자신의 견해를 공유하기 전에 다른 사람들에게 어떻게 생각하는지 먼저 묻고, 또는 얼마나 친절하게 들어주는지를 알아차렸을 것이다. 이러한 기술들은 신뢰와 안전감을 형성한다. 그들은 생각을 바꿀 준비가 되어 있고 만약 바꿀 이유가 명백해진다면 실수를 했다고 말할 준비가 되어 있다.

뛰어난 의사소통의 조건

프레젠스를 가져라

만약 누군가가 우리에게 이야기할 때 다른 것에 대해 생각하고 있다면, 주의 깊게 듣고 있지 않는 것이며, 상대의 비언어적 신호 역시 관찰하기 어렵다. 환자가 자신의 통증을 설명하거나 수술에 대해 질문을 하고 있지만 다음 환자에 대해 생각하고 있다면, 실제 당신은 효과적인 의사소통을 하고 있다고 생각하더라도 그렇게 하지 못하고 있는 것이다.

> 효과적인 의사소통의 핵심은 프레젠스다.

의료 환경은 멀티태스킹을 권장한다. 실제 우리의 뇌는 복잡한 멀티태스킹을 할 수 없고, 잘 알고 있거나 습관화된 주제에 대해 말하는 것이나 걷기와 같은 간단한 것들만 동시에 할 수 있다. 문제 해결에 혁신적인 태도를 갖고 다른 사람의 경험을 이해하도록 경청하기 위해서는 한 가지에 집중하는 것이 필요하다. 만약 다른 사람과 효과적으로 의사소통하기를 원한다면, 그들에게 모든 관심을 기울일 필요가 있다.

누구와 함께 있는지, 그리고 그 때 마음과 몸 안에서 일어나고 있는 것에 머물러보라. 마음챙김을 연습하는 것은 이런 기술을 강화시킬 것이다.

> 한 가지에 집중하는 것이 의사소통 능력을 높인다.

멀티태스킹에 대한 연구는 매우 명확하다. 멀티태스킹을 할 때 더 많은 잘못이 생기고, 더 많은 스트레스를 느끼고, 더 많은 시간을 낭비한다. 더 정확하게는 멀티태스킹은 비효율적이다. 멀티태스킹은 우리의 뇌가 여러 신경학 경로와 네트워크를 전환하도록 하면서 더 많은 산소와 포도당을 사용하도록 만든다.

사실이 아닌 것 같지만, 속도를 늦추는 것은 능률을 높이는 데 도움이 된다. 간단한 일을 자주 연습할 수 있는 영역을 한두 가지 찾아보자. 한 번에 한 가지 일을 끝내고 열린 마음으로 관찰해보라. 가장 복잡한 부분부터 시작하지 마라. 일부 시스템에서는 여러 일을 동시에 수행하도록 요구하지만 하루 10분 정도라도 한 가지 작업에 완전히 참여하는 연습을 가능할 때마다 해보라. 더 효율적이고, 실수를 줄이고, 스트레스를 덜 느끼게 되는지 살펴보자.

> 66
> 프레젠스는 의사소통의 모든 것을 바꾼다.

호기심을 가져라

먼저 이해하려고 노력해야 한다. 효과적인 의사소통을 하는 사람들은 호기심과 개방적인 태도, 즉 그들이 말하고 아는 것이 전부가 아니라는 자세를 가지고 있다. 호기심 어린 태도를 보이며, 다른 사람의 필요와 가치를 이해하고 그들의 경험과 관심사에 대해 배우는 데 흥미를 가진다.

의사로서, 환자들을 이해하고 적극적인 배려를 보이는 것은 너무 많은 시간을 차지하고, 감정적으로 많은 에너지를 소모할 것이라는 걱정을 할 수도 있다. 하버드의 한 연구는 56%의 의사들이 환자들에게 동정심을 보일 시간이 없다고 생각한다고 했다. 존스 홉킨스 대학교의 연구원들은 이런 사실이 진짜인지 알아내고 싶었다. 의사들이 암 환자들의 불안을 상당히 줄여줄 만큼 충분한 동정심을 보여주는 데 40초면 충분하다는 것을 알아냈다. 비슷한 결과를 보이는 다른 연구들도 있다. 평균 40초 만에 의사들은 환자들의 불안감을 크게 줄일 수 있었고, 이것은 의사들의 웰빙에도 의미 있는 차이를 만들었다.

의사가 연민을 보였던 환자들은 자신의 종양내과의를 더 자상하고, 세심하고, 동정적이고, 따뜻하다고 평가했다. 의사에 대한 환자들의 인식은 그들의 건강에 영향을 미쳤다. 환자를 돌보고, 유대감을 형성하고, 효과적으로 의사소통하는 것은 1분도 안 걸릴 수 있고, 치료법이 되기도 한다.

또한 마취과 의사 로빈 영손Robin Youngson은 환자를 배려하기엔 시간이 너무 부족하다는 의사들의 우려를 이해했다. 그의 책《A Time to Care》에서 의사가 환자의 말을 듣고 이해하는 데 약간의 시간을 들이면, 중요한 정보를 더 빨리 얻을 수 있고 장기적으로 협력관계를 훨씬 더 효율적으로 만들 수 있는 신뢰를 구축한다고 했다.

많은 의학 저술가들과 연구자들Halpin, Trzeciak, Mazzarelli, Epstein은 너무 많은 말을 하거나 말을 길게 할 필요는 없다고 말한다. '시간이 없다'는 두려움은 현실이라기보다는 의사들이 스스로에게 하는 이야기일 뿐이다. 관계를 시작할 때 약간의 호기심은 의료과정에도 큰 도움이 된다. 만약 이 내용들이 흥미롭게 느껴진다면, 몇 가지 실험을 해보자.

마크의
이야기 | 마크는 대도시의 큰 병원에서 심장병 전문의로 일한다. 이 부서는 인원이 부족해서 그는 항상 바쁘다. 환자를 볼 수 있는 사람이 아무도 없어 압박감을 느꼈던 적이 여러 번 있었다. 그는 심혈관계 증상이 있는 사람들과 일하고 있으며 심혈관계 증상과 스트레스와의 관련성에 대해 인식하고 있다. 최근의 연구는 심혈관 질환이 있는 사람들을 위한 마음챙김을 지지하고 있기

에 마크는 그의 환자들과 더 많은 시간을 가짐으로써 환자들에게 마음챙김의 롤모델이 되려고 노력해왔다.

처음에는 그는 이 실험이 자신을 순진하고 비현실적인 사람으로 보이게 할까봐 매우 걱정스러워했다. 하지만 이런 불안감에 시달렸던 한 달 후에, 마크는 환자들을 보는 데 이전과 거의 비슷한 시간이 걸리고 있다고 말한다. 그는 여전히 예전과 같은 시간에 퇴근한다. 그가 하는 일의 달라진 점은 내용이 아니라 방식이었다. 실험에서 확인된 주요한 차이점은 훨씬 스트레스를 덜 느낀다는 것이라고 했다. 마크는 더 이상 시간에 쫓기지 않고 일상에 충만감을 가지고 있다.

마크는 이것이 환자들에게 좋을 것이라고 생각했기 때문에 실험을 시작했고, 결국 자신에도 좋다는 것을 알아차렸다. 그의 실험은 계속된다. '시간이 없다'는 이야기에서 벗어난 지금, 그는 환자들과 자신에게 어떤 일이 일어나는지 그 어느 때보다 호기심을 갖고 있다.

 성찰

- 당신은 다른 사람과의 소통에 호기심과 유대감을 가졌던 때를 떠올릴 수 있는가?
- 당신의 내면에서 무슨 일이 일어났는가? 당신의 행동에 외적으로 무슨 일이 있었는가?
- 당신의 생각과 감정을 자유롭게 공유할 수 있었나? 더 많이 질문할 수 있었는가? 더 많이 배웠거나 더 가치 있었다고 느꼈는가?

- 이런 종류의 상호작용이 더 만족스럽게 느껴졌는가?
- 좀 더 몰입이 되었는가?

> 66
> 호기심은 배움의 기본이다. 호기심을 가지고 의사소통을 할 때,
> 당신은 사람들 또는 새로운 정보와 다른 종류의 연결을 만들 수
> 있다.

친절하게 대해라

경청하고 깊이 관찰하는 방법

친절은 개별적이라 강력한 힘을 가진다. 친절하지 않아도 많은 일을 할 수 있다. 친절함을 가지고 일을 하면, 상대방은 친절을 느끼고 당신이 적극적으로 친절한 태도를 선택했다는 것을 안다. 직장에서 동료 중 한 명이 친절했던 때를 생각해 보자. 아마도 그들은 중압감에 시달리고 있음에도 당신을 돕기 위해 멈췄을지 모른다. 어쩌면 그들은 당신이 집에 갈 수 있도록 당신의 일을 대신하겠다고 제안했을 것이다. 혹은 그들은 그날 아침에 있었던 사소한 간섭에 대해 사과했을 것이다. 이렇듯 친절은 연민의 동의어다.

친절은 긍정적인 감정(첫 번째 PERMA 요소)을 만들고 전염성이 있다. 친절함을 가지고 의사소통하려는 자세는 소통하는 사람들의 유대감과 배려를 우선시한다. 이런 맥락에서 친절은 면역 체계를 증진시키고, 옥시토신의 생산을 증가시키며, 혈압을 낮출 수 있다.

프레젠스를 유지하며 상대방의 경험에 대해 궁금해함으로써 그들에게 관심
을 가지고 있다는 것을 보여줄 수 있다. 의사로서, 관심을 보여줄 수 있는 가장
빠르고 효과적인 방법 중 하나는 친절하게 듣는 것이다.

2018년 한 연구에서, 10명 중 7명의 의사들이 11초(중앙값) 만에 환자들의 말
을 중단시킨다고 했다. - 말을 시작한 지 몇 문장만에 말이다. 방해받지 않은 환
자들이 이야기하는 데에는 2초에서 108초가 걸렸다. 이런 방해를 계속하는 의
사들은 아마도 그들이 인식하지 못한 습관을 가지고 있을 것이다. 당신은 의사
가 어떤 무의식적인 가정으로 인해 환자들을 방해한다고 생각하는가?

의사들에게 가장 소중한 자원은 시간이다. 하버드의 연구의 의사들처럼, 대
부분은 충분한 시간을 가지고 있지 않다고 생각하며, 많은 이들은 시간 관리를
개선하는 것이 필요하다고 말한다.

트레지악Trzeciak 과 마짜렐리Mazzarelli 는 그들의 책《연민학compassionom-
ics》에서 충분한 시간이 없다는 인식이 환자 치료에 불필요하고 부정적인 영향
을 미칠 수 있다고 설명했다. 환자와 1분만 더 보냄으로써 유대감을 가질 수 있
다는 연구는 시간이 부족하다는 인식을 바꿀 수 있다는 것을 보여준다. 본질적
으로, 다른 사람을 돕기 위해 속도를 늦추는 것은 오히려 더 많은 시간을 인지
할 수 있게 한다. 이것이 여러 연구에서 시간의 풍요time affluence라고 부르는
것이다. 누군가를 돕는 것이 목적의식과 효능감을 높이고 이러한 긍정적인 감
정들이 시간에 대한 우리의 인식을 바꾼다고 설명한다.

트레지악과 마짜렐리는 의식적이고 연민 어린 의도로 다른 사람들을 조금 더 천천히 돕는 것이 시간을 인식하는 것에 차이를 만든다고 했다. 이 과정의 긍정적인 효과는 스트레스 경로를 완충하고 잠깐이라도 당신이 걱정을 잊도록 도와주면서 뇌에서 보상 경로를 활성화시킬 수 있게 해준다. 특히 트레지악은 연민 연구를 검토한 후 이런 내용이 의사를 포함한 의료진들의 번아웃에 대한 해독제가 될 수 있다고 믿는다며 자신의 번아웃 경험을 설명한다.

> **"**
> 프레젠스와 호기심, 친절함으로 환자와 동료를 대하면 그들은 당신을 신뢰한다. 이것은 모두에게 긍정적인 영향을 끼친다.

효과적인 의사소통의 기술

의학의 속도와 복잡성은 효과적인 의사소통을 방해한다. 압박을 받고 스트레스를 받을 때, 집중력이 낮아진다. 경청할 때에도 예외는 아니다. 방해받을 가능성이 높아지고, 문제 해결에 창의적일 가능성이 낮아지며, 환경에 대한 인식이 떨어지고, 정보를 놓칠 가능성이 높아진다.

효과적으로 의사소통하려면 상대방이 의도한 대로 메시지를 받아들여야 한다. 또한 당신이 받은 메시지를 이해했는지에 대해 명확히 확인할 수 있어야 한다. 보내고 받고 확인하는 순환은 지속적이며, 메시지를 해석하는 과정에서 개인의 차이가 의사소통을 비효율적으로 만들 수 있다는 것을 인식해야 한다.

효과적인 의사소통을 위한 세 가지 핵심 기술은 다음과 같다.

1. 온몸으로 듣기

당신의 발이 어디를 향하고 있는지 주의를 기울여보자. 발이 문을 향하고 있는가? 당신의 팔이 몸 위에 교차되어 장벽을 만들고 있는지 주의를 기울여보라. 당신이 보내고 있는 메시지를 인식하고 있는가? 마음챙김을 연습하는 것은 이러한 행동들에 대한 스스로의 인식을 높이고 의사소통하는 방법에서 변화가 필요한 것에 주의를 기울이도록 도와준다.

상대방을 마주 보고, 미소를 짓고, 이야기를 계속하도록 고개를 끄덕이고, 적절한 눈맞춤과 격려의 소리를 내는 것은 모두 당신이 듣고 있고 주의를 기울이고 있다는 것을 알게 해준다. 의사소통을 방해할 수 있는 많은 구조적인 것들이 있다. 마스크, 고글, 기계, 컴퓨터, 다른 사람들. 이러한 요인들은 주의 산만과 단절을 야기할 수 있다. 당신의 의도를 전달하기 위해 신체를 사용해보라. 당신의 프레젠스, 호기심, 친절함을 물리적으로 보여주자.

감정을 듣고, 말하지 않은 것을 알아채고, 받은 정보를 재구성해 그것을 보낸 사람과 확인함으로써 정확성을 테스트한다.

마야 안젤루Maya Angelou가 현명하게 관찰했던 것처럼, 사람들은 당신이 한 말과 행동을 잊을 것이다. '하지만 그들은 당신이 어떤 기분을 느끼게 했는지는 결코 잊지 않을 것이다.' 다른 사람들이 보고 듣게 만드는 능력은 무의식적이면서도 의식적인 강력한 연결 기술이다.

당신이 상대방을 보고 경청한다고 느낄 때, 라포와 신뢰는 쉽게 형성된다.

또한 다른 사람의 말을 들을 때 자신의 몸에 귀를 기울임으로써 의사소통 능력을 증폭시킬 수 있다. 몸은 계속해서 안전에 대한 메시지를 전달한다. 안전한 상황과 안전하지 않은 상황에서의 생리적 반응은 다르다. 만약 안전하지 않다고 느낀다면, 진정으로 호기심을 갖고 의사소통에 몰입할 수 없을 것이다. 의사소통 중에 몸이 나타내는 것에 주의를 기울이는 것은 오토파일럿에 따라 반응하기보다는 대응할 수 있는 기회를 준다. 몸에 주의를 기울일 때, 계속해서 의사소통 능력을 조정하고 향상시킬 수 있다. 이러한 섬세한 실시간 조정은 효율성을 향상시키고 감성 지능을 사용할 수 있게 해준다.

우리가 알다시피, 의사들은 자주 몇 초 만에 환자들과의 상담을 중단한다. 사회 심리학자들의 연구에 따르면 의사들은 그들이 좋아하지 않는 환자들의 말을 더 자주 중단하고, 조직에서 더 많은 권력을 가진 사람들일수록 회의에서 더 많이 발표를 방해한다고 한다. 더 효과적인 의사소통을 하기 위해 듣기 기술을 연습하는 것은 매우 중요하다.

조금씩 적극적으로 연습하여 듣기 능력을 향상시키겠다고 약속해보라. 집에서, 병원에서 직원과, 또는 처음 두 명의 환자와 매일 연습을 시작해본다. 듣는 것이 조금 더 자연스럽고 편안해지기 시작하면, 좀 더 영역을 넓혀, 하루를 시작하는 몇 시간 동안 누군가를 방해하지 않는 것을 연습해보자.

회의에서는 말하기 전에 기다리는 연습을 하라. 다른 사람들이 먼저 그들의 생각을 공유하도록 해보자. 특히 당신이 그 방에서 가장 영향력 있는 사람이거나 의장이라면 더 그렇다. 만약 다른 사람들이 당신과 같은 생각을 이야기한다면, 더 이상 말하지 마라. 말하는 것만큼 듣는 사람이 되는 법을 배워보자. 당신이 이야기하는 것은 이미 알고 있는 것이기 때문에, 듣는 것으로 몇 가지를 배울 수도 있다. 만약 당신이 모든 이야기를 한다면, 배움을 위한 시간은 제한될 것이다. 천천히 긴 호흡을 하고 프레젠스를 가지며 경청하기 위해 몸을 사용해보라. 두 개의 귀와 한 개의 입을 가지고 있다는 것을 기억하고 경청의 기술을 배우는 동안 이러한 비율이 가이드가 되도록 하는 것을 목표로 해보자.

효과적인 의사소통을 하는 사람이 될 수 있도록 듣기 능력을 향상시키는 것은 실시간 연습이 필요하며, 이론적으로 배울 수 있는 것이 아니다. 매우 효과적인 의사소통을 하는 사람은 압박 속에서도 주의력과 유대를 유지할 수 있는 사람들이고, 항상 연습함으로써 그것을 잘 해낼 수 있다.

> 66
> 효과적인 의사소통은 자신이 얼마나 많이 알고 있는지를 보여주는 것이 아니라 집단적인 이해를 높이고 선의로 나아가는 것이다.

성찰

- 얼마나 많이 알고 있는지를 보여주는 것이 중요한가, 아니면 새로운 것을 배우는 것이 중요한가?
- 방에서 가장 똑똑한 사람이 되는 것이 중요한가, 아니면 방에서 가장 유대감을 가진 사람이 되는 것이 중요한가?
- 의사소통을 할 때 당신의 의도는 무엇인가? 다른 사람들이 어떤 메시지를

받기를 바라는가?

청취자로서의 당신의 목적은 무엇인가?

2. 관심의 유지

효과적인 의사소통은 단어, 몸짓, 어조, 높낮이, 얼굴 표정, 그 외의 말로 표현되지 않은 것들을 포함한다. 당신은 끊임없이 무의식적으로 정보를 선별하고 분류하며, 어떤 것을 무시하고, 어떤 것에 집중하고, 어떤 것을 누락시킬지를 결정한다. 앞의 내용에서 알 수 있듯이, 우리의 뇌는 과거의 경험, 확립된 신경 경로, 그리고 환경의 안전성에 대한 평가를 통해 세상에 일어나고 있는 일을 예측하는 기계다. 이것은 정보를 받아들이는 이들이 각자 자신의 편견과 선입견으로 예측을 해내는 고유한 존재라는 것을 의미한다.

> 66
> 감정이 개입될 때, 당신은 단어를 알아차리는 것보다 비언어적인 신호를 더 많이 알아차린다. 당신은 이러한 메시지를 대부분 무의식적으로 받아들인다.

지나의
이야기

지나는 새로운 병원에서 일하기 시작한 지 3주가 되었다. 그녀는 일을 마무리하고 있는 마틴에게 다가갔다. 마틴은 이 병원에서 6년 동안 일했고 근무표를 책임지고 있다. 지나는 마틴에게 누군가와 한 달간 근무를 바꾸고 싶다고 요청한다. 그녀는 예의르고 따뜻한 태도로 말한다.

마틴은 지난 이틀 밤 동안 당직이었기에 내내 병원에 있었다. 지난 며칠 동안은 끊임없이 근무표에 관한 질문들을 받아야 했다. 그는 관리직원이 모든 상황을 이해할 수 없기 때문에 의사가 근무표의 명단을 조정해야 한다고 믿지만, 2년 동안 그가 고생했으니 이제는 다른 사람이 좀 해야 하는 것 아닌가라고 생각한다. 그는 지나에게 지금은 집에 가는 중이니 그녀에게 이메일을 보내라고 말하며 그녀를 무시한다. 마틴은 그녀와 눈을 마주치지 않았고, 지나는 그가 피곤해 보인다는 것을 알아차렸지만, 속으로 '그래도 저렇게 무례할 필요는 없잖아!'라고 생각한다.

지나는 작년에 이전 직장에서 힘든 일이 있었기에 이 병원에서 잘 지낼 수 있을지 염려되기 시작했다.

만약 당신이 무력감이나 압박감을 느끼고 있다면, 겉보기에 별 것 아닌 질문이어도 쉽게 짜증이 날 수 있다. 우리는 무력한 상태일 때, 감정과 생각을 조절하기가 훨씬 더 어렵다. 이런 어려움은 양 쪽이 모두 힘든 상황에서는 더 심해진다. 그리고 이런 일들은 의료계에서 하루에도 수천 번씩 일어난다.

의사소통에 관해서는 HALLTSS를 기억할 필요가 있다. 만약 배고프거나 hungry, 화가 나거나anger, 늦거나late, 외롭고lonely, 피곤하거나tired, 스트레스를 받거나stressed, 아프다면sick, 의사소통은 어려워진다. 의료계의 강압적이고 복잡한 환경을 통제할 수 없게 된다. 이때 자기인식능력(스트레스 관리, 감정 지능, 효과적인 자기 조절)이 있으면 의사소통에 도움이 될 것이다.

> 66
> 자각능력을 유지, 조절하고, 스트레스를 덜 받고, 정서적으로 조화를 이루는 당신의 능력은 바로 그 순간에 효과적인 의사소통을

하는 데 도움이 될 것이다.

물론, 누구나 오해할 수 있다. 우리 중 누구도 압박을 받으면서 최고의 상태일 수 없다. 계획보다 적게 하게 되는 것은 인간이라면 당연한 일이다. 만약 당신이 당직으로 지쳤다면, 당신의 능력에 해로운 영향을 미치는 것이 당연하다는 것을 인식하라. 어떤 영향을 미치는지 알아보고 이를 위해 어떻게 하면 좋을지 생각해보자. 의사인 우리도 사람일 뿐이라는 것을 기억하고, 압박을 받을 때에는 적절하게 타협할 수 있음을 생각하자. 완벽함은 신화 속의 이야기다. 다음의 다섯 가지 질문에 답함으로써 압박감이나 스트레스 속에서 스스로에게 일어나는 일들을 빠르게 평가할 수 있다.

성찰

압박을 받거나 스트레스를 받을 때

더 업무에만 집중하게 되는가(급작스러운, 지시적인, 직접적인, 권위적인 상태)?

정신이 혼미하거나 집중력을 잃었는가?

잘 잊어버리고 세부적인 것들에 주의를 기울이기 어려운가?

더 즉각적인 반응을 보이게 되고 성미가 급해지는가?

산만하고 얼빠진 상태인가?

압박을 받는 상황에서 의사소통에 무슨 일이 일어나는지 잘 모를 경우, 이 장의 앞부분에 있는 활동 15의 질문으로 돌아가라. 만약 함께 일하고 신뢰하는 누군가가 있다면, 그들이 알아차린 것을 물어볼 수 있을 것이다. 앞에서 떠올렸던 효과적인 의사소통을 하는 사람(활동 16)을 생각하면서 학습을 위해 그들을 관찰해보자. 의사 중에는 없다고 생각되면 역할 모델을 찾기 위해 의학계 외부를 살펴보라. 피드백을 받을 만한 신뢰할 수 있는 친구, 멘토 또는 코치를 찾아보자.

3. 신뢰 쌓기

뇌의 거울 뉴런과 호르몬 옥시토신은 유대와 긍정적 반응을 하도록 돕는 우리 몸의 결합구조다. 우리가 보고 듣는 것을 느낄 때, 이러한 시스템들은 더 많은 위험을 감수하고, 더 많은 것을 공유하고, 더 취약성을 드러내고, 목소리를 높이고, 질문을 하고, 현재에 도전하고, 가장 중요한 것을 공유하도록 한다.

조지의
이야기

조지는 마취과 의사다. 그의 환자인 사미라는 과거의 트라우마에 대해 설명했다. 왜냐하면 그것이 지금 그녀를 불안하게 만드는 것인지 궁금했기 때문이다. 조지는 그녀의 곁에 머물며 1, 2분 이상 듣고 걱정하는 것을 큰 소리로 말할 수 있게 했다. 이것은 그녀를 안심시켰다. 조지는 사미라의 반응을 억제할 수 없었지만, 그녀의 경험을 경시하지 않고 경청하려는 태도가 변화를 가져왔다. 이것은 결국 수술팀 전체에 긍정적인 영향을 미쳤다. 이러한 상호작용은 처음에는 조지에게 조금 더 시간이 걸리게 했지만, 궁극적으로 전체적인 상호작용을 더 부드럽고 쉽게 만들어 의료팀과 사미라의 전체적인 시간과 에너지를 절약하게 했다.

이런 2분간의 효과적인 의사소통이 사람들이 세상을 예측해왔던 방식과 그들의 감정을 바꿀 수 있다. 매일매일, 당신의 일에 더 많은 편리함과 즐거움을 더할 수 있다.

공감이 의사소통을
효과적으로 만드는가?

좋은 의사가 되기 위해 공감은 매우 중요하다. 그러나 의대생들의 환자에 대한 공감능력은 3학년부터 감소한다는 연구결과가 있다. 무슨 일이 일어난 걸까?

임상시험을 준비하는 많은 의대생들은 환자에게 공감할 것이라고 말한다. 하지만 그것이 무엇을 의미하는지, 그리고 어떤 식으로 보여줄지를 물어보면, 그들 중 상당수는 대답하지 못한다.

공감한다는 것이 무슨 뜻이라고 생각하는가?

공감의 행동은 어떤 것인가?

공감은 다른 사람의 경험을 이해하기 위한 핵심 기술이다. 공감은 타인의 렌즈와 맥락을 통해 다른 사람의 삶이 어떤 것인지를 적극적으로 이해하고자 하는 것이다. 먼저 자신과 스스로의 가치를 이해하지 못하고 있다면, 다른 사람의 관점에서 세상을 듣고 인식하는 것은 엄청나게 어렵다. 왜냐하면 자신의 편견과 선입견이 방해가 되기 때문이다. 공감을 위해서, 다른 사람의 편견과 선입견을 통해 세상을 보려고 한다. 오렌 제이 소퍼Oren Jay Sofer는 비폭력 대화 선생님이다. 그의 책《마음챙김과 비폭력대화Say What You Mean》에서 그는 공감을 "다른 사람의 경험에 대한 감정적이고 구체적인 이해를 위한 노력"이라고 묘사한다. 의사들이 주로 생각하는 공감은 주로 인지적 공감이다. 진정한 공감은 우리를 "공유된 인류애의 추구"(Sofer 2018 p 103)로 초대한다.

> 공감을 하기 위해서는 호기심을 가지고 참을성 있게 경청하여 이해할 필요가 있다.

성찰

당신이 아는 사람 중에 가장 공감을 잘하는 사람은 누구인가?

그들이 공감한다는 것을 어떻게 알 수 있는가?

그들이 당신에게 공감할 때 당신은 어떤 느낌이 드는가?

다른 사람이 당신처럼 세상을 볼 때 기분이 어떤가?

> 보고 듣고 신뢰하고 가치를 인정받는 것은 성장하고, 배우고, 유대감을 갖기에 이상적인 환경이다.

환자가 되는 경험에 대해 글을 쓴 많은 의사들은 그 경험이 더 나은 의사가 되도록 하는 계기가 되었다고 말한다. 시드니 RPA의 고故 크리스 오브라이언 Chris O'Brien 박사가 그 한 예다. 불행하게도, 크리스는 2009년에 뇌암으로 사망했다. 환자로서 세상을 보는 것이 크리스의 관점을 바꾸어 놓았기 때문에, 그는 환자들에게 더 많은 공감을 느꼈다. 결과적으로, 그는 커리어의 다른 요소들 예를 들어, 웰빙을 위한 명상의 가치에 대해 대중에게 이야기했다. 그처럼 인생으로 경험하는 것도 좋지만, 공감 능력을 향상시키기 위해 그렇게까지 하지는 않아도 된다.

> 앞서 언급한 자질과 의도를 가지고 환자들을 만나면 당신의 관심으로 인해 연결을 형성하면서 공감을 높일 것이다.

하지만 너무 많은 관심을 쏟는 것이 웰빙을 해칠 수 있지 않을까? 많은 의사들은 감정적인 부담이 너무 클 것이라고 걱정한다. 정서적 공감은 그것을 경험하는 사람에게 큰 고통을 줄 수 있다.

일부 연구원들은 공감 척도가 높은 의사들이 그들의 일에 더 많은 만족감을 가지고 있고 번아웃이 적다는 것을 발견했다. 그러나 공감이 감정적 과부하와 피로로 이어진다는 상반된 연구 결과도 있다.

> 신경학적으로 타인의 고통에 공감할 때 자신의 고통 네트워크가 활성화된다.

다른 이에게 공감할 때, 특히 무의식적으로 그것들을 자신의 일부로 인식한다면, 당신이 고통스러울 때 활성화되는 뉴런이 활성화된다. 극단적으로 자신의 고통과 상대방의 고통을 구분하는 것이 불가능해질 수 있다. 이것은 감정적 피로로 변질된 감정노동의 현실적인 부담이다. 당신의 일이 고통받는 사람들을 매일 만나야 할 때 공감은 지속 가능한 것이 아니다. 공감 자체가 끝없는 고통처럼 느껴질 수 있다. 고통 속에 파묻혀 있는 것을 느낄 때까지 그리 오래 걸리지 않을 것이다. 물론, 당신은 그런 일이 일어나지 않기를 바란다.

일부 연구자들과 사회 심리학자들은 인지적 공감이 답이 될 수 있다고 말한다. 이런 종류의 공감은 좀 더 거리를 둔다. 인지적 공감은 상대방에게 무슨 일이 일어나고 있는지 이해하는 수단으로, 상대방의 관점에서 생각하는 것을 의미한다. 정신과 의사이자 철학자인 조디 핼펀Jodi Halpern 박사는 수십 년 동안 이러한 문제들을 연구해왔다. 그녀는 책《From Detached Concern to Empathy》에서, 공감하지 않는 의사들은 오히려 덜 이성적이고, 의학적 오류를 알아차리기 더 어렵다고 말한다. 그녀는 "훈련된 공감은 사람들의 삶을 의미있게 하는 (의료)업무를 향상시킨다."라고 말한다. 그녀는 공감이 의학적 효과를 향상시키는 치료적 동맹을 구축한다고 했다.

신경학적 연구는 공감과 연민이 뇌의 서로 다른 네트워크를 활성화하고 연민을 활성화하는 것이 지속적으로 돌봄을 제공하는 이들의 웰빙 측면에서 조금 더 이점이 있을 수 있다고 했다. 아마도 이것이 다른 사람들에게 공감하고 싶으나 압도당하지 않기를 원하는 것의 답이 될 수 있을 것이다.

공감만 하는 것보다 연민이 의사로서의 삶을 더 지속 가능하게 만든다

연민은 신경학적 보상 네트워크를 활성화시킨다. 보상 시스템에 포함된 도파민은 기분을 좋게 하고, 상대방의 고통을 덜어주고자 돕는 행동을 취하려고 하는 욕구를 불러일으킨다. 이것이 공감과 연민의 근본적인 차이다.

> 공감은 함께 있는 사람의 경험을 이해하고 상기시키려고한다. 반면에 연민은 상대방의 고통을 덜어주려고 한다.

연민과 공감을 구별하게 하는 것은 적극성의 차이다.

> 연민은 공감+행동이라고 생각하면 된다.

연민과 공감 모두 상대방의 감정과 이야기에 머물면서 프레젠스와 호기심, 친절함으로 경청하고, 신뢰와 유대감을 형성하는 모습이다. 만약 내가 당신을 관찰하고 있다면, 행동에 어떤 차이도 없을 것이다.

> 공감과 연민의 차이는 당신의 내면, 의도, 그리고 신경 네트워크

에 있다.

　내적으로, 당신은 상대방의 고통을 덜어주고 싶어 한다는 것을 알고 있다. 연민을 가지고, 상대와 함께 있고, 경험에 귀를 기울이는 것이 가치 있으며, 당신에게 그의 고통을 덜어줄 수 있는 잠재력이 있다는 것을 인식한다. 그런데 상대방의 고통을 이해하고 느끼는 것만으로는 부족하다. 공감만 가지고 듣게 되는 경우에, 당신의 내면에서는 실제 일어나고 있는 일을 무시할지도 모른다. 아마도 "글쎄요, 나는 할 수 있는 것이 없었어. 그의 말을 들은 것이 전부였어."라고 이야기할 것이다.

> 신경학적으로 연민 피로는 잘못된 명칭이다. 다른 사람의 고통에 압도당하는 것을 느끼는 이러한 경험은 더 정확히 공감 피로라고 해야 한다.

　공감은 연민의 중요한 부분이다. 공감이 나쁘다는 것이 아니다. 다만 그저 공감만으로는 충분하지 않다. 공감이 행동을 수반하도록 확장하여 연민을 실천하는 것이 의사로서 더 지속 가능한 방법이다. 보편적인 인간성을 느끼고 그것을 가치 있다고 인식하는 것은 그 순간뿐만 아니라 오랜 시간에 걸쳐 당신을 지탱한다.

> 공감으로 환자의 의료 경험을 바꿀 수 있다. 연민을 가지면 당신 스스로의 경험도 모두 향상시킬 수 있다.

316

빌은 진료를 보기 위해 3시간 동안 기차를 타고 방문한 환자이고, 당신이 늦는 바람에 병원에서 1시간 30분을 기다렸다. 그는 집으로 가는 기차를 놓칠까 봐 불안했고 병원이라는 낯선 환경에 혼란스러워 하고 있다.

당신은 빌의 이름을 불러 진료실로 들어오게 하고, 그의 눈을 바라보며, 당신의 이름을 소개한다. 지각한 것에 대해 사과하면서, 그를 존중해준다. 그에게 자리를 권하고 앉는 동안 기다린다. 더불어 기다린 것에 대해 불평하는 말을 들으면서, 그의 표현을 소중하게 생각하고, 신경 쓰고 있다고 암시적으로 표현한다. 당신은 신뢰를 쌓을 수 있는 기회를 만들었다. 집중하고, 호기심을 갖고, 친절하게 행동함으로써 환자가 더 나은 경험을 만들기 위한 주체성과 잠재력을 사용하고 있다. 당신은 빌에 공감할 수 있는 기회를 만들고 있다.

빌이 기차시간이 촉박해서 걱정되지만 그래도 검사를 받고 싶다고 했을 때, 당신은 그에게 도울 수 있는 최선의 방법이 무엇인지 물어볼 수 있다. 만약 당신이 빌의 제약을 알아채고 지금 검사를 한 뒤 내일 전화로 가장 긴급한 질문에 대답해 주겠다고 제안하면, 당신은 이해하는 것(공감) 이상의 것을 하고 있는 것이다(연민). 즉, 적극적으로 빌의 고통을 덜어주려고 하는 것이다. 당신은 빌에게 고통을 주는 여러 가지 원인을 인식하고 있다. 그의 건강 문제와 그의 현재 상황에 대한 불안. 당신은 공감에서 연민으로 옮겨갔다.

> ❝
> 고통을 덜어줄 수 있는 의학적인 조치가 없을 때에도, 당신의 연민은 환자에게 도움이 되고 당신의 웰빙에도 도움이 되는 강력한 반응이다.

피드백

피드백은 의학에서 중요하다. 잘 실행된 피드백은 전문 지식을 이해하고, 배우고, 발전시키기 위한 훌륭한 메커니즘이기 때문이다. 피드백은 메시지가 의도된 방식으로 이해되었는지를 알 수 있는 방법이다. OSCE, StAMP** 또는 기타 실기 시험을 위해 연습할 때, 시험 상황에서 잘 해내기 위해서는 다른 사람들의 피드백이 필요하다. 피드백은 또한 무의식적인 편견을 발견하고 임상적, 비임상적인 기술을 개선할 수 있는 방법이다.

하지만 피드백은 받는 사람이 상처받기 쉬운 평가의 한 형태다. 다른 의사소통과 마찬가지로, 피드백은 맥락과 상황에 따라 이루어진다. 만약 내가 예고 없이 당신에게 "당신이 회의에서 브리디의 의견에 반대한 방식은 가혹했어요."라고 말했다고 상상해보자. 만약 우리가 서로 신뢰하는 좋은 친구라면, 당신은 그것을 웃어넘기고 "그래 내가 그랬지, 나도 알아!"라고 말할 수도 있지만, 만약 우리가 서로를 잘 알지 못한다면, 당신은 나의 원치 않는 피드백에 모욕을 당했다 느끼고 화를 낼 수도 있다. 후자의 상태에서 당신은 배움을 위한 모든 기회를 차단하면서 피드백을 거부하거나 지적받은 내용을 정당화하는 데에 급급할 가능성이 높다. 여기에서 우리는 의사소통을 효과적이거나 그렇지 않게 만드는 맥락의 중요성을 확인하게 된다.

직장에서의 피드백의 일반적인 목적은 맡은 일을 잘 수행할 수 있도록 당신의 기술을 향상시키는 것이다. 나의 고객인 의사들은 다음과 같이 일반적이고 광범위한 피드백을 받았다.

** 호주의 의사 자격 시험

318

- 아직 전문의가 될 준비가 안 되었다.
- 퉁명스러워서 사람들이 대하기 어려워한다.
- 자신감이 부족하다.
- 사례 발표가 충분히 명료하지 않다.

위의 피드백에서 어떤 점을 알아차렸는가? 여기에는 세 가지 문제가 있다.

1. 모든 사람이 수련의들에게 늘 충분하지 않다고 말한다.
2. 누구도 어떤 행동을 해야 하는지 정확히 제안하지 않는다.
3. 피드백을 받는 사람이 어떻게 교정해야 할지 알 수 있을 만큼 구체적인 내용이 없다.

상사로부터 이런 피드백을 받았다면 결과적으로 해야 할 일이 무엇인지 알기 어렵다는 것을 깨닫게 될 것이다. 이럴 때 보통 늘 그래왔듯 스스로에게 자신의 편견과 가정을 적용하게 된다. 추측은 신뢰할 수 없고 종종 도움이 되지 않는다. 그것은 당신을 취약하게 만들고, 스트레스 반응을 활성화시키고, 자신감을 감소시킨다. 이러한 종류의 피드백은 미래에 대해 불확실하게 느끼게 하고, 중요한 결함이 무엇인지, 그리고 긍정적인 발전을 위해 무엇을 해야 하는지 혼란스럽게 할 수 있다.

타일러의
이야기 | 타일러는 중환자실에서의 첫 번째 로테이션이 끝날 때 피드백을 받았다. 그의 상사는 다양한 동료와 선배 의사들의 피드백을 수집해 하나의 평가로 정리했다. 인수인계가 체계적이지 못하다는 피드백을 받았지만, 타일러는 어떤 선

배 의사가 이런 말을 했는지 몰랐기 때문에 이것이 무엇을 의미하는지, 어떻게 개선할 수 있는지에 대해 더 이상 물어볼 수 없었다. 그가 언제 어떤 맥락에서 체계적이지 못했는지에 대한 구체적인 정보는 제공되지 않았다. 그는 어떠한 실제 행동 예시도 듣지 못했고, 개선을 위해 사용할 수 있는 방법도 제공받지 못했다. 피드백은 병원에서 보내는 마지막 날, 근무가 끝날 때 받았다. 이에 대해 이야기할 시간도 충분하지 않았다.

구체적인 정보가 없는 상황에서, 이 피드백은 타일러에게 위협적이어서, 그의 뇌는 그것을 부정적으로 해석했다. 모든 상황이 타일러에게 도움이 되지 않았다. 그는 기대되는 바가 무엇인지, 어떻게 개선할 수 있는지에 대해 더 이상 알지 못했다. 사실, 이 피드백은 그의 자신감을 크게 손상시켰다. 그는 용기를 내어 새 상사에게 인수인계 방법을 개선하고 선배 의사들과의 대화를 잘 해낼 수 있도록 도움을 요청했다. 상사는 타일러에게 K-ISBAR***와 다른 도구들을 소개했고, 이는 그에게 도움이 되었다. 그 결과, 타일러는 훨씬 나은 방식으로 인수인계를 할 수 있었다.

만약 피드백이 구체적인 행동 사례를 제시했다면, 타일러는 그의 실제 행동을 반성하고 선배들이 준 사례들과 비교해 자신을 돌아봄으로써 그를 발전시킬 기회를 가졌을 것이다.

피드백의 구체적인 행동 사례는 다음과 같다.

당신의 인수인계 방식은 체계적이지 않아요. 지금 닥터 스미스에게 인

*** K Kindness +ISBAR Introduction, Situation, Background, Assessment, and Recommendation의 약자로 보고를 위한 체계적인 방법 도구이다.

계하던 어제처럼 명확한 체계나 흐름이 없어보이는 장황한 이야기를 여러 차례 하고 있어요. 의사결정을 할 때 내가 도와줄 수 있는 것이 무엇인지 정확히 알기가 어렵네요. 나에게 전화했을 때도 마찬가지에요. 한참 이야기를 들었는데도 나는 끝에 왜 전화를 했는지 물어야 했습니다. 이는 나를 힘들게 하고 당신을 방해해요. 나에게 핵심포인트를 전달하기 위해 어떤 대화 구조를 사용하고 있나요?

피드백 주기

피드백을 주고받는 대화를 할 시간이 없는 것처럼 느껴지지만, 우리가 시간의 풍요로움과 속도를 높이기 위해 반대로 속도를 늦추는 것에 대해 앞서 배운 것을 기억하라. 만약 당신이 젊은 의사들을 지도하는 위치에 있다면, 당신은 일을 하는 방식 등의 문화에 영향을 미칠 수 있는 특권을 가지고 있다고 볼 수 있다. 직장에서 피드백의 목적은 학습이다. 피드백을 주는 방법은 학습의 가능 여부에 따라 다르다. 만약 피드백을 연민을 갖고 학습을 지원하려는 의도로 제공한다면, 더 많은 영향을 미치게 될 것이다. 유용한 피드백을 제공하는 집단적 능력이 향상되면 시간이 지남에 따라 시스템도 개선될 것이다.

피드백은 짧은 시일 내에 주어질 때(이상적으로는 실시간으로), 구체적인 행동을 제시할 때, 그리고 심리적으로 안전한 장소에서 정중하게 제공될 때 가장 가치가 있다. 문제는 책임질 수 없는 피드백을 하거나, 모호한 피드백을 전달하는 경우, 그리고 피드백을 받는 사람에게 무례할 때 발생한다. 학습 효과를 극대화하기 위해 가능하다면 미루지 말고 짧은 시간 안에 신중하게 존중하는 태도로 성찰을 공유해보자.

구체적인 행동을 기반으로 한 피드백이 없다면 메시지가 의도한 대로 받아들여졌는지 알 방법이 없고 당신이 다른 사람에게 보내는 무의식적인 메시지를 알아채기 어렵다. 피드백은 사람들의 학습을 돕기 위해 고안되었고 사적으로 그리고 동의하에 상대방을 지원하는 방식으로 제공된다면 강력한 효과를 나타내고 학습을 빠르게 진전시킬 수 있다. 만약 당신이 '믿고 의지하는'**** 멘토가 있었다면, 이런 종류의 피드백을 경험했을 것이다. 관심, 연결, 연민, 그리고 신뢰는 발전하고 성장할 수 있게 해준다.

만약 동료에게 피드백을 제공한다면, 가능한 사적인 장소에서 대화함으로써 그들의 심리적 안전을 고려하라. 피드백을 공유하기 어려운 경우 사람들을 지원할 수 있는 대화를 환영하고 앞서 얘기한 요구 사항을 모두 충족할 수 있는 시간을 찾아보자. 받는 사람이 감정을 맘에 담아두기보다는 개선에 집중할 수 있도록 강점을 바탕으로 이야기하고 힘을 실어주는 방식으로 피드백을 제공해보라. 만약 피드백이 개인적이거나 듣기 거북한 내용인 경우 복도에서 만나 즉석에서 대화를 하는 것은 이미 매우 강력하고 신뢰할 수 있는 관계를 가지고 있지 않다면 만족스러울 수 없다.

> 66
> 피드백을 주거나 보류함으로써 누구의 요구를 충족시키는지 항상 스스로에게 물어보라.

**** 원문은 'Take you under their wing.'이라는 영어 속담으로, 어떤 사람을 철저히 챙기고 돕는다는 뜻이다.

유용한 피드백은 시스템의 누구든 제공할 수 있다. 만약 당신이 다른 사람의 학습, 개선에 도움이 될 만한 피드백을 주고 싶다면 당신의 피드백을 받아들이고 실행하리란 것을 기대하지 마라. 개방적이고 지지하는 마음을 가지고 대화에 임하고 당신이 말한 것에 대해 책임을 지는 것이 좋다. 잘 이루어진 피드백은 관계 구축에 효과적이다. 아래에 소개된 단계를 따라보자.

1. 상대방의 행동을 관찰하고 관찰 내용을 공유하려는 당신의 의도가 무엇인지 마음 속으로 분명히 하라.
   a. 당신의 피드백은 어떤 목적에 도움이 되는가?
   b. 당신은 누구의 요구에 부응하고 있는가?
2. 상대방에게 당신의 의견을 공유할 수 있도록 허락을 정중히 구하라.
3. 먼저 이해를 구하고, 상황에 맞는 질문을 한다.
4. 특정 행동 사례를 사용해 관찰 내용을 공유하고, 특정 행동의 영향이 무엇이라고 생각하는지 혹은 느끼는지 설명한다. 상대방의 성격 등을 판단하지 말고, 행동 묘사에 머물러보자.
5. 상대방에게 당신이 말한 것을 처리할 시간과 공간을 주자. 자연스러운 첫 번째 대응은 지금까지 사각지대였을지도 모르는 새로운 정보에 저항하는 것임을 기억하라. 상대방이 명확한 질문을 하고 당신이 한 말과 맥락 대해 곰곰이 생각할 수 있도록 한다.
6. 상대방이 원한다면 다른 행동 옵션에 대해 논의한다. 적절한 경우, 자신의 경험을 공유하고 다음번에 다시 대화를 시도할 수 있다.
7. 경청하거나 공유해 준 그들에게 감사하고 계속 배울 수 있도록 격려한다. 당신이 말한 것을 상대방이 반드시 사용해야 한다는 생각을 버리고, 그것은 그들의 선택이라는 것을 기억하라.

피드백 받기

예상치 못한 피드백

예상치 못한 피드백은 받아들이기 어려울 수 있다. 효과적인 피드백에 대한 다른 생각들처럼, 보통 무엇을 말하느냐가 아니라 어떻게 말하느냐가 중요하다. 존경하고 신뢰하는 누군가로부터 피드백을 받는 것은 좀 더 쉬울 수 있다. 왜냐하면 그들에 대한 긍정적인 평가가 경험을 완충하기 때문이다.

만약 당신이 모르거나 존경하지 않는 사람이 앞서 설명된 과정을 이용하여 피드백을 제공한다면, 기꺼이 받아들이는 것이 좋다. 사람들이 피드백을 주는 것은 쉽지 않은 일이며, 그들은 피드백을 주기 위해 신중하게 생각해왔는지도 모른다. 피드백을 귀중한 선물로 생각하고, 적극적으로 반영해보라. 아마도 당신은 그 피드백을 적용할 수 있도록 신뢰하는 누군가와 이야기를 할 수 있을 것이다.

만약 누군가가 당신이 원하지 않은 부주의한 피드백을 제공한다면, 당신이 신뢰하는 누군가에게 그것을 보고하자. 오랫동안 심사숙고할 필요가 없는 일인데, 왜 이토록 신뢰하는 건가? 어떤 믿음이나 편견을 야기시키고 있진 않은가? 신뢰하는 누군가와 이야기를 하거나 글을 쓰는 것, 큰 소리로 이야기하는 것은 그것에 대해 끝없이 생각하는 것 이상으로 도움이 될 수 있다.

피드백 요청하기

유용한 피드백을 요청하는 것은 내 안의 주체성을 높이는 데 도움이 된다. 잠시 동안 자신에게 몰입하면서, 무엇이 필요하고 왜 필요한지에 대해 호기심을 가져보자. 매일 의사로서 일하는 자신의 용기를 부드럽게 알아차리면서, 스스로에게 친절하고 인내심을 가져라. 만약 내면의 비평가나 가면증후군이 소리를 내기 시작한다면, 그들을 인정하라. 그들을 알아차리고, 목표를 위해 알아야 할 것을 찾기 위해 가치에 근거한 결정을 내려보자.

지금 해보자. 피드백을 원하는 영역을 하나 선택한다.

활동 ⑰

학습을 위한 피드백 요청하기

- **결정**: 가장 필요한 것은 무엇인가? 당신의 일에 대해 무엇을 배우고 싶은 가? 피드백의 목적은 무엇인가? 중요하게 여기는 가치는 무엇인가?

- **의도**: 피드백을 요청하는 당신의 의도는 무엇인가? 무엇이 필요하고 무엇 을 위한 건가?

- **평가**: 당신의 요구를 충족하는 데 가장 적합한 사람은 누구인가? 심리적 안 전과 신뢰 수준을 고려하여 대상을 찾자. 질문할 좋은 타이밍을 고려하라. HALTSS가 질문하는 것을 제한할 것이라는 것을 기억하자. 최고의 피드백 을 얻기 위해서는 타이밍이 중요하다.

- **찾기**: 그들에게 도움을 줄 수 있는지 물어보고, 필요로 하는 것에 대해 구 체적으로 말하자. 그들이 당신의 마음을 알고 있다고 느껴진다 해도 마음을 읽을 수 없다.

- **명확히 하기**: 질문을 통해 의미를 명확히 하고 개선사항을 보여줄 수 있는 행동을 결정해보라. 피드백을 제공하는 사람에게 그들이 이야기하는 대로 성장하기 위해 추천하는 것이 있는지 물어보라. 무엇을 해야 할지 확실해질 때까지 계속 물어보자.

- **감사**: 제공해준 통찰력에 대해 감사를 표한다. 구체적인 피드백을 제공하는 것은 쉽지 않다.

지속적인 피드백

대인관계의 기술과 성과를 향상시키려면 피드백이 필수적이다. 만약 당신이 더 이상 수련의가 아니라면, 유용하고 정직한 피드백을 받고 있는지 어떻게 알 수 있는가?

> 66
>
> 무의식적인 편견의 본질은 당신이 일의 모든 측면을 혼자서는 정확하게 평가할 수 없다는 것을 의미한다. 성과를 지속적으로 향상시키기 위해서는 일을 함께 반성할 만한 신뢰할 수 있는 다른 사람들이 필요하다.

신뢰하고 당신의 일에 관해 아는 사람을 찾고, 그들에게 당신이 어떻게 의사소통하는지 물어보라. 진정으로 배우고 싶고 더 효과적으로 의사소통하는 사람이 되고 싶다는 것을 그들에게 확실히 보이고, 스스로를 돌아보는 것이 어렵다는 것을 인정하자. 당신의 실제 행동과 관련하여 본 것을 공유하고, 일반화된 진술보다는 실제 생활의 예를 들어달라고 요청해보라. 만약 피드백을 해주는 사람이 이런 이야기를 해준다면, 그들에게 몇 가지 후속 질문을 하고, 호기심을 유지하자. 이런 식으로 말이다. *내가 무엇을 바꿀 수 있는지 이해할 수 있도록 예를 들어줄 수 있을까?*

지속적인 관계를 유지할 수 있는 멘토, 코치 또는 동료를 찾아라. 이들은 안전한 평가단 역할을 할 수 있고 당신의 실제 모습을 되돌아보는 데 도움을 줄 수 있다. 의사소통 기술을 다듬게 되면, 사람들은 안전하다고 느끼게 되어 당신을 더 신뢰하게 된다. 신뢰도가 높은 관계는 성과가 높고 갈등이 적은 환경의 기본이다. 이러한 환경에서, 사람들은 그들의 에너지를 가치 있게 여기는 활동에 사용하게 될 것이고, 생산적이고, 목적 지향적이고, 성취감을 느낀다는 것을 의미하기 때문에 직장에 오는 것을 기대하게 된다. 그들은 자율성, 주체성, 그리고 의미가 충만한 삶을 누리게 된다.

효과적인 의사소통은 지속적인 개선의 과정이다. 모든 상호작용은 다른 사람들과 신뢰를 쌓고, 영향력을 기르고, 변화를 일으키며, 목표를 달성하고 주체성을 표현할 수 있는 기회다. 이러한 효과적인 의사소통 환경에서는 갈등과 혼란에 낭비되는 에너지가 적다. 그 에너지로 무엇을 할 수 있을까?

> 66
>
> 효과적으로 일을 하고 최대의 만족과 성취감을 얻기 위해서는, 소통하는 내용보다 소통하는 방식에 전적으로 집중하는 것이 필요하다. 이것이 위대한 일을 하는 '사람'의 본질이다.

의사의 역할은 의료 시스템 내에서 권한과 영향력을 가진다. 당신은 조언을 해주고 다른 사람들의 약한 점에 대해 이야기할 권한이 있다. 당신은 공동체로부터 신뢰를 받는다. 효과적으로 의사소통을 하지 않으면 환자와 자신 모두에게 큰 해를 끼칠 수 있다. 여기에는 중요한 정보를 듣지 못했거나 환자가 이야기를 털어놓을 만큼 신뢰하지 못했기 때문에 오진하는 것, 잘못된 조언을 하는 것, 동료들에 의해 과소평가되는 것, 그리고 진급의 기회를 놓치게 되는 것을 포함한 많은 위험이 들어 있다.

이런 실수들은 스트레스를 유발할 가능성이 있다. 의사소통 기술을 향상시킴으로써 스트레스와 위험부담을 줄일 수 있다. 이는 더 잘 듣고, 더 빠르게 신뢰를 쌓고, 더 효율적으로 문제의 핵심에 접근하고, 결과를 제한하는 감정을 더 정확하게 해석하고, 프레젠스를 유지하고, 호기심을 갖고, 친절하게 행동함으로써 가능하다.

> 66
>
> 의사소통 능력을 향상시키기 위해서, 자신의 가치를 명확히 하고
> 감정을 조절하는 법을 배워라. 그렇지 않으면 자신의 무의식적인
> 편견과 감정은 다른 사람들과의 효과적인 연결을 방해할 것이다.

의사들은 높은 수준의 번아웃, 자살 충동, 우울증, 불안, 스트레스를 경험한다. 의료 서비스는 요구사항, 고통 또는 질병 측면에서 쉽게 변하지 않을 것이다. 의사들이 장단기적으로 모두를 위해 높은 수준의 성과, 생산성, 안전성을 유지할 수 있으려면 자신과 타인을 잘 돌볼 수 있어야 한다. 연민은 특히 많은 감정과 복잡성이 수반되는 의사소통에서 자신과 다른 사람들을 위해 특히 중요한 요소이다.

타인의 감정과 가치를 이해하는 것은 대화, 관계, 건강 결과를 진전시킬 수 있는 강력한 방식이다. 의사소통 방식을 한 번에 대폭 변경할 필요는 없다. 당신은 이 책의 어떤 단계부터든지 시작할 수 있다.

의사소통은 의도대로 작동하고 다른 사람들에 의해 이해될 때 효과적이다. 메시지는 분명하고, 간결하고, 일관성이 있어야 하며, 말하는 사람, 듣는 사람 모두가 이해할 수 있어야 한다. 의견의 일치가 의사소통을 효과적으로 만드는 것이 아니고, 감정의 부재 또한 효과적인 의사소통을 나타내는 것이 아니다. 효과적인 의사소통을 이뤄내는 사람들은 그 과정에서 메시지, 목적 그리고 다른 사람들에 대해 주의를 기울인다. 당신이 관심을 쏟지 않는다면 의사소통을 효과적으로 하는 것은 어렵다.

효과적인 의사소통은 신뢰를 더 많이 형성하고 갈등을 줄이기 때문에 더 원활한 관계를 만든다. 당신의 에너지, 기분, 그리고 자신감에 직접적인 영향을 미치며, 더 많은 번영의 기회를 준다.

다른 사람들과 관계를 맺기 위해 프레젠스를 유지하고, 호기심을 갖고, 친절하게 행동하라. 이 세 가지 방법으로 당신이 다른 사람들과 그들의 경험에 대해 관심을 갖고 있다는 것을 보여줄 수 있다. 이러한 방법은 효과적인 의사소통을 위한 세 가지 핵심 기술을 쌓는 데 도움이 될 것이다.

1. 온몸으로 듣기
2. 관심의 유지
3. 신뢰 쌓기

이렇게 의사소통을 하면서, 공감 능력, 즉 다른 사람의 렌즈를 통해 세상을 보는 능력을 개발한다. 공감은 다른 사람의 관점과 감정, 구체화된 경험을 이해하려는 의도로 깊이 들어줌으로써 이루어진다. 하지만 공감은 그 자체가 통증 네트워크를 활성화해 피로를 유발하는 부담이 될 수 있다.

연민은 공감적 이해의 자연스러운 확장이다. 상대방에게 연민을 느끼며, 고통을 덜어주려고 노력함으로써 스스로의 보상 네트워크를 활성화할 수 있다. 연민은 공감+행동으로 생각할 수 있다. 연민 어린 행동은 의사로서 보다 지속 가능하게 작용하도록 한다. 연민 어린 태도를 갖기 위해서, 공감과 연결이 형성되고 다른 사람을 이해하려는 시도를 할 때마다, 그것이 다른 사람의 고통을 덜어줄 가치와 잠재력을 가지고 있다는 것을 기억하라.

피드백은 다른 사람에게 주는 독특한 선물이다. 피드백을 효과적으로 전달하기 위해서는 피드백을 학습의 기회로 간주하고, 배려와 연민을 갖고 효과적으로 소통하며, 특정 행동을 관찰하고, 선택지를 제공해야 한다. 질문에 대답할 준비를 하고 상대방이 당신이 제안한 것으로 무엇을 할지는 최종적으로 상대방이 결정할 것이라는 것을 받아들여라. 당신의 주체성을 이용해보라. 피드백을 주고받을 때, 스스로에게 "누구를 위한 걸까?"라고 물어보자.

행동

- 효과적으로 의사소통을 한다고 생각하는 사람을 주목해보라. 그들의 기술을 스스로에게 말해보자.
- 누구에게 혹은 무엇에게 관심을 가지고 있는지 살펴보자. 그것이 당신의 의사소통 방식을 바꾸는가?
- 의사소통 중 관심이 가는 것에 집중하고, 몰입과 호기심, 친절함을 유지해보자.

- 온몸으로 듣는 연습을 하라. 자세를 살펴보고 허리를 곧게 펴라.
- 모든 주의를 기울여보자.
- 신뢰를 쌓는 것은 투자이며, 시간이 지남에 따라 의사소통을 더 원활하게 한다.
- 스스로와의 대화에 주목하고 연민을 기르라(공감뿐만 아니라). 듣는 것도 중요하고, 누군가와 함께 앉아 있는 것도 중요하고, 방 안에서 감정을 유지하는 것도 중요하다. 다른 사람과 연결됨으로써 고통이 줄어드는 힘을 느껴보자.
- 효과적인 의사소통의 자질을 바탕으로 관심을 가지고 배움의 기회이자 선물로서 피드백을 주고받으라.

08

지혜롭게 연결하기

The
Thriving
Doctor

이 책의 앞부분에서는 내면 관리에 중점을 두어 자신을 돌보기 위해 개발할 수 있는 기술을 제안했다. 이제 내적인 자기 관리와 스트레스 관리를 넘어 감성 지능과 효과적인 의사소통과 같은 대인관계 능력으로 확장해보자.

이 책을 읽는 동안 자신의 자유의지에 맞춰 다른 사람들이 개발한 아이디어를 수정하고 연결할 수 있다. 우리의 삶은 복잡하게 연결되어 있으며, 우리는 상호 의존적이다. 어렸을 때 당신을 돌봐준 부모님이나 보호자부터, 병원 청소를 해주는 분들, 복부 진단법을 가르쳐준 분들, 전문분야의 임상 지침서를 저술한 분들까지 말이다. 다른 사람들과 연결되려는 욕구는 생존의 필수 요소로 생물학적으로 내재되어 있다. 그렇지 않고는 잘 살기 어렵다.

명료한 마음과 감성 지능은 자율성을 강화하지만, 진정으로 잘 살기 위해서는 이러한 개별 능력만으로는 충분하지 않다. 셀리그만Seligman과 다른 긍정 심리학 학자들은 강력한 연결된 관계가 웰빙PERMA에도 필수라는 것을 계속해서 밝히고 있다.

세계 보건 기구World Health Organization는 "정신 건강은 공동체 안에서 생겨

334

난다. 정신 건강의 존재는 사회적 지표이므로 개인적인 해결책뿐만 아니라 사회적인 해결책이 필요하다."라고 한다. 고립되어 있고 친밀한 긍정적인 관계가 없으면 정신 건강은 위험에 처하게 되고 신체 건강도 나빠진다.

외로움은 스트레스 반응을 활성화시킨다. 이런 상황에서 인간은 취약한 상태다. 든든한 지지가 있다고 느끼지 않으면 극도의 경계태세를 취하게 된다.

이 장에서 나는 당신이 의사로서의 생활이 얼마나 고독한 것인지 깨닫고, 다른 사람들과 주도적이고 현명하게 연결되도록 격려하고 싶다. 긍정적인 관계는 당신을 보호하고 웰빙을 향상시키고 잘 지내도록 돕는다. 좋은 관계는 어떤 식으로든 잘 지내지 못하는 상황에서 당신을 돌보고, 좋은 의사가 되도록 하며 당신의 잠재력을 끄집어내 펼쳐내도록 도울 것이다.

> ❝
> 다른 사람들과 현명하게 연결되는 것은 건강을 위한 다른 모든 노력을 지속하는 데 도움이 될 것이다.

의사로서 당신에게 타인과의 연결의 가장 중요한 점은 일을 하는데 있어 부정적인 결과를 두려워하지 않고 도움을 구할 수 있게 하는 것이다. 이러한 관계는 개인적일 수도 전문적일 수도 있다. 연결의 결정적인 특징은 당신의 관심사와 관련이 있다는 것이다.

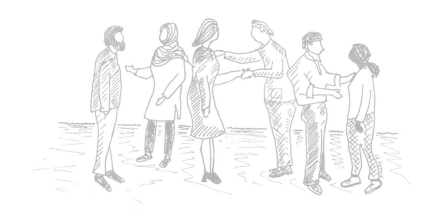

　현명한 연결은 관계에 대한 안목을 가지도록 해주며 주변 사람들과 잘 유대하는 것이 중요하다고 상기시켜준다. 지혜는 단순히 이해하는 것 이상을 뜻하는 것으로, 지식과 통찰력을 사용하는 방법을 의미한다. 당신이 가진 중요한 관계에 대해 생각해보자. 웰빙에 도움이 되는 관계는 유의미하며, 이러한 관계는 당신의 가치를 공유한다. 모든 것에 대해 동의할 필요는 없다. 사실 활발한 토론이나 노골적인 솔직함 모두 중요하다. 이러한 관계에서는 어떤 감정도 수용되고 용인될 수 있다. 연결은 한 번의 이벤트나 경험보다 더 크고 중요하기 때문이다.

　운이 좋다면 이러한 관계가 여럿 있을 것이다. 이런 친밀한 관계는 희망, 사랑, 기쁨 및 감사의 긍정적인 감정을 생성한다. 그들은 당신의 삶에 의미를 부여하고, 계속해서 관계를 맺도록 한다. 또 당신이 성취해내고 세상에 기여할 수 있다고 신뢰하면서 세상으로 나아가도록 지지해줄 것이다.

외롭다고 느끼는 것

현재 삶에서 신뢰가 높은 관계가 없다면 한두 사람과의 관계를 어떻게 심화시킬 수 있을지 생각해보라. 그를 위해 오늘 할 수 있는 작은 노력은 뭘까? 아마도 이웃과 짧은 대화를 나누거나 직장의 누군가와 넷플릭스에서 본 것에 대해 이야기를 나눌 수 있다.

재미없거나 다른 이의 시간을 빼앗는 것이라고 생각하는 것은 당신이 믿고 싶은 단어의 나열에 지나지 않는다. 그것은 사실일 수 있고, 사실이 아닐 수도 있다. 이에 대해 알려면 행동해야 한다. 실제 삶에서 실험을 해보자. 자기 연민 연습을 기억하면서 무언가를 배우려는 마음으로 온화하고 친절하게 다가가보라. 긴밀한 관계로 이뤄진 거대한 무리tribe까지 필요하지는 않지만, 진정으로 신뢰할 수 있고 보살핌을 받을 수 있는 3~4명의 사람이 필요하다.

다른 사람들과 관계를 맺는 것은 특히 연습을 하지 않았다면 두려울 수 있다. 신뢰할 수 있는 우정으로 연결되어 있지 않다면 때때로 외로움을 느낄 수 있다. 사실, 많은 다른 이들도 외롭다. 연구에 따르면 사람들이 그 어느 때보다 더 많은 시간을 혼자 보내고 외로움을 느낀다. 영국 정부는 지역사회의 많은 외로운 사람들과 이로 인해 발생하는 본질적인 건강 문제에 대해 우려하여 외로움 장관Loneliness Minister을 임명하기도 했다.

> 66
> 외로움을 자주 느끼는 것은 건강에 심각한 위험이 된다.

외로움을 느끼는 것은 일반적이고 정상적인 경험이다. 사회적 고립을 포함하거나 포함하지 않을 수 있으며 단순히 혼자 있는 것과는 다른 것이다. 호주 심리학회Australian Psychological Society에 따르면 4명 중 1명은 현재 외로움을 경험하고 있다. 당신이 바꾸고자 하는 다른 것들처럼, 첫째, 이름을 지어줘야 한다. 다른 사람과의 연결에 관한 것이므로, 두 번째는 다른 사람에게 다가가는 것이다. 외로움을 변화시키려면 적어도 한 사람의 도움이 필요하다.

하루 종일 사람들과 일을 하고 나면 당신은 혼자 조용히 쉬고 회복할 수 있는 기회를 즐길지도 모른다. 그러나 일에 대한 괴로움 속에서 외로움을 느끼는 것은 휴식과는 완전히 다른 경험이다. 이 상태에서는 스트레스 반응이 활성화되고 명확하고 창의적인 생각을 할 수 없다. 외로움에 대해 다른 사람에게 이야기하는 것은 웰빙을 향상시키는 데 필수적이다.

이를 변화시키기 위해 할 수 있는 몇 가지 간단한 단계가 있다.

1. 외로움에 이름을 붙이고 자신의 경험을 다른 사람과 공유하는 것에 대한

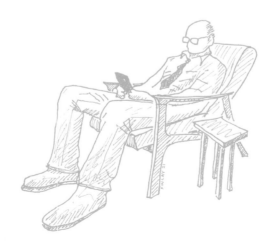

내면의 저항을 알아차리라.

2. 누군가와 이야기할 수 있도록 필요한 것을 알아보라.

3. 작은 것부터 시작해라. 이는 흐름을 바꾸고 지지적인 관계를 구축하는 데 중요하다.

4. 시간이 지남에 따라 관계를 구축해나가는 것을 주요 목표로 삼고 계속 여기에 중점을 두자.

대부분의 사람에게 '시작'이 가장 어렵다. 작은 발걸음이 앞으로 나아가는 최선의 길이다. 상담 전화를 통해 익명으로 누군가와 이야기하거나 한동안 만나지 못한 친구에게 안부와 같은 간단한 문자를 보낼 수 있다. 깊고 의미 있는 대면 대화를 곧바로 할 필요는 없다.

퇴근하면서 잠깐 당신의 경험에 대해 언급함으로써 연습을 시작할 수 있다(어젯밤 꽤 조용한 밤을 보냈는데, 똑같은 밤을 일주일 보내고 나니 조금 외로웠어요…).

현명하게 연결된다는 것은 다른 사람들과 언제 어떻게 연결해야 하는지, 그리고 누구를 신뢰할지 이해하는 것이다. 이는 당신의 지속적인 웰빙과 훌륭한 의료행위, 그리고 다른 목표를 이룰 수 있도록 관계에 대한 당신의 타고난 욕구를 사용하는 것이다. 당신은 의사 동료 및 의학과 전혀 관련이 없는 사람들과 연결될 수 있으며 모두 당신의 웰빙을 지키도록 해준다.

| 웨이의 이야기 | 웨이는 대도시 병원 응급실에서 일한다. 그녀는 공중 보건 석사 학위를 받았고 응급 의학 시험을 모두 통과했다. 그녀는 자신의 일에 대해 기량이 뛰어났고, |

좋은 평가를 받았으며, 행복했다. 그녀는 전문의가 되기를 고대했고 자

신의 미래에 대해 긍정적으로 생각했다. 경력에 대한 흥미로운 옵션을 많이 알아보기도 했다. 슬프게도 그녀의 경력은 화려했지만 그녀는 사회적으로 고립되었고 극도로 외로웠다.

웨이는 자주 일 때문에 집을 비우는 엔지니어인 오빠와 함께 살았다. 그녀의 교대 근무 때문에 그들은 서로를 보지 못하고 몇 주를 보내기도 했다. 부모님은 외국에 살고 계셔서 웨이는 자주 그들과 이야기를 나눌 수 없다. 그녀는 외로울 때가 많았지만 부모님께 걱정을 끼치고 싶지 않았기 때문에 부모님에게 말하지 않았다. 그녀는 가까운 동료를 제외하고는 다른 사람들에겐 일에 대해 많은 이야기를 나누지 않았다. 웨이는 동료들과 한 번도 어울리지 않았고, 그녀의 대학 친구들은 이제 전국으로 퍼져 있어서 자주 만나기 힘들었다.

그녀의 동료 중 일부는 어린 자녀가 있었다. 웨이는 코칭할 때 종종 주변 사람들이 얼마나 바쁜지를 말했고, 이것이 그녀가 근무 시간 외에는 그들과 연락하지 않는 이유였다. 새로운 친구를 사귀는 것에 대해 불안해했고 "누구나 각자의 삶이 있다."라고 말했다. 웨이는 일에 집중하고, 모임이나 연결에 관한 자신의 필요를 최소화하고, 동료를 잠재적인 선택지에서 배제함으로써 고립과 외로움을 이어나갔다. 결과적으로 그녀는 정신건강을 손상시키고 장기적으로 웰빙을 감소시킬 위험을 증가시켰다.

웨이가 고립된 이유 중 많은 부분은 스스로 만들어낸 것은 아니지만 해결할 수 있는 것이었다. 그녀와 대화를 나누며, 철인 3종 경기에 참가했던 이전의 경험에 대해 물었다. 또 학교에서 연극을 한 이후로 항상 아마추어 연극에 도전하고 싶었다고 말했다. 이 두 가지 아이디어는 웨이에게 도약대 역할을 했다. 어느 것도 즉시 가능하지는 않았지만 그런 아이디어를 내는 것은 자신의 웰빙을 위한 행동을 찾는 데 도움이 되었다.

싱가포르에 있는 그녀의 친구와 우리가 의논한 내용을 전화로 공유한 후 그녀는 현지의 럭비팀에 합류할 용기를 얻었다. 코칭과 친구와의 대화로 그녀는 자신을 더 잘 돌보는 데 필요한 지원을 받았다. 이러한 한 걸음은 동료 중 한 명을 럭비팀에 초대하는 것을 포함해 많은 다른 사람들로 이어졌다. 몇 달 후 웨이는 전년도에 일했던 지역 병원의 이전 상사에게 이메일을 보냈다. 그 상사는 그녀의 소식을 듣고 기뻐했고 그녀에게 계속 연락하자고 했다. 웨이는 그렇게 하기로 약속했다.

연결될 적합한 사람을 찾는 것이 항상 쉬운 일은 아니며 많은 노력이 필요한 것처럼 느껴질 수 있지만 투자에 대한 보상은 엄청날 수 있다. 신뢰할 수 있는 사람을 찾기 위해 지금 하는 노력은 당신의 삶을 확장할 뿐 아니라 힘든 시기에 당신의 삶을 구할 수도 있다. 당신이 하는 노력은 활동과 다른 연결을 눈덩이처럼 크게 만들 수 있다. 신뢰와 존중에 기반을 둔 긴밀한 관계는 우리의 삶에 풍요로움을 더한다. 병원 안팎에서 가까운 관계에 투자하는 것이 좋다.

믿을 수 있는 사람

신경학에서는 우리가 새로운 사람을 신뢰할 수 있는지의 여부를 무의식에서 빠르고 자동적으로 결정한다고 한다. 걸리는 시간이 1/30초 이내라고 추정한다. 무의식적 인식이 생사를 결정하는 과거 야생에서는 중요했을 것이다. 그러나 지금은 많은 시간이 흘렀다. 신뢰성은 전적으로 맥락과 상황에 따라 변하며 힘이나, 취약성에 대한 개인의 상대적인 느낌과 관계가 있다. 열린 마음을 유지하고, 심리학자 마샤 리네한 Marsha Linehan이 말하는 '현명한 마음'을 사용하여 신뢰 여부를 결정해보라. 논리적 사고와 감정적 자각을 통합하는 이런 상태에서, 당신은 정신적으로 한발 물러서서 자신만의 페이스와 속도로 사람의 신뢰성을 신중하게 결정할 수 있다.

깊은 신뢰는 심리적 안전과 존중이 형성한다. 당신이 이미 신뢰하는 사람들을 보자. 그들에 대해 가치 있게 여기는 것은 무엇인가? 그들은 어떤 자질을 보여주었나? 이러한 성찰을 통해 결정을 내려라. 다른 사람을 신뢰하기로 결정하는 데에는 약간의 위험이 있지만, 아무도 신뢰하지 않는 것이 더 위험하다.

관계는 우리를 보호한다

하버드는 83년 동안 사람들을 행복하게 만드는 것이 무엇인지에 대한 종단적 연구를 진행해 왔다. 사람들이 행복하고 건강하기 위한 가장 중요한 요소는 좋은 관계라고 했다. 세 가지 주요 결과가 그들의 결론을 뒷받침한다.

1. 외로움은 수명을 단축시킨다. 고립되고 외로운 참가자들은 덜 행복했다. 그들의 건강과 두뇌 기능은 외롭지 않은 사람들보다 일찍부터 감소했다.
2. 따뜻하고 사랑하는 관계에는 보호기능이 있다. 애정이 없고 다툼이 있는 관계는 건강과 행복에 부정적인 영향을 미친다.
3. 좋은 인간관계는 뇌에 좋다. 누군가가 자신을 지지해 주는 관계를 가진 사람들은 더 오랫동안 더 선명한 기억을 가지고 있었다.

《심리학에 대한 관점》에 발표된 추가 연구에 따르면 장기간의 격리는 하루 15개비의 담배를 피우는 것과 같은, 건강에 부정적인 영향을 미친다고 한다. 또한 주관적인 외로움이 사망 위험을 26~45% 증가시키는 것으로 나타났다. 존 카시오포John Cacioppo와 그의 동료들은 조안 아리Johann Hari가 그의 책《Lost Connections》에서 외로움을 연구하고 이해하는 데 기여했다. 카시오포는 "진화는 고립된 상태에서 우리가 기분이 나쁘고 불안하게 느끼도록 했다."라고 했다. 웰빙을 위한 주요 PERMA 요소 중 하나가 긍정적인 관계라는 것을 기억할 것이다. 우리는 서로가 필요하다.

직장 동료와 연결되는 것

미국 갤럽은 직장에 친한 친구가 있으면 사람들의 성과가 크게 향상된다는 것을 지속적으로 말해왔다. 예를 들어 직장에 친한 친구가 있다는 데 강하게 동의하는 여성은 그렇지 않다고 말하는 여성(29%)보다 일에 집중할 가능성(63%)이 두 배 이상 높다. 이는 전 세계 의료 인력의 70%가 여성이라는 점을 고려하면 매우 중요하다. 2017년 OECD 국가 의사의 거의 절반이 여성이었다. 2016년 호주에서는 의사의 41%가 여성이었다.

갤럽은 또한 탁월한 직장 문화를 가진 조직에서 직원들이 퇴사하지 않는다고 했다. 전반적인 신뢰, 소속감, 포용감이 특징인 문화, 다시 말해, 안전감, 소속감, 자율성에 대한 기본적인 심리적 욕구를 충족시키는 직장은 직원들에게 충성심을 심어준다. 사람들은 서로 교류하는 것을 즐긴다. 경쟁심과 완벽주의는 이런 종류의 문화를 만들지 않는다.

갤럽은 사람들이 의미 있는 연결을 만들고 싶어 하며, 우정이 자연스럽게 생기고 번창할 수 있는 문화를 만드는 조직이 참여와 성과 측면에서 이익을 보게 될 것이라고 했다.

당신의 관계들

당신은 따뜻한 환대를 받고 안전감, 소속감 및 자율성에 대한 심리적 요구가 충족되는 관계를 떠올릴 수 있는가? 당신은 이러한 관계에 에너지를 쏟기 쉽다. 이런 관계는 신뢰가 높기 때문에 삶을 고취시킨다. 이러한 관계 안에서 자유롭게 배우고, 아이디어를 테스트하고, 실수가 용납될 수 있다.

이제 의료 시스템에서 당신의 관계에 대해 생각해보자. 직업 내에서 멘토나 신뢰할 수 있는 조언자 또는 친구가 있는가? 나는 보통 새로운 코칭 고객들에게 이 질문을 한다. 나와 함께 일하는 대부분의 의사는 멘토나 그들을 격려해준 사람이 있다고 말한다. 그러면 나는 다시 현재 그 사람과 연락하고 있는지, 어떻게 연락하고 얼마나 자주 연락하는지 묻는다. 대다수는 그들과 연락하지 않고 멘토로 생각하는 사람에게 연락할 수 있을지 확신이 없다고 했다.

- 당신도 그런가?
- 당신이 그토록 높이 평가하는 사람과의 관계가 단절된 이유는 무엇인가?
- 다른 의사가 당신을 긍정적인 멘토나 일종의 신뢰할 수 있는 안내자로 여긴다면, 당신은 그들과 더 이상 함께 일하지 않더라도 그들과 연락을 유지하는 것을 반기겠는가?

이 세 가지 질문에 대한 답을 해보면 어느 정도 방향을 잡을 수 있을 것이다. 아마도 당신은 이전에 함께 일했던 사람과 다시 연결되고 싶을 수도 있다. 당신이 그들을 멘토로 생각하기 때문일 것이다. 이 세 가지 질문에 대한 답변은 의료 문화의 또 다른 측면에 대한 통찰력을 제공할 수 있다. 멘토와 계속 연락할 수 있는가? 아니면 일시적인 관계로만 허용되는가? 과거에 좋은 업무 관계를 맺었던 사람에게 연락하는 것이 불편하다면 좀 더 깊이 파고들어 왜 안 되는지 자문해볼 수 있는가?

활동 ⑱

멘토에 대해 대부분의 의사는 멘토가 바쁘고 그들의 시간을 뺏기 싫기 때문에 연락을 하고 있지 않다고 말한다. 당신의 답변도 같다면 고려해야 할 8가지 질문이 더 있다.

1. 다른 의사들과의 관계를 중시하는가?
2. 이 관계에 대해 구체적으로 무엇을 중요하게 생각하는가?
3. 앞의 질문에 대한 답변이 당신의 삶과 의료 행위에 어떻게 도움이 되는가?
4. "그들은 바빠 혹은 중요해"가 당신에게 어떤 도움이 되는가?
5. 이 내용은 당신 자신에 대해 무엇을 말하고 있는가?
6. 당신 자신에 대한 그 이야기를 정말로 믿는가?
7. 자신에 대한 이야기는 어떤 이야기인가?
8. 그것이 의료, 환자 또는 자신의 삶에 대한 당신의 목표에 도움이 되는가?

의료계의 일원이 되는 것

의료계는 소속감이 강한 문화를 가지고 있다. 의사들은 자신의 직업을 다른 직종과 확실하게 구분하고 끝마치기 어려운 수련 환경을 공유하며 생겨난 유대감을 느낀다. 전 세계의 의사들은 서로의 헌신을 진심으로 존중한다.

그러나 소속감은 사회적 규범, 특히 감당하지 못할 경우 침묵을 지키는 규범에 의존하고 있다.

여기에 심오한 모순이 존재한다. 의사들은 같은 '집단'에 속해 있지만 대처방법에 대해 서로에게 솔직하지 못한 경우가 많다. 지속적인 경쟁상황과 약하거나 직업에 적합하지 않은 사람으로 판단되는 낙인과 두려움 때문이다. 어떤 대가를 치르더라도 현 상태를 유지하고 경쟁력을 유지하도록 하는 요구는 의사라는 직업을 극도로 고립시킬 수 있다.

또한, 당신은 전공 수련과 기회를 얻기 위해 수련 기간 동안 끊임없이 이동했을 것이다. 가족과 친구들과 떨어져 있고, 오랜 시간 일하고, 다른 직업의 친구들보다 훨씬 더 오래 공부하는 당신은 아마도 사회생활을 할 시간이 거의 없었을 수 있다. 《하버드 비즈니스 리뷰Harvard Business Review》는 2018년에 의사가 전문직 종사자 중 가장 외로운 사람이라는 조사를 발표했다.

> 강력한 지원 관계는 개인이 노력을 지속하는'데 도움이 된다.

당신을 격려하는 사람들이 있다는 것을 아는 것은 스스로 도전하고 관심사를 공유할 수 있도록 도와준다.

혼자서 의료 커리어를 유지하는 것은 불가능하다. 거의 대부분의 일은 다른 사람에게 의존한다. 외과의사는 마취과 의사가 필요하고, 의사는 간호사의 지원이 필요하며, 의료 연구원은 다른 사람들이 수행하는 일련의 실험에서 작업을 한다. 사실, 혼자 의료행위를 한다는 생각은 환자를 포함해 당신이 여기까지 올 수 있도록 도와준 모든 사람들을 무시하는 것이다.

공동체Tribe를 찾아라

이 책의 4장에서는 삶의 의미와 목적의 중요성을 말했다. 이에 관심이 있는 다른 사람들과 공유하면 의미를 발전시킬 수 있다. 서로의 이야기를 함으로써 의미를 이해한다. 당신이 다른 사람과 감정적으로 연결되어 있다고 믿으면 그들도 당신을 믿는다.

세스 고딘Seth Godin은 공동체를 공통된 관심사와 의사소통 방식을 가진 사람들의 그룹으로 설명한다. 공동체는 크기가 다를 수 있다. 리더십에 관한 자료에서는 일반적으로 20~150명을 말한다. 공동체의 구성원은 공통된 목적을 가지고 있다. 모든 공동체의 핵심 정서는 보살핌이다. 공동체로서 서로를 보살피고 공동의 목적에 관심을 가지는 것이다. 당신에게는 관심을 갖는 목적을 공유하고 다른 구성원을 보살피는 사람들의 커뮤니티가 있는가?

이것은 네트워킹에 관한 것이 아니다. 이는 당신의 관심사에 대해 매우 명확하게 알고 헌신적인 방식으로 연결을 형성하는 것이다. 당신의 가치와 목적을 공유하는 다른 사람들에게 관심을 받는 것, 누군가가 당신을 지지하고 있다는 자신감을 갖는 것이기도 하다. 완벽하고 끝없는 회복력을 가지면서 경쟁하는 로봇일 필요는 없다. 환자들은 당신이 그렇게 되길 원하지 않으며 당신이 유능하다는 것을 알고 신뢰한다. 그들은 당신이 관심을 갖고 있다는 것을 알고 싶어하기 때문이다. 사랑하는 사람들은 당신이 의학에 110% 헌신할 것을 요구하지 않는다. 그들은 이미 당신을 자랑스러워한다. 그들은 진심으로 당신과 연결되기를 원한다.

공동체를 현명하게 선택하려면 위험을 감수해야 하고 이전에는 하고 싶지 않았던 일을 해야 할 수도 있다. 여기에 약간의 노력이 필요하다. 이전 장에서 배운 안정적인 내부 환경이 당신을 이끌 것이다. 의미와 목적, 가치를 마음 앞에 두고 어떤 감정이 일어나든 그것을 느끼고 능숙하게 대응하라. 나는 당신이 해낼 수 있다는 것을 안다. 나는 다른 많은 의사들이 이 길을 걷는 것을 지켜볼 수 있는 특권을 지닌 것에 감사한다.

공동체를 찾게 되면 취약성을 내보일 수 있다. 당신의 필요와 요구를 자유롭게 표현하라. 또한 평가당하지 않으며 쉽게 도움을 받을 수 있다는 것을 알고 필요한 것을 요청하자. 공동체에서 당신은 매우 가치 있는 존재다. 긍정적인 감정은 커지고 면역 기능이 향상되며 스트레스가 줄어들어 진정으로 의미 있는 삶을 살 수 있다.

우리의 프로그램 〈Recalibration〉은 자신과 타인을 더 잘 보살피는 것에 대한 신념을 가진 의사 공동체를 만들고 있다. 그들은 스스로를 더 잘 돌볼 수 있는 기술을 배울 수 있고 그렇게 하면 환자에게 더 나은 의료 서비스를 제공할 수 있다는 공통된 믿음을 바탕으로 모였다. 그들의 목적은 분명하며 그것을 위해 함께 의사소통할 수 있는 수단이 있다. Recalibration 커뮤니티는 하나의 공동체이지만 그 안에 여러 그룹이 있으며 그룹을 직접 만들 수도 있다. 공동체는 공유된 가치를 가지고, 숭고한 대의를 위해 일한다. Recalibration의 고귀한 대의는 필연적으로 환자에게 혜택이 돌아갈 것임을 알고, 의사의 웰빙을 최우선으로 하는 것이다.

당신의 전문 분야나 조직에서 당신은 의료 공동체의 일원이라고 느끼는가? 당신이 거기에 속하면 어떤 이점이 있는가?

도움을 요청하기

컬럼비아 대학교Columbia University의 심리학자들은 뉴욕시의 낯선 사람들에게 전화를 사용할 수 있는지 물어보는 연구를 했다. 많은 사람들이 '네'라고 대답했다. 평균적으로 고작 두 번 요청했을 뿐이었는데 말이다. 이 연구의 각 변형(참가자가 낯선 사람에게 돈을 요구한 연구 포함)을 시작하기 전에 연구자들은 참가자들에게 성공할 때까지 얼마나 많은 사람들에게 접근해야 하는지 추측하도록 했다. 모든 변형 실험에서 참가자들은 다른 사람들의 도우려는 의지와 능력을 과소평가했다.

> 66
> 사람들은 당신이 생각하는 것보다 훨씬 더 자주 당신을 돕고 싶어한다.

의사들은 도움을 요청하길 꺼린다. 이는 의료와 같은 경쟁적인 환경에서 정상적인 현상이다. 도움을 구하는 데 사회적 비용이 들지 않을까 걱정하는가? 이 믿음은 의료 분야에서 일반적이다. 이 믿음은 말하자면 이런 것이다. 도움을 요청하면 내가 약하고, 무지하고, 무능하고, 게으르거나 의존적임을 인정하는 것이라고 생각하므로 부탁하지 않는다.

위의 내용이 당신의 이야기인가? 평판이나 거절당하는 것에 대해 걱정하는가? 이러한 일이 생기는 것은 고통스러운 경험이다. 뇌는 당신을 보호하기 위해서 배울 수 있는 기회, 심지어 감동을 줄 수 있는 기회를 제한하게 한다. 이러한 사회적 규범은 강력한 힘을 가지며 때로는 비합리적일지라도 사람들의 마음속에 신념으로 계속 존재한다. 사람들은 당신이 허락한다면 기꺼이 당신을 도와줄 수 있다. 인생에서 마지막으로 누군가에게 도움을 요청한 것이 언제였는가?

적절한 상황에서 도움을 요청하는 것은 당신의 능력에 대한 다른 사람들의 인식에 긍정적인 영향을 줄 수 있다. 도움을 요청하면 다음을 입증할 수 있다.

- 자신감
- 상대방의 능력과 지식에 대한 존중
- 도움이 필요한지 분별하는 지혜
- 기꺼이 위험을 감수한다는 것

하지만 분별력이 필요하다. 만일 단순하고 성의 없는 질문을 하면 당신은 그 질문처럼 판단된다. 그럼 언제 물어야 하는지 어떻게 아는가? 여기에서 배운 기술을 사용해보자.

- 깨어 있어라(be mindful).
- 가치에 기반을 둔 의사결정을 하라.
- 당신의 감성 지능을 개발하라.
- 의사소통 방법에 대해 고민하라.
- 강력하고 신뢰할 수 있는 관계를 구축하라.

도움을 요청할 때 통찰력이 중요하다. 언제 도움을 구해야 할지, 누가 도움을 줄 수 있는지에 대한 통찰력 있는 사람들에게 물어보라. 절대 도움을 요청하지 말라는 단 하나의 규칙을 갖고 있는 것은 인지적으로 경직되어 있고 도움이 되지 않는다. 도움을 요청하지 않는다면, 알아야 할 모든 것을 알고 있고 이미 모든 것을 할 수 있다는 것을 의미하지 않는가? 질문을 하거나 도움을 요청하는 것은 다른 사람을 신뢰한다는 것을 보여주고 그들에게 영감을 줄 수도 있다.

도움을 요청하지 않는 사람들은 두려움에 근거하여 결정을 내린다. 누군가의 도움 없이 의료 커리어를 쌓은 성공적인 의사는 거의 없다. 아마 당신도 본 적이 없을 것이다. 도움을 요청하는 것은 존경의 표시일 수 있다. 그들을 불편하게 하는 것 같다는 마음가짐은 도움이 되지 않는다. 무엇을 언제 요청할지 신중하게 생각하고 더 유용할 수 있도록 도움 요청을 재구성해보라. 예를 들어, 다음과 같은 이야기에 초점을 맞추자. 환자가 가능한 최상의 치료를 받고 있는지, 당신의 기술과 능력이 성장하고 있는지 물어보라. 다른 사람이 당신을 도울 때 감사를 표현하고 계속 행동으로 옮기자. 후회는 아무에게도 도움이 되지 않는다.

동료와 지속적으로 관계를 구축하라. 누가 당신을 도울 수 있을지 모른다. 사람들이 당신을 긍정적으로 대하면 그들이 당신을 도울 가능성이 더 크다. 가능한 친구가 되어 우호적인 관계를 유지하자. "나와 같네Just like me!"와 같은 연습을 기억하는 것은 다른 사람들에 대한 긍정적인 태도를 만드는 데 도움이 된다. 너무 늦을 때까지 기다리지 마라. 적극적으로 행동해보자. 편안하고 자신감 있는 사람들에게 물어보는 것부터 시작하라. 그것이 당신의 친구와 가족에게 묻는 것이라면 괜찮다. 당신은 연습 중이다.

제발 혼자 고통받지 말아라

도움을 요청하지 않고 사람을 믿지 않는 사람에게 최악의 결과는 자살이다. 이것이 의료계와 비의료계의 공동체가 모두 필요한 주된 이유다. 다른 이유로는 다양한 인맥으로 인한 즐거움, 개인적인 풍요로움이 있다. 수치심이나 평판에 대한 두려움 또는 침묵하는 분위기로 인해 직장에서의 경험을 공유할 수 없다면, 의료 전문가가 아닌 다른 사람(코치, GP, 가장 친한 친구, 형제 또는 부모, 상담가, 또는 헬프라인 카운슬러)과 이야기하라. 당신을 사랑하거나 아끼는 사람과의 관계는 당신이 가진 어떤 감정이나 스토리보다 더 위대하다는 것을 기억하자.

의사들은 사랑하는 사람들이 걱정하는 것을 원하지 않기 때문에 종종 그들의 감정적 부담을 가족에게 비밀로 한다. 내가 아는 많은 의사들은 의식적으로 직장에서 접하는 많은 죽음과 우울함을 집으로 가져오지 않으려고 한다. 여기에는 환자의 기밀을 유지해야 하는 측면도 있다. 일과 생활에 경계를 두려는 것은 스스로를 보호하려는 시도이며 일이 집이라는 안식처로 침범하는 것을 방지하려는 노력이다.

문제는, 자신의 명예가 실추되리라는 두려움에 관한 감정과 걱정으로 직장 내에서 아무도 믿을 수 없고, 사랑하는 사람을 고통으로부터 보호하고 싶은 마음에 사랑하는 사람에게 말할 수 없다면, 당신은 누구와 이야기를 나눌 수 있을까? 당신의 이야기에 목소리를 실어주는 것은 웰빙과 정신 건강에 매우 중요하다.

> 이 책의 마지막은 도움을 요청하는 연습을 함으로써 자신의 웰빙에 책임을 지도록 하는 것이다.

당신의 이야기를 공유할 수 있도록 안전하고 신뢰할 수 있는 사람들을 선정해보자. 아직 그런 사람들이 없다면, 당신이 할 일은 그들을 찾고 관계를 발전시키는 것이다. 코치, 심리학자 또는 직장에 있는 목사님의 도움을 받으라. 당신의 주치의가 주된 돌봄 제공자로서 당신을 보살피도록 하라. 그것이 그들의 전문 분야다. 당신은 그들과 일관되고 장기적인 파트너십을 구축할 책임이 있다. 그들은 당신을 지지하고 당신의 웰빙을 위해 돕기 원한다.

후회 ☺ ☺ ☹

  브로니 웨어Bronnie Ware는 완화 의료 분야에서 일했던 호주의 간호사이자 작가다. 그녀의 책《내가 원하는 삶을 살았더라면Regrets of the Dying》에서 그녀는 사람들이 인생의 마지막에서 흔하게 표현하는 다섯 가지 후회를 말한다. 그 후회들은 이런 것이다. 더 정직할걸, 너무 열심히 일하지 말걸, 진실한 감정을 표현할걸, 친구와 연락할걸, 삶에서 더 많은 기쁨을 찾아볼걸.

  이 책에서 권하는 작업은 인생에서 이러한 후회를 가질 위험을 최소화하는 데 도움이 되도록 설계되었다. 이 장의 내용과 관련해 '친구와 계속 연락하는 것'이 가장 확실할 수 있지만 다른 사람과 솔직한 유대를 형성하고 높은 신뢰 관계를 쌓는 것에 매진하면 이런 후회들이 모두 개선될 수 있다. 물론, 당신은 모든 사람을 신뢰할 필요는 없다. 웰빙을 위해서 몇 명의 긍정적인 지지자들과 유대감을 느끼면 된다. 이러한 지지자들은 당신과 연결되기 원하며 당신에게 관심을 가지고 있는 사람들이다.

  도움이 필요한 때를 구분할 수 있어야 한다. 친한 친구와 늘 함께 있을 필요가 없는 것처럼, 매번 도움을 요청할 필요는 없다. 연습을 하다 보면 필요할 때를 알 수 있다. 깊이 신뢰하는 우정을 쌓고 협력하고 도움을 요청할수록 더 편안하게 느껴질 것이다. 기술을 연습할수록 주변 사람들과의 유대에 대해 더 분별력 있고 현명해질 수밖에 없다.

  사랑하는 사람들과의 관계를 우선시하고 그들과 더 많은 시간을 보내라. 의료 안팎에서 신뢰할 수 있고 당신의 염려를 공유할 수 있는 최소 2~3명의 사람들을 찾자. 의도적이고 의식적으로 이러한 관계를 발전시켜라. 기다리지 마라. 당신은 섬이 아니다. 섬처럼 행동한다면 현재와 미래의 웰빙을 위험에 빠뜨리는 것이다.

나만의 최고 삶을 디자인하라

코칭에서 우리는 영향력 있는 질문을 많이 한다. 두 가지 중요한 질문은 다음과 같다.

1. 어떤 사람이 되고 싶나?
2. 당신의 삶이 어떻길 원하나?

이 질문들에 어떻게 답할 것인가? 잠시 시간을 내어 답해보라.

다른 사람과 관련된 이야기를 했는가? 후배 의사나 자녀에게 롤모델이 되고 싶을 수도 있다. 정신적 나약함에 대한 오명을 벗고 싶을 수도 있다. 아마도 당신은 인생에 항상 재미있는 일이 있길 원할지도 모른다. 다른 사람들과 관련되지 않은 일은 거의 없다.

한두 사람과 친밀하고 개인적인 관계를 맺을 때 일어날 수 있는 최악의 상황은 무엇인가?

잘 살기 위해 한 사람으로서, 그리고 의사로서 주변 사람들로부터 필요로 하는 것 무엇인가?

의료 분야에서 일하면서 웰빙을 위해 노력해야 할 많은 것들이 있다. 오랜 시간에 걸쳐, 공통의 목표를 공유하고 소통하고 싶은 공동체를 찾기 위해 노력하

라. 공동체는 신나고 새로운 일이 일어나게 한다. 더 나은 방법은 적극적으로 참여할 수 있고 풍부한 소속감과 안전함을 느낄 수 있는 몇 개의 공동체를 찾는 것이다. 그것은 당신에게 달려 있으며 그만한 가치가 있다.

요약

1. 당신의 웰빙과 생존은 다른 사람들과의 좋은 관계에 달려 있다.
2. 몇몇의 친밀한 관계를 구축하라. 그들은 당신의 정신 건강을 보호한다.
3. 의료계 안팎에서 우정을 키운다.
4. 당신과 같은 관심사를 가지고 있고 당신에게 관심이 있는 공동체를 찾아라.
5. 사람들은 일반적으로 다른 사람을 돕고 싶어 한다.
6. 어려울 때 쉽게 도움을 요청할 수 있도록 요청하는 연습을 하라.
7. 사람들은 도움을 요청하는 사람들을 현명하고 신뢰할 수 있는 사람으로 인식한다.
8. 대인관계 기술과 도움 요청 연습에 전념하라.
9. 정기적으로 만나는 주치의와 개방적이고 신뢰할 수 있는 파트너십을 구축하라.

곤경에 처해 누구에게 전화해야 할지 모르겠다면 생명의 전화Lifeline* 또는

---

* 한국 생명의 전화 1588-9191

Docs4Docs에 전화하라. 호주에서는 매년 100만 명이 넘는 사람들이 이곳에 도움을 요청한다. 당신은 모르고 있을 수도 있지만 항상 들어주는 곳이 있고 그곳에는 돌봄과 경청에 관한 전문 지식을 가진 사람들이 있다. 익명을 유지하면서 필요한 도움을 받을 수도 있다. 책의 끝부분에 나열된 자료를 이용하고 www.coachingfordoctors.net.au를 방문해 업데이트된 목록을 확인해보자. 전 세계 대부분의 대학 및 의료 기관에서 필요한 도움을 줄 수 있다. 확신이 서지 않는다면 주치의와 상담하는 것에서 시작해보라.

09

균형 유지

인생은 선택이다. 그것이 당신의 삶이다. 의식적으로 선택하고 현명하게 선택하고 정직하게 선택하라. 행복을 선택하라.

● 브로니 웨어Bronnie Ware

당신의 만족스러운 삶은 당신에 의해 정의된다. 대체로 그것은 의미, 목적, 가치가 있는 것이다. 의사들은 좀 더 균형 잡힌 삶을 원한다고 말한다. 경력에 따라 다양한 활동을 통해 균형을 잡을 수 있다. 의사로서 삶의 여정의 어디에서든 균형을 이루고 싶다면 시소의 양쪽 끝에 주의를 기울여야 한다. 잘나가는 삶은 삶의 모든 것을 포함하는 것으로, 좋고 긍정적이고 쉬운 것만 갖는 것이 아니다. 자신감, 인내, 사랑으로 효과적으로 대응하기 위해 필요한 기술과 자원을 갖추는 것이다. 오랫동안 균형을 유지할 수 있도록 자신의 삶에서 충분히 권한이 있다고 느끼는 것이다. 당신에게 어느 정도가 충분한가 하는 것이 당신의 만족 수준을 결정한다. 완벽보다는 탁월함을 추구하고 당신을 도울 훌륭한 코치를 찾으라.

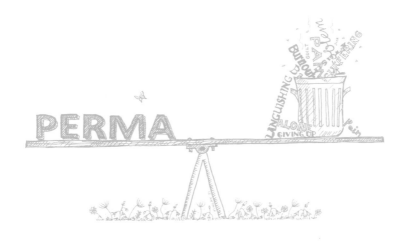

잘 나가려면 문제와 고통이 있는 시소의 끝에 능동적으로 주의를 기울여야 한다. 자신의 고통/문제를 아무리 잘 설명할 수 있더라도 그 끝을 아는 것만으로는 계속 바닥에 구르게 될 것이다. 경험을 바꾸려면 PERMA에 관심과 에너지를 주어야 한다. 잘 살기 위한 요소를 다시 상기해보자.

1. 긍정적인 감정 – 행복, 즐거움, 편안함 및 삶의 만족감을 느끼는 것
2. 몰입 – 시간 가는 줄 모르고 집중하는 상태
3. 관계 – 연결된 느낌, 우리는 사회적 동물이며, 서로 연결되면 더 잘한다는 것
4. 의미 – 당신 자신보다 더 큰 무언가에 속하고 봉사하는 것
5. 성취 – 선택한 활동에서 성취감과 발전의 느낌을 가지는 것

> 인생에서 의미와 기쁨을 가져다주는 요인뿐 아니라 스트레스 요

인도 이해해야 한다. 이 두 가지 모두에 주의를 기울이는 것은 계속해야 하는 일이다.

사람이 어떻게 성장하고 발달하는지에 대한 많은 연구들이 있다. 발달의 각 단계에 따라 자신의 삶, 다른 사람, 일과의 관계가 바뀐다. 각 단계는 이전 단계를 통합하고 새로운 역량을 추가한다. 당신이 집중하는 것(문제, 결과, 과정, 당신 자신의 상태)은 자신이 힘을 얻거나 무력하다고 느끼고 믿는지에 영향을 미칠 것이다. 자신만의 이야기를 만드는 방식은 각 발달 단계마다 다르다. 삶에서 진정으로 중요한 것에 주의를 기울이고 자신을 약화시키는 신념 구조와 편견에 맞서면 역량이 커진다.

신념 체계는 우리 자신, 타인 및 조직에 대한 결론을 내리는 뇌의 소프트웨어다. 마음챙김 기술은 우리에게 무슨 일이 일어나고 있는지 알아차릴 수 있는 능력을 준다. 마음의 명확성, 감성 지능, 연민, 신뢰할 수 있는 커뮤니티, 도움을 요청하려는 의지는 우리가 더 나은 방식을 설계하는 데 도움이 되는 기술이다.

연민으로 삶을 맞이하라. 모든 경험, 즉 생각, 감정, 감각 이들은 당신의 스승이다. 함께 앉아 그들의 지혜에 귀를 기울이자. 서두르지 말고 이미 여기에 있는 것에 대해 스스로를 맡기자. 당신에게 필요한 지혜는 당신의 안에 있다. 그 소리를 들으려면 고요히 있어야 하고 마음과 정신을 열어야 한다. 웰빙을 위해, 충분한 가치를 두고 매일 조금씩 노력해야 한다.

- 나는 누구인가?
- 나는 무엇을 원하는가?
- 나는 무엇을 필요로 하는가?

라고 묻는 것으로 충분하다.

핵심 신념을 촉발시키거나, 맹점을 드러내거나, 나약함을 느끼게 하는 무언가를 경험할 때, 그것을 선물이라고 생각하자. 자극과 반응 사이의 공간을 사용하여 어떻게 대응할지 선택하라. 자유 의지를 느끼고 배우고 발견할 수 있는 기회로 인식해보자. 우리는 의도하지 않아도 신념을 유지하는 데이터를 선택한다. 오토파일럿을 알아차리고 환영한다. 오토파일럿은 당신을 효율적으로 만들어준다. 그런 다음 특정 상황에서 당신이 원하는 것이 효율성인지 유효함인지 결정하라.

이런 종류의 부드러운 질문을 계속한다. 물론 수많은 환자와 조직의 압박, 문화적 기대 그리고 완벽주의 속에서 호기심을 유지하는 것은 쉽지 않다. 목적을 공유하는 다른 사람들이 주변에 있으면 도움이 된다. 자신만의 신뢰 커뮤니티를 구축하고 크고 작은 작업에서 도움을 요청하고 자신을 이해하는 연습을 하자. 벽에 부딪힐 때까지 기다리지 마라. 우리는 당신을 걱정한다. 그리고 우리는 당신을 돕고 싶다. 또한 우리는 연결되어 있음을 느끼기 원한다. 긍정적인 관계는 웰빙과 장수의 열쇠다. 당신은 의사이기 이전에 사람임을 기억하자. 의사를 포함한 어떤 역할보다 자기 자신이 중요하다. 인간은 연민 어린 연결을 통해 성장한다.

이 책에 설명된 대인관계 기술을 연습하면 긍정적인 관계를 구축하고 건강을 유지하며 만족스럽고 지속 가능한 의료 경력을 쌓는 데 큰 도움이 될 것이다. 자신의 자아감, 목소리, 힘을 찾아내고 성장시키면서 관심 있는 방식으로 에너지를 사용하면 시스템에 영향을 미칠 가능성이 더 커진다. 스스로에게 먼저 해봤다면 앞으로 가능성은 훨씬 더 크다. 내면을 들여다보자. 에너지를 잘 사용하도록 연습하고 내외부적으로 능숙하게 대응해 보자.

길고 천천히 자주 숨을 내쉬는 것을 잊지 마라. 자기연민을 바탕으로 혼잣말을 해보자. '공감피로'를 인지하라. 속도를 높이려면 속도를 줄여라.

우리는《잘나가는 의사의 비밀The Thriving Doctor》에서 많은 부분을 다루었다. 자신을 더 잘 돌보기 시작하면서 어디에 초점을 두겠는가?

마지막 페이지의 요약에서 한두 가지 방법을 선택하라. 작은 것으로 시작하되 매일 연습에 전념하자. 당신이 실천하고 있는 것을 다른 사람에게 말함으로써 책임 프로세스를 만들어보라. 메모를 남기고 코치, 심리학자, 카운슬러 또는 동료 그룹 구성원을 참여시켜라. 무엇보다도 스스로에게 친절하게 대하며 계속 연습해보자. 당신이 하는 일은 복잡하고 도전적이며 때로는 위험하다. 다른 사람과 공개적으로 협력할 수 있는 기회를 가져라. 당신은 의사로서 성장할 수 있고 주변 사람들에게도 도움이 될 수 있다.

잘나가는 의사가 되기 위한 32가지 기술

1. 하루에 7~9시간 동안의 수면이 중요하다.
2. 매일 마음챙김을 발전시키고 심호흡을 하라.
3. 신체감각을 알아차리고 감정에 이름을 붙여 정서적 문해력을 키워라. 모든 감정을 받아들이는 법을 배우자.

4. 무의식적 편견이 있다는 것을 기억하고 그것에 대한 자각을 키워라. 다른 사람에게 도움을 요청하고 "나와 같네(Just Like Me)."를 연습하자.

5. 구획화는 단기 전략으로만 사용하고 신뢰할 수 있는 사람에게 당신의 일의 어려움과 그것이 미치는 영향에 대해 이야기해보자.

6. 의미와 목적을 명확히 하고 이를 통하여 결정을 내리자.

7. 최고의 자아로 성장할 수 있도록 신념과 가치를 명확히 하자.

8. 당신은 당신의 역할과 다르다는 것을 이해하라. 당신은 누구인가? 무엇을 원하는가?

9. 스트레스 요인을 인식하고 이름을 붙여라.

10. 위협에 반응하는 몸의 활성상태를 받아들이자(레드존).

11. 몸이 이완 반응(그린존)에 있도록 돕는 활동의 우선순위를 적극적으로 정하라.

12. 자신에게 말해보라. 나는 불편함에 익숙해지는 연습을 하고 있다(당신의 경험을 마비시키고, 억제하고, 무시하는 것을 멈추라).

13. 반추하는 대신 수용을 연습하자.

14. 당신의 생각에서 벗어나라. 당신의 생각이 당신은 아니다.

15. 시간을 재구성하고 에너지에 대해 생각하라.

16. 통제할 수 있는 것, 영향력의 범위 내에서 당신의 에너지를 써라.

17. 자기 연민의 기술을 배우고 자주 연습하자.

18. 마음과 삶의 균형을 잡기 위해 매일 감사를 실천하자.

19. 당신의 감정적 습관에 집중하라. 그것들이 당신에게 도움이 되는가?

20. 자신의 감정과 삶에 접근하거나 피해야 할 때를 알아보고, 의식적인 선택을 해보자.

21. 도움을 청해 불안, 죄책감, 수치심 및 기타 끈끈한 감정을 해결하라. 그것

들을 관리하는 법을 배워야 한다.

22. 바로 오토파일럿에 빠지지 않고 대응할 수 있도록 화가 나는 순간에 대처할 첫 번째 반응을 계획해보라.

23. 의사소통 능력을 향상시켜라. 먼저 이해하겠다고 약속하는 것에서 시작해보자.

24. 관심, 연결, 존재, 호기심, 친절, 공감 및 신뢰를 가지고 들어라.

25. 온몸으로 경청하자.

26. 가능한 한 연민을 연습하라. 그것은 다른 사람과 당신에게 도움이 된다.

27. 배우려는 자세로 피드백을 주고받아라.

28. 의도적으로 강력하고 건강한 관계를 소중히 여기고 키워나가라.

29. 마음에 간직한 목적을 공유하는 모임을 만들거나 가입하라.

30. 자주 도움을 요청하라. 연결, 신뢰 및 존중이 형성될 것이다.

31. 지속적인 신뢰 관계를 유지할 수 있는 그룹과 강력한 파트너십을 구축하라.

32. 사랑하는 사람을 우선시하고 그들과 더 많은 시간을 보내라.

잘 살아보자!

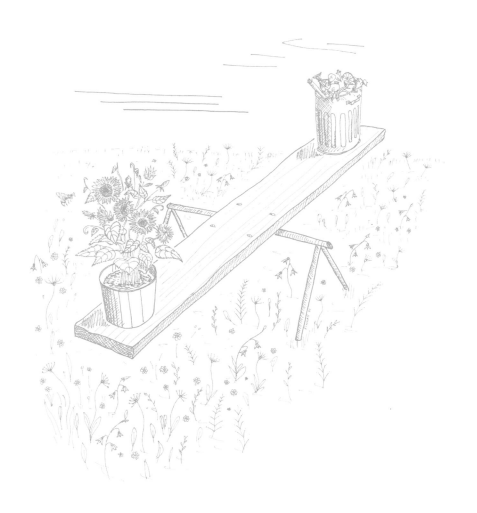

에필로그

의사들은 내게 왜 의사의 웰빙에 관심이 있는지 계속 묻는다. 실은 매우 개인적인 이유이다. 내가 사랑하는 가족 중에 의사가 있지만 그것이 내가 이 일을 하는 이유는 아니다. 2007년 남편 팀Tim이 담관암 진단을 받았을 때 의료의 현실은 다양하고 새로운 방식으로 내게 다가왔다. 당시 그는 서른여덟 살이었고 우리 아이들은 겨우 세 살, 다섯 살, 여섯 살이었다.

4년 동안 나는 암 환자와 가까운 사람으로서 의료 시스템에 대해 알게 되었다. 그 시각은 내가 심리학자로 일했던 것과는 너무 달랐다. 그 4년 동안 팀은 대부분의 시간을 직장에서 새로운 CEO 역할을 성공적으로 해냈다. 그는 문자 그대로 죽음의 문턱에 있었고 첫 번째 항암치료 후 발생한 혼수상태로 중환자실에서 11일을 보냈다. 우리 가족의 인생은 그야말로 롤러코스터 같았다. 팀의 진단은 우리 가족에게 잔인했으며 모든 것을 바꿔놓았고 결국 그는 2011년에 우리 곁을 떠났다. 사실은 아직도 그것에 대해 말할 엄두가 나지 않는다.

팀은 여러 병원에서 많은 시간을 보냈다. 새로운 치료법, 보조 요법을 경험했고 수백 명의 다양한 의료 종사자들을 만났다. 우리는 극단의 슬픔, 위협, 분노,

안도감, 슬픔, 흥분, 괴로움을 조절하는 법을 배우면서 감정의 모든 스펙트럼을 경험했다. 세 가지가 우리를 안정시켰다. 마음챙김, 선명한 가치들, 그리고 도움을 받아들이는 것이었다. 이 안정된 닻은 우리가 어떤 감정도 마주할 수 있고, 에너지와 안정성을 유지하며, 자율성을 발휘할 수 있음을 의미했다. 우리는 많은 관계자들과 깊이 연결되어 있다고 느꼈다.

심리학자로서 나는 좀 더 나은 출발을 할 수 있었지만 이 여정을 위해 준비된 것은 아무것도 없었다. 나는 팀과 우리 아이들을 돌볼 수 있도록 나 자신을 추스르는 데 필요한 기술을 배워야 했다.

4년 동안 내가 경험한 많은 감정은 의료 시스템, 특히 개별적인 의료 제공자, 즉 여러 전문 분야의 의사와 간호사, 여러 의료 종사자(상담사, 물리치료사, 영양사, 식이요법가, 약사, 마사지 치료사, 척추 지압사), 청소부, 케이터링 담당자, 보안 담당자, 관리자와 같은 기타 병원 직원에 의한 것이었다.

이들에게서 우리는 연속적인 의료 관리를 받았다. 일부 의료 종사자들은 분명히 활력이 넘쳤으며 따뜻하고 친절했으며 우리가 필요로 하는 것과 우리가 어떤 상태인지에 적극적으로 관심을 보였고 왜, 어떻게, 무슨 일이 일어나고 있는지 설명하고자 했다. 하지만 어떤 의료진들은 이러한 관리 연속성과 거리가 멀었고 그들의 통명스러운 어투, 조급함, 접근하기 어렵게 느껴짐이 우리에게 미치는 영향을 몰랐다. 때때로 우리는 환자들에 대한 무관심한, 심지어 적대적인 '돌봄'을 목격했으며 슬프게도 우리는 의료 종사자 사이의 갈등과 무례함에 방치되었다.

나는 투병 기간 중 우리가 만난 일부 의사와 간호사에 대해 너무 화가 났다. 그들은 항상 서두르는 것 같았고, 우리의 질문에 불만스러워하며 팀보다는 시계와 문을 더 자주 쳐다보았다. 팀이 병원에 있을 때 파트너십의 느낌은 거의 없었으며, 할 일 목록에 체크 표시를 하고 다음 사람으로 넘어간다는 느낌이 더 컸다.

항상 우리에게 시간을 내어주고 주의 깊게 경청하며 사려 깊은 질문을 하는 팀의 주치의나 그의 약사를 방문하는 것은 안심이 되었다. 주치의와 약사 모두 팀과 나와 관계를 맺었다. 우리는 그들을 믿었고 대화는 불안을 유발하지 않았다. 상황이 힘들었지만 안전하고 보살핌을 받고 있다고 느꼈다. 이로 인해 에너지를 공유하고, 치유하며, 연결되고, 발전하는 데 쓸 수 있었다.

나는 의사와 간호사들이 팀의 생명을 연장하고 그를 돌보기 위해 할 수 있는 모든 일을 했다는 것을 알고 있다. 그런 면에서 우리는 그들에게 오래도록 감사할 것이다. 나는 이제 의사들과 간호사들 대부분이 그들이 할 수 있는 최선을 다하고 있다는 것을 안다. 사실, 그들의 무뚝뚝함은 아마도 우리에게 향한 것은 아니었을 것이다.

그럼에도 불구하고 일부 의사를 만나면서 팀과 나는 감정적인 상처를 받았다. 의사는 항상 의사결정자였으며 우리에게 필요한 지식과 구조적 힘이 있었다. 우리가 위협을 받고 있다고 느끼는 경우가 너무 많았고, 의사와의 상호 작용 또는 의사에게 접근하기 어려움으로 인해 스트레스는 더해갔다. 우리는 에너지를 자신의 소중한 웰빙 대신 이러한 관계를 관리하는 데 쓰게 되었다.

팀이 세상을 떠난 후, 나는 환자 가족이라는 새로운 관점에서 의료에 대해 알게 된 것을 되돌아보았다. 심리학자, 경영자 코치, 명상 교사로서 나는 환자가 더 나은 경험을 하도록 돕기 위해 무엇을 할 수 있을지 알고 싶었다. 암에 대해 알아나가야 하는 가족으로서 의료 시스템에 들어오는 것은 너무나 혼란스러웠다. 모든 것이 우리가 통제할 수 없는 것처럼 보였고 팀의 생명뿐만 아니라 우리 가족 전체의 안전과 미래를 위협하는 것처럼 느껴졌다. 개인적인 비극을 겪은 많은 사람들처럼 나도 내가 경험한 일로 뭔가 유용한 일을 하고 싶었고, 팀을 잃은 것이 의미 있는 일이 되도록 만들고 싶었다.

나는 내가 배울 것이 많다는 것을 알았다. 나는 팀을 돌본 사람들을 포함하여 의사들과 이야기하기 시작했다. 의사로서의 삶이 어떤 것인지 이해하고 싶었다. 시간이 지나면 그냥 일상적이고 지루해지는 다른 직업들과 같을까? 의사들은 이 모든 나쁜 소식과 날마다 옭아매는 고통에 어떻게 대처할까? 그들은 왜 그런 식으로 일을 했을까? 의료 교육에 포함된 내용을 알고 싶었다. 의사들은 의사소통, 연민, 동기 유발 및 감성 지능에 대해 배웠을까? 내 기대가 비현실적이었을까?

더 많은 질문을 하고 대화를 나눌수록 점점 더 궁금해졌다. 결국 나는 의사가 되는 것에 대해 너무 많이 알게 되었고 의사 옹호자가 되었다! 이것은 내가 예상했던 일은 아니었다. '타자'의 자리에서 시작했지만 배울수록 우리는 같다는 걸 알게 되었다. 내 인생에서 '먼저 이해하려고 노력하라'는 강력한 교훈이 되었다. 인생은 놀라움으로 가득 차 있다. 더 나은 환자 치료에 대한 나의 호기심과 열망은 의사를 코칭하고, 그들로부터 배우고, 의사에서 시작하여 모든 사람에게 더 나은 의료 시스템을 구축하는 방법을 찾도록 나를 이끌었다.

지난 10년 동안 나는 2015년과 2017년 Gippsland Health Summits에서 사람들을 하나로 모으려는 시도를 시작으로 여러 의료 운동에 참여하는 큰 행운을 누렸다. 이것은 내가 팀이 없던 초기에 내 마음과 영혼을 쏟아부은 진심 어린 작업이었고 그 이후로도 내게 큰 축복이 되었다.

특히 이 비전을 통해 캐서린 크록Catherine Crock 교수, 비제이 로치Or Vijay Roach 교수, 문예드 알 무더리스Munjed Al Muderis 교수, 헬레나 포포빅Or Helena Popovic 교수를 만났다. 나의 요청으로 의료 제공자와 대중을 모아 의료 개선 방법을 알아내기 위해 시골 마을로 기꺼이 와준 바쁜 그들의 기여는 말로 다할 수 없을 정도다.이 네 명의 비범한 사람들은 내가 가치 있는 일에 기여할 수 있고, 목소리를 낼 수 있으며 환자 치료와 의사 치료에 변화를 가져올 수 있다는 자신감을 주었다.

그 이후로 6년간 모임을 계획하고 전달하는 일에 참여하게 되는 기쁨과 행운을 누렸다. 두 번의 Compassion Revolution 컨퍼런스에 참석했고 올해는 첫 번째 Ending Physician Burnout Global Summit에서 발표했다. 의료 서비스는 변화하고 있다. 치료 그 자체로서 인간관계의 가치를 다시 배우고 있다. 보살핌, 연민 및 인간관계를 생존의 필수 요소로 인식하고 있으며 이제 의료의 미래에 대해 진정으로 낙관적이다.

이 책은 번아웃에 관한 책이 아니며, 그 점은 당신이 책을 읽는 동안 명확히 했으면 한다. 이 책은 예방 및 조기 개입에 관한 것이다. 의사가 건강하고 좋은 돌봄을 제공할 수 있을 때 다른 모든 의료 목표를 더 잘 달성할 수 있다. 그것은 우리 모두에게 유익하다.

이 책《잘나가는 의사의 비밀The Thriving Doctor》의 시험 독자들은 극복 전략으로서 여러 뼈 있는 유머gallow humour를 던졌다. '간신히 해내는 manage up' 법, 어려운 인사 프로세스 및 부적절하거나 열악한 관리에 효과적으로 대응하는 방법, 괴롭힘 및 차별적 관행을 중지하는 방법 및 더 많은 구체적인 주제에 대해 다루도록 내게 요청했다. 이런 모든 주제는 내가 매일 코칭에서 의사들과 나누는 것들이다. 책에서 당신들에게 개발하도록 요청한 기술은 이러한 복잡한 문제에 보다 효과적으로 대응하는 데 도움이 될 것이다. 개인 개발과 책임 작업을 수행하고 지원 네트워크를 만들어 더 나은 의료 시스템을 구축하기 위해 노력하는 기관을 공동으로 활성화하는 데 동참해주시기 바란다.

내가 의사들과 함께하는 일은 주체적으로 삶을 사는 것에 관한 것이다. 목적을 정하고, 의미 있는 삶을 살고, 인생을 즐기는 데 필요한 기술을 배우기 위해 노력하고, 웰빙을 위해 지속적으로 도와줄 올바른 사람들을 주변에 두자. 당신은 그만한 가치가 있고 스스로를 믿어야 한다. 다른 이를 위하는 것과 마찬가지로 당신을 위해 노력하고 최고의 의사가 되길 바란다.

　모든 의사와 의료 분야에서 일하는 모든 사람에게 감사하다. 그들과 함께 걸어가는 것은 나의 영광이자 특권이다.

잘나가는 의사의 비밀
The Thriving Doctor

초판 1쇄 인쇄 _ 2024년 3월 5일
초판 1쇄 발행 _ 2024년 3월 15일

지은이 _ Sharee Johnson

펴낸곳 _ 바이북스
펴낸이 _ 윤옥초
책임 편집 _ 김태윤
책임 디자인 _ 이민영

ISBN _ 979-11-5877-371-7 03510

등록 _ 2005. 7. 12 | 제 313-2005-000148호

서울시 영등포구 선유로49길 23 아이에스비즈타워2차 1005호
편집 02)333-0812 | **마케팅** 02)333-9918 | **팩스** 02)333-9960
이메일 bybooks85@gmail.com
블로그 https://blog.naver.com/bybooks85

책값은 뒤표지에 있습니다.
책으로 아름다운 세상을 만듭니다. — 바이북스

미래를 함께 꿈꿀 작가님의 참신한 아이디어나 원고를 기다립니다.
이메일로 접수한 원고는 검토 후 연락드리겠습니다.